Die Südtiroler
Kinderapotheke für Zuhause

BIBLIOGRAFISCHE INFORMATION DER DEUTSCHEN NATIONALBIBLIOTHEK
Die Deutsche Nationalbibliothek verzeichnet diese Publikation in der Deutschen Nationalbibliografie;
detaillierte bibliografische Daten sind im Internet abrufbar: http://dnb.d-nb.de

Sonderausgabe für Athesiaverlag, Bozen

2011
© 2011 by løwenzahn in der Studienverlag Ges.m.b.H., Erlerstraße 10, A-6020 Innsbruck
Buchgestaltung nach Entwürfen von hœretzeder grafische gestaltung, Scheffau/Tirol
Satz: løwenzahn/Karin Berner
Umschlag: løwenzahn/Karin Berner nach Entwürfen von Stefan Rasberger
ISBN 978-88-8266-815-0

www.athesiabuch.it
buchverlag@athesia.it

Hinweis: Die Anregungen dieses Buches dienen nicht als Ersatz für Arztbesuche.

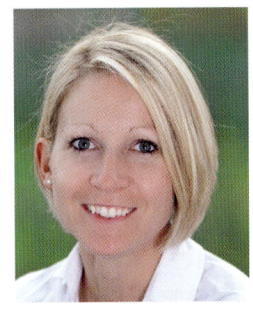

Marialuise Maier

Die Südtiroler Kinderapotheke für Zuhause

Wirksame Selbsthilfe mit sanften Heilmitteln

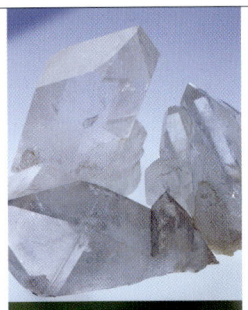

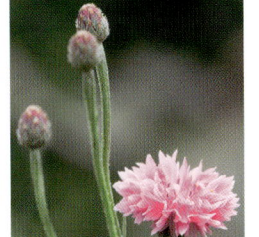

Mit Fotos von Markus Prantl

VERLAGSANSTALT ATHESIA | BOZEN

Inhaltsverzeichnis

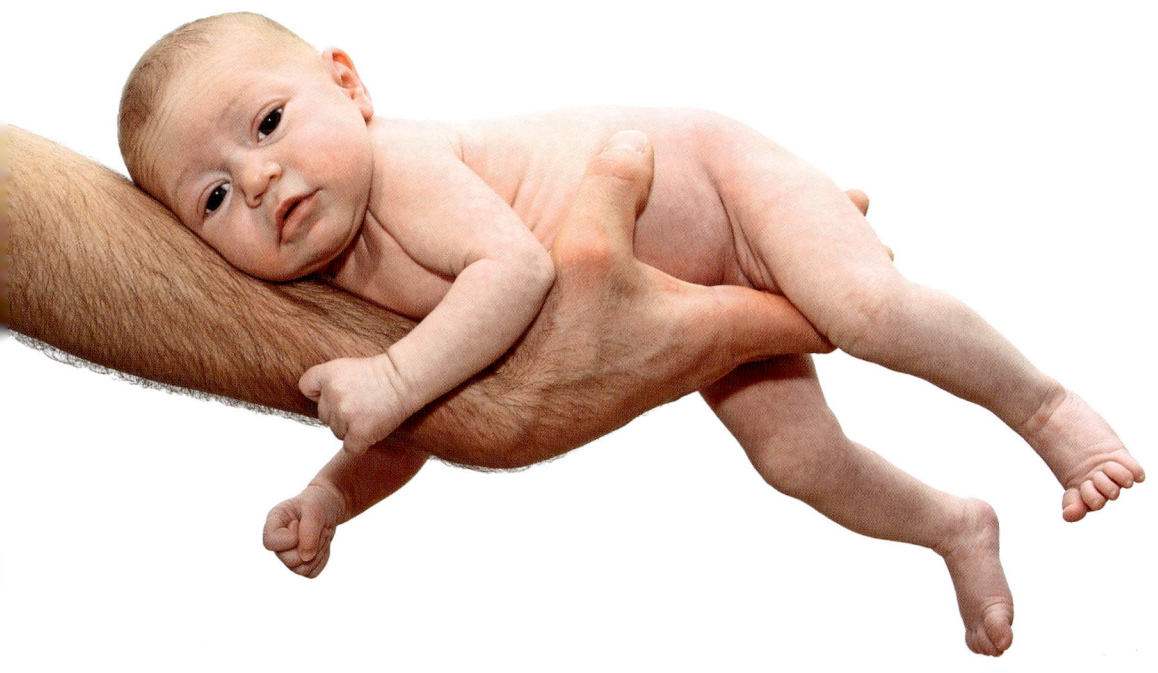

Vorwort

Liebe Eltern!

Dieses Buch beinhaltet Themen rund um die Gesundheit Ihres/r Kindes/er. Ob Baby oder Schulkind – ich möchte Ihnen ein Werkzeug in die Hand geben, um Ihren Kindern bei alltäglichen „Wehwehchen" und etwas ernsteren Erkrankungen im Rahmen der Selbstmedikation und auf „naturheilkundliche" Weise zu helfen.

In diesem Ratgeber finden Sie:
· Allgemeine, wichtige Grundsätze, um vorzubeugen, zu schützen und zu stärken
· Sanfte Behandlungsmethoden und Heilmittel
· Beschwerden und Erkrankungen von A bis Z zum Nachschlagen

In diesem Buch durfte ich das ausführen, was ich jeden Tag in der Apotheke Eltern für ihre Kinder mitgebe: Tipps, um die Selbstheilungskräfte ihres Kindes mit sanften Heilmitteln und -methoden zu unterstützen. Dafür danke ich allen meinen Lieben, die mich in meinem Tun unterstützen und inspirieren, sowie meinen fachkundigen Lektoren und Freunden: Tanja, Edith und Hannes.

Die beschriebenen Maßnahmen und Heilmethoden können sehr wirksam sein, ersetzen aber keinen Arztbesuch. Sie eignen sich jedoch hervorragend für Zuhause – auch, um eine ärztliche Therapie zu unterstützen.

Eure Marialuise Maier

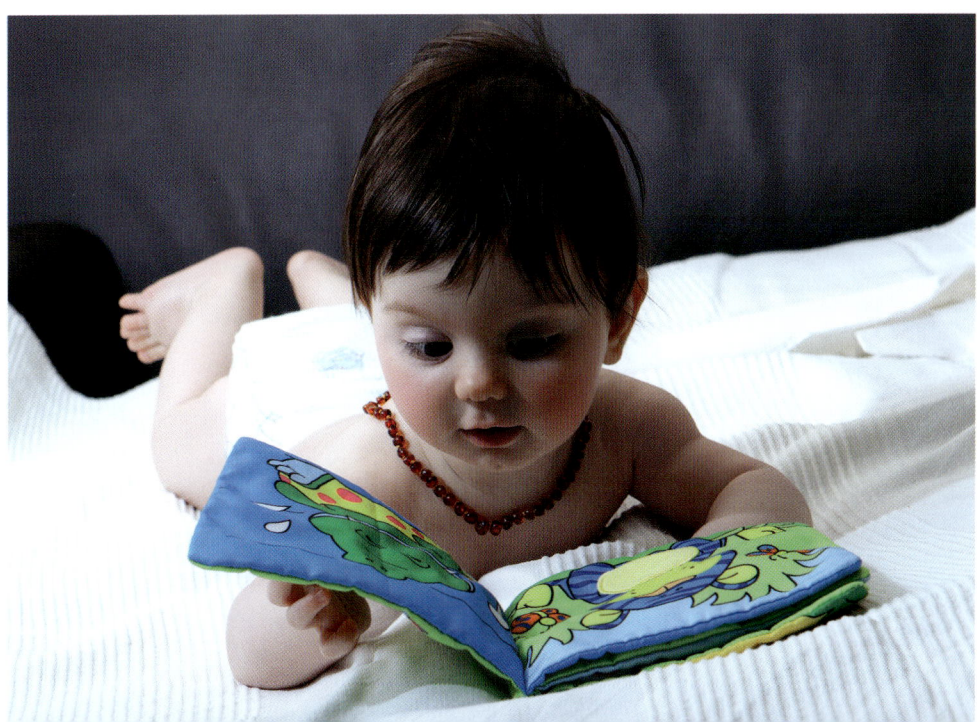

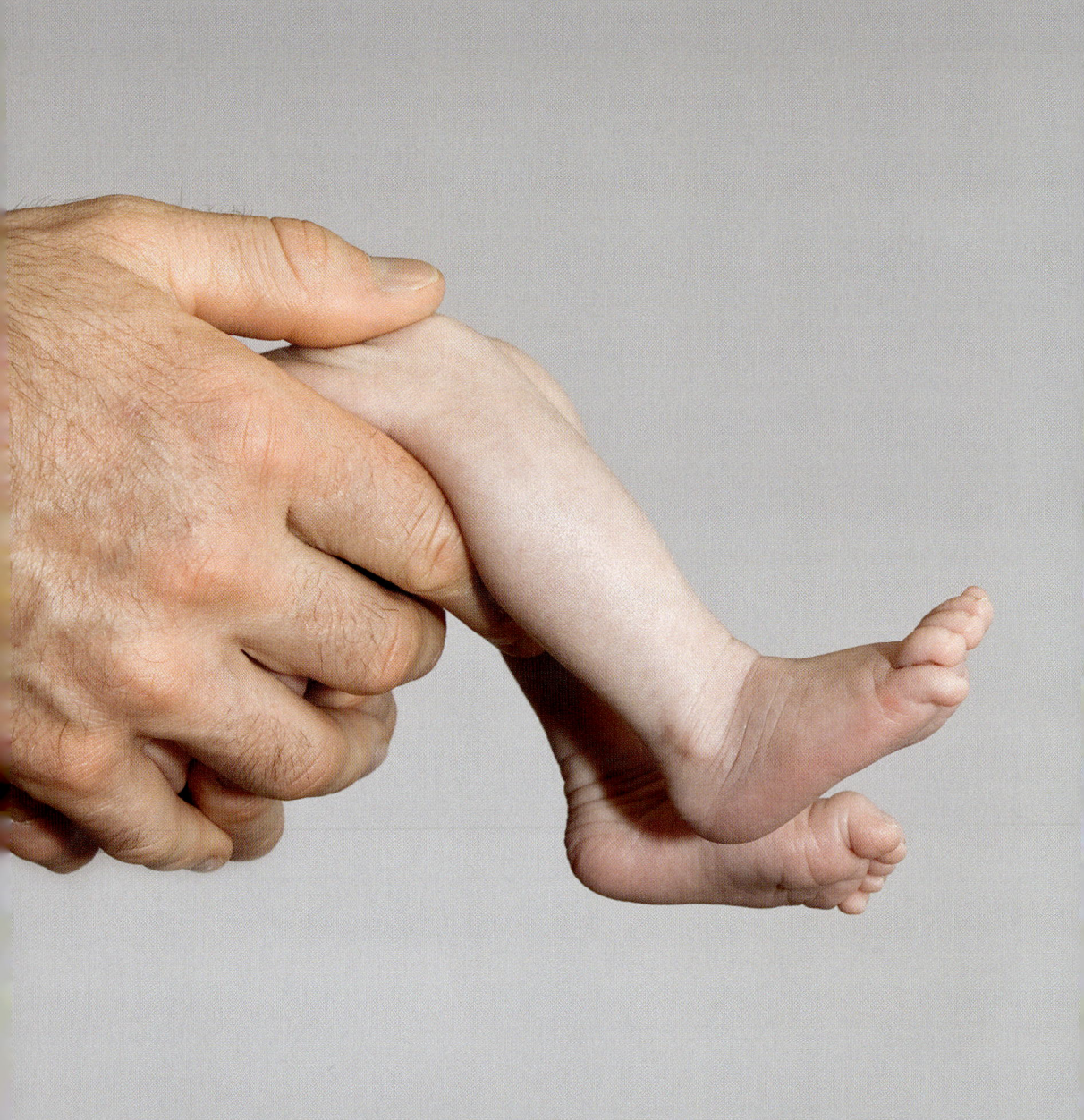

Für eine gesunde Entwicklung: Vorsorge ist die beste Medizin

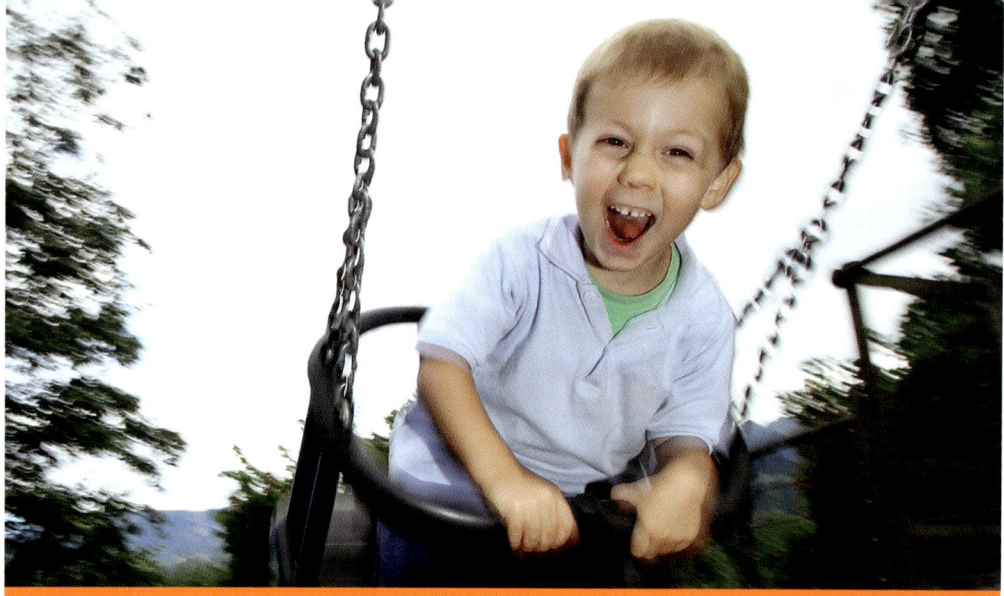

◆ Wie viel Bewegung braucht ein Kind?

*Durch Bewegung werden Glücks-
hormone ausgeschüttet, was allein
schon Grund genug ist, ein Kind zum
Herumtollen, zum Bewegen und zum
Lachen zu bringen.*

Natürlicher Bewegungsdrang

Stillzusitzen und sich zu konzentrieren,
kann echt schwerfallen – klar, denn
nahezu jeder Mensch kann sich nur für
etwa 10 Minuten optimal konzentrieren. Erwachsene schweifen mit ihren
Gedanken ab, während Kinder auf dem
Stuhl ungeduldig hin und her rutschen.
Mit fortschreitendem Alter wird der
natürliche Bewegungsdrang eben ver-
lernt.

Kinder brauchen möglichst viel Bewegung im Freien – und das jeden Tag.
Dieser natürliche Urinstinkt darf in
vollen Zügen ausgelebt werden, denn
Bewegung ist der beste Energieaus-
gleich. Ob Babyschwimmen, Fahrrad
fahren oder Herumtollen auf dem

Spielplatz, die Erschöpfung kommt von
selbst und bremst zur richtigen Zeit.
Auch das Konzentrieren fällt leichter
und das Kind wird ruhiger. Bewegung
darf Spaß machen und spielerisch sein,
auf keinen Fall sollte Sport mit erzwun-
genem Leistungsdruck und Stress
verbunden sein. Bei schlechtem und
kaltem Wetter darf die richtige Kleidung nicht fehlen und bei starker Sonneneinstrahlung kann das Herumtollen
nach 16 Uhr unter Bäumen erfolgen. Ist
das Kind krank, sollte es sich schonen
und dafür an einem anderen Tag etwas
länger spielen dürfen.

· *Herumtollen schafft Ausgleich. Wird
dieser Urinstinkt unterdrückt, werden
Kinder krank.*

Was Bewegung alles kann

Körperliche Bewegung ist gesund.
Das hat sich zum Glück schon herum-
gesprochen, doch warum ist das so?
Ganz einfach: Weil Bewegung den
Körper aktiviert, den Stoffwechsel

unterstützt und seelischen Ausgleich schafft. Bewegung regt die Lunge an und lässt den Sauerstoff zirkulieren. Ist das Gehirn gut mit Sauerstoff versorgt, kann es besser denken. Aber auch alle Organe arbeiten effektiver, da die Kraftwerke ihrer Zellen mehr Energie erhalten. Der Darm wird angeregt, da er sich bei körperlicher Bewegung mitbewegt. Knochen wachsen besser, weil kleine Erschütterungen das Knochenwachstum fördern.

Die Sonne ermöglicht, Vitamin D in der Haut zu produzieren, um Kalzium in die Knochen einzubauen und das Immunsystem anzuregen. Die Abwehrkräfte werden im Freien besonders geschult, da sie mit allen möglichen Reizen in Kontakt kommen. Durch die körperliche Aktivität werden „Giftstoffe" und „Säurebelastungen" besser ausgeschieden. Sie können abgeatmet werden, verlassen mit dem Schweiß den Körper und werden über die angeregten Verdauungsorgane abtransportiert.

Mit ausreichend Bewegung wird Erkrankungen, wie Übergewicht und Diabetes mellitus Typ 2, vorgebeugt. Bewegung in Gemeinschaft fördert nicht nur die Freude am Umgang mit anderen Kindern, sondern kann auch Selbstsicherheit vermitteln. Die Motorik des Kindes wird geschult und es lernt, besser auf seine Sinne zu achten und damit umzugehen. Vor allem Kinder mit ADHS (Aufmerksamkeitsdefizit-/Hyperaktivitätsstörung) sollten sich täglich austoben dürfen. Auch für müde und appetitlose Kinder ist es wichtig, sich nach ihrem Gefühl spielerisch zu bewegen. Ist es dem Kind körperlich erlaubt, ist Bewegung eine absolute Bereicherung.

• *Machen Sie Bewegung nicht vom Wetter abhängig. Gummistiefel und Regenjacke – und los geht's!*

Kinder in Bewegung kriegen

Natürlich sollten Kinder auch lernen, mit einem Computer umzugehen und öfters in einem Buch zu blättern. Bestimmt schafft auch ein Handy Zusammengehörigkeit und das Fernsehen macht Spaß. Da liegt es an den Eltern, ihren Kindern geschickt ein Gefühl für Abwechslung beizubringen. Solange die körperliche Bewegung im Freien vor dem SMS-Schreiben und dem Computerspielen überwiegt, ist ein „gesundes" Maß eingehalten.

Die beste Motivation für die Kinder, sich zu bewegen, ist, wenn sie es von Anfang an von ihren Vorbildern – den Eltern – vorgelebt bekommen. Mit Säuglingen kann man schwimmen und spazieren gehen. Kleinkinder können auf dem Dreirad geschoben werden. Kleine Wanderungen können auch mit sehr kleinen Kindern am Rücken gemacht werden. Kleinkinder sollten so viel herumtollen, wie sie möchten, am besten auf einem Kinderspielplatz.

Aktivurlaube mit Wandern in der Natur, Zelten am Lagerfeuer oder Tierfüttern am Bauernhof fördern nicht nur die Freude an der Natur, sondern auch den natürlichen Bewegungsdrang und den Familienzusammenhalt.

Kinder können ab einem bestimmten Alter, wenn möglich, auch alleine zur Schule oder zu Freunden gehen und müssen nicht immer mit dem Auto vor die Tür gefahren werden.

• Gehen Sie selbst regelmäßig spazieren – auch, wenn Sie keinen Hund haben.
• Kaufen Sie Ihrem Kind zum Geburtstag statt eines Computerspiels lieber einen coolen Fußball.

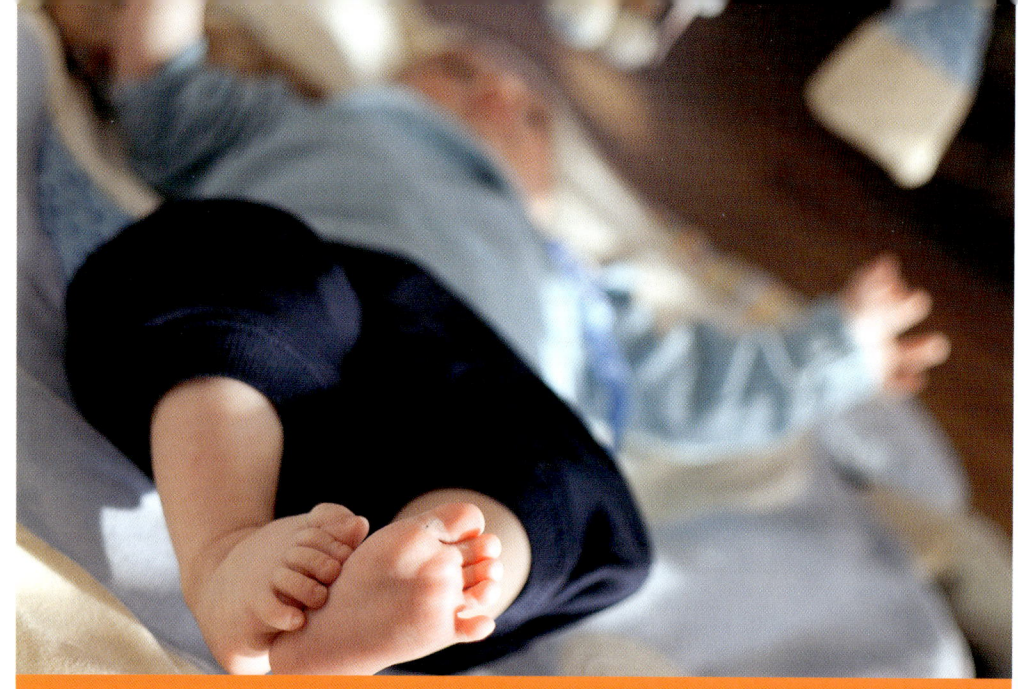

◆ Den Rhythmus finden

Wird der Rhythmus eines Kindes respektiert, ist das eine gute Vorbeugung gegen Erkrankungen.

Der Tag und die Nacht, die Jahreszeiten und der Menstruationszyklus einer Frau sind natürliche Rhythmen der Natur.

Auch ein Kind trägt seine eigene Rhythmik in sich. Wird diese auf Dauer nicht berücksichtigt, kann es sogar krank werden. Bei Kindern, die ständig erkältet sind oder Harnwegsinfekte nicht loskriegen, ist es besonders wichtig, sie durch geregelte rhythmische Tagesabläufe innerhalb der Familie zu stärken, so werden auch ihre Schleimhäute und ihr Immunsystem gestärkt.

· *Wussten Sie, dass sich der Saugrhythmus des Neugeborenen an den Herzschlag der Mutter anpasst? Je entspannter Sie beim Stillen sind, desto ruhiger ist auch Ihr Kind.*

Sich auf den Säugling einstellen

Wer einen Säugling zu versorgen hat, kann etwas bestätigen: Alles dreht sich um das Neugeborene und seinen Rhythmus. Die Eltern werden praktisch dazu angehalten, sich nach seinen Bedürfnissen zu richten – und das ist auch gut so, denn Aufwecken und „Einschläfern", vor Hunger brüllen lassen oder Essen ohne Hunger können nicht funktionieren.

· *Zwingen Sie Ihrem Neugeborenen nicht den „altbewährten" 4-Stunden-Trinkrhythmus auf, wenn es auch anfänglich in besonders kurzen oder langen Abständen trinken mag. Mit der Zeit wird es von selbst nach bestimmten Abständen aufwachen und Hunger haben.*

Bei ein wenig Beobachtung fällt auf, dass Kleinkinder nach ausgiebiger Spielzeit müde werden oder die Windel immer nach dem Essen voll wird. Eine

Familie zu organisieren, ist nicht einfach, aber mit etwas Geduld und Einfühlungsvermögen wird sich jedes Kind recht bald in den ruhigen, gleichförmigen Tagesablauf der Familie einfügen, denn Kinder fühlen instinktiv die Rhythmen eines geregelten Umfeldes.

Rituale geben den Takt an

Rituale helfen, damit die Rhythmik nicht aus dem Takt gerät. Diese können schon von Anfang an die täglichen Abläufe begleiten. So gewöhnt sich das Kind an zeitliche Fixpunkte und lernt, auf seine natürlichen Bedürfnisse zu achten. Mit kleinen Ritualen können Kinder ganz gezielt auf bestimmte

Situationen vorbereitet werden. Bezieht man Kinder beim „Kochen" ein, haben sie bestimmt bald Hunger. Ein kurzes Gebet oder ein Spruch vor dem Essen sollen die ganze Familie auf die Mahlzeit einstimmen. Ein lustiges Zahnputzlied kann ein hilfreiches Ritual zum Zähneputzen sein. Eine Geschichte zum Einschlafen wirkt beruhigend und bereitet auf die Nacht vor.

Warum Stress krank macht

Belastender Stress macht krank, denn Stress verursacht unter Umständen eine massive Störung des natürlichen Rhythmus. Kinder reagieren auf Stress noch viel stärker als Erwachsene.

Die Stressfaktoren eines Kindes:	Was Sie dagegen tun können:
Ein Krankheitserreger, der Schnupfen auslöst	Gönnen Sie Ihrem Kind möglichst viel Ruhe zum „Kranksein" und viel Zeit zum „Gesundwerden".
Klimaveränderung, z.B. Kälteeinbruch	Viel frische Luft und angemessene Kleidung werden Ihr Kind auf die Jahreszeiten vorbereiten.
Überforderung in der Schule	Das Lernen und der Umgang mit den Mitschülern sind oft nicht ganz einfach – erinnern Sie sich noch? Sprechen Sie mit Ihrem Kind darüber.
Ein „unrhythmischer" Tagesablauf	Setzen Sie Fixpunkte im Tagesablauf, wie gemeinsame Mahlzeiten.
Zu wenig oder schlechter Schlaf	Lassen Sie Ihrem Kind solange wie möglich seinen eigenen Schlafrhythmus.
Einseitige Ernährung	Vollwertkost wird der ganzen Familie guttun. Geben Sie bewusst kleine Mengen an Süßigkeiten.
Umweltbelastungen: Elektrogeräte, gespritztes Obst und Gemüse, Abgase usw.	Entfernen Sie alle Elektrogeräte aus dem Kinderzimmer, kaufen Sie bewusst ein und halten Sie sich so oft wie möglich mit Ihrem Kind in der freien Natur auf.
Bewegungsmangel	Lassen Sie den natürlichen Bewegungsdrang Ihres Kindes nicht verarmen. Innere Unruhe ist der Preis dafür.
Wenig Zuwendung	Kuscheln Sie täglich mind. ein Mal mit Ihrem Kind.
Neue Situationen: Geschwisterchen, Umzug, Trennung der Eltern Schockerlebnisse: Streit der Eltern, Tod von Großeltern	Sprechen Sie mit Ihrem Kind darüber, geben Sie ihm Zuwendung und Zeit.

Für eine gesunde Entwicklung: Vorsorge ist die beste Medizin

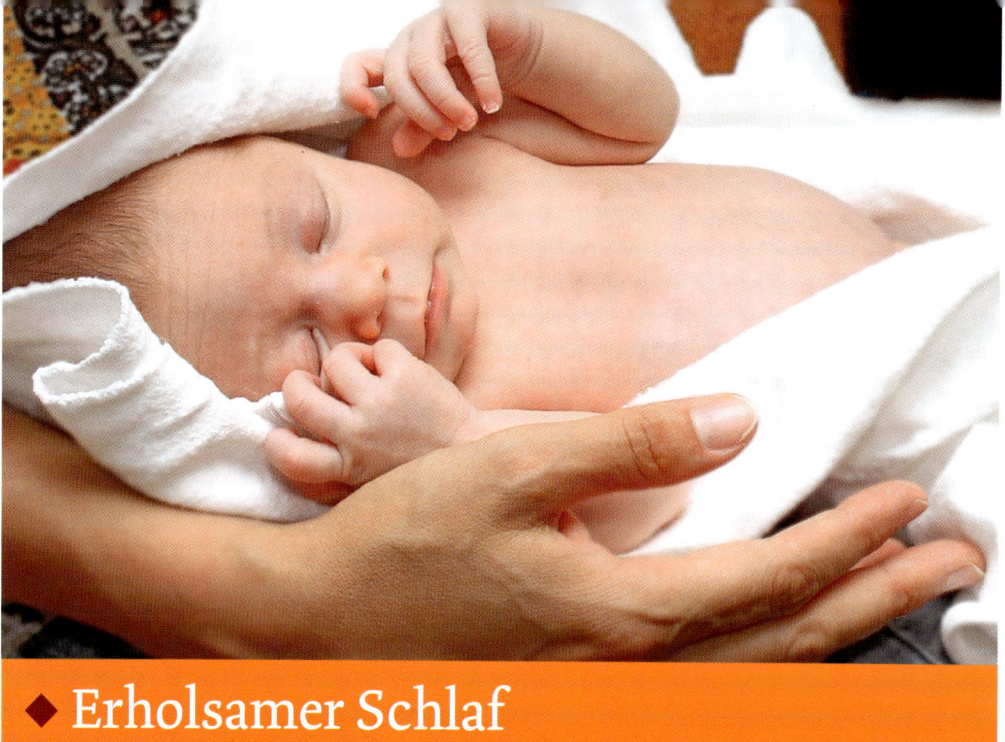

◆ Erholsamer Schlaf

Der Schlaf und die Ruhepausen gehören zum bewegten Leben eines Kindes unbedingt dazu.

Kinder bewältigen sehr viel. Sie lernen täglich Unmengen an Neuem, sehen Abläufe oder Dinge zum ersten Mal, üben sich in körperlichen und geistigen Herausforderungen. Ganz „nebenbei" läuft die Entwicklung ihres Körpers auf Hochtouren: Sie wachsen. So gesehen ist es ganz logisch, warum die Ruhephasen und der Schlaf wichtig sind, um Kraft zu tanken.

Mindestens 9 Stunden

Untersuchungen haben gezeigt, dass Menschen, welche bis ins hohe Alter einen regelmäßigen Mittagsschlaf halten, in der Regel widerstandsfähig gegen Erkrankungen sind. Wenigstens bis zum Schulalter ist ein kleiner Mittagsschlaf als Gesundheitsvorsorge sehr sinnvoll. Unabhängig davon, ob ein Kind spät oder früh schlafen geht, wacht es trotzdem morgens nach seinem Rhythmus und immer zur selben Zeit auf. Deshalb ist es wichtig, ein Kind zeitlich so ins Bett zu begleiten, dass es etwa 9 Stunden Schlaf bekommt.

Die Länge des Schlafes, die ein Kind braucht, ist aber doch individuell. Manche Kinder schlafen nächtliche 10 Stunden und profitieren trotzdem noch von einem ausgedehnten Mittagsschlaf. Seltener brauchen Kinder weniger als 9 Stunden Schlaf pro Nacht. Neugeborene schlafen im Durchschnitt 16 Stunden täglich. Die kurzen Wachphasen nutzen sie, um ihren Hunger zu stillen. In jedem Fall sollte das natürliche Schlafbedürfnis von Kindern und Säuglingen respektiert werden. Kranke Kinder brauchen besonders viel Ruhe und Schlaf, sie finden im Bett mehr Erholung als vor dem Fernseher.

- Schlafstunden vor Mitternacht sind besonders erholsam. Das gilt nicht nur für Ihre Kinder, sondern auch für Sie selbst.
- Nehmen Sie sich am Abend viel Zeit für Ihr Kind. Nach einer ausgiebigen Spielzeit soll langsam Ruhe einkehren, in der Ihr Kind müde wird.
- Ein erholsamer Schlaf stärkt die Abwehrkräfte Ihres Kindes.
- Sorgen Sie für ein ruhiges Umfeld und kleine Rituale, um das Zubettgehen zu erleichtern.

Für einen besonders guten Schlaf

Die ideale Temperatur im Schlafzimmer liegt bei 18 bis 20 °C. Optimal ist es, wenn kurz vor der Schlafenszeit der Raum noch richtig durchgelüftet wird. Das Kind sollte in keinem Fall unter Zugluft schlafen oder gleich neben einer kalten Außenwand. Überheizte Räume trocknen die Schleimhäute aus. Im Winter kann ein nasser Waschlappen über den Heizkörper gelegt werden, damit die Luftfeuchtigkeit nicht zu gering ist. Luftbefeuchter sollten nie direkt neben dem Bettchen stehen und regelmäßig gesäubert werden, damit sie nicht zu „Keimschleudern" werden.

Vor allem bei Babys sollte auf Unmengen an Kuscheltieren und Decken im Bettchen verzichtet werden, damit sie frei atmen können. Den Säugling direkt neben dem Bett der Eltern schlafen zu lassen, ist praktisch und unkompliziert hinsichtlich der Fütterung. So wird auch ein Gefühl der Sicherheit und Geborgenheit vermittelt.

Auch die Eltern brauchen ihre Intimsphäre. Für eine gesunde Partnerschaft ist es sinnvoll, wenn das Baby nicht zwischen Mama und Papa schläft. Nach dem Abstillen sollte das Kleinkind, wenn möglich, in seinem eigenen Zimmer schlafen. Nach einer ausgiebigen Kuschelphase kann das Kind auch (halb)wach ins Bettchen gelegt werden und muss nicht im Arm einschlafen. Es wird merken, dass bei Bedarf immer jemand in der Nähe ist, und lernt, sich auch im Bettchen sicher und geborgen zu fühlen. Das hilft auch nachts, wenn es alleine aufwacht und weiß, dass es mit sicherem Gefühl wieder einschlafen kann.

- *Lüften Sie regelmäßig das Zimmer und die Matratze, damit sich keine Pilze vermehren können. Aus diesem Grund sollten Kinder unter anderem nicht an einer Außenwand schlafen, denn aufgrund von Feuchtigkeit können sich dort Pilzsporen befinden.*

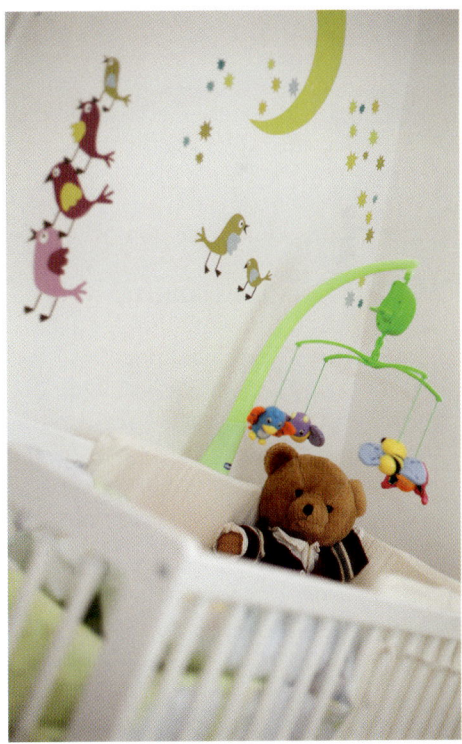

Ein erholsamer Schlaf fördert die Entwicklung des Kindes.

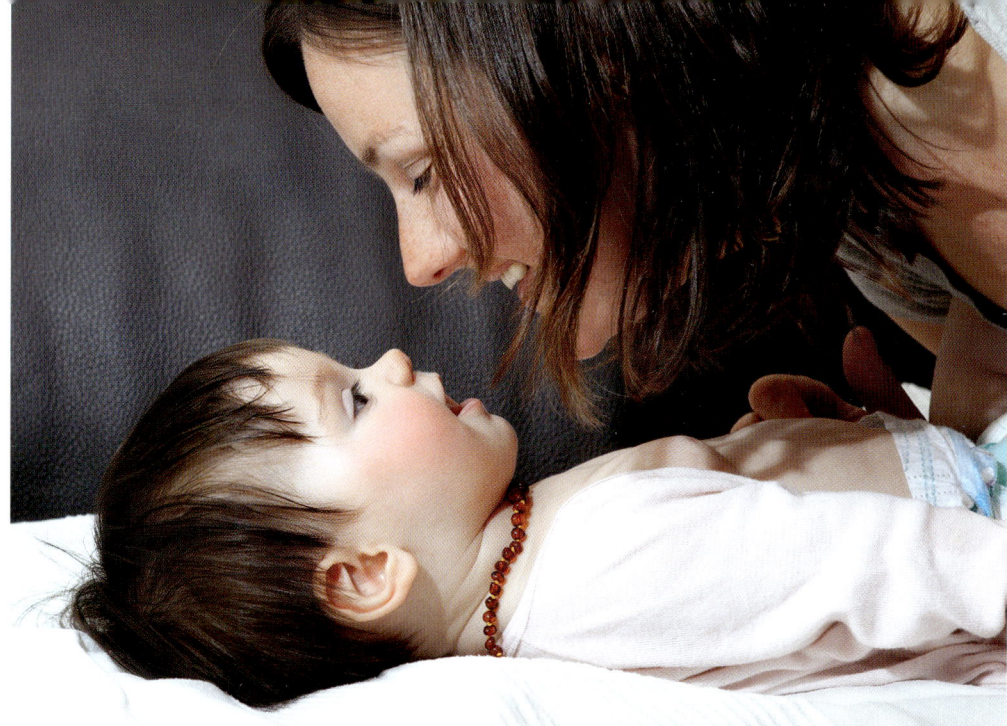

◆ Stärkende Zuwendung

Zärtlichkeit und Zuneigung sind wichtig für die gesunde Entwicklung Ihres Kindes.

Manchmal sind die Schmerzen nach einem kleinen Sturz nur durch „Draufblasen" verschwunden. Das bewirkt kein Zauberatem, sondern die reine Zuwendung. Es wurde nachgewiesen, dass Kinder, die Zärtlichkeit und den Hautkontakt erfahren, mit schwierigen Situationen besser umgehen können.

· *Körperkontakt gleich nach der Geburt ist sehr wichtig, um die Eltern-Kind-Beziehung zu stärken. Lassen Sie das Baby nach dem Stillen eine Weile auf Ihrer nackten Haut liegen. Auch der Vater darf den direkten Hautkontakt zum Kind pflegen.*

Wenn Eltern ihre Kinder streicheln, signalisieren sie: Ich hab' dich lieb, du kannst mir vertrauen. So spürt das Kind, dass es nicht alleine ist und entwickelt das so genannte Urvertrauen zu seinen Eltern. Wird einem Kind Zuneigung verwehrt, kann es sogar krank werden. Bei Scheidungskindern beobachtet man das oft. Unruhe, Angst, erhöhte Reizbarkeit oder körperliche Symptome, wie ständige Rotznasen, können Zeichen für ein unbefriedigtes „Kuschelleben" sein.

· *Kuscheln Sie schon von Anfang an viel mit Ihren Kindern. Respektieren Sie dabei aber auch die Persönlichkeit des Kindes und richten Sie sich nach seinen Bedürfnissen.*
· *Sagen Sie Ihrem Kind, dass Sie es lieb haben, ohne dass es Leistung erbringen muss.*

- Seien Sie für Ihr Kind körperlich und geistig da, vor allem in den ersten zwei Lebensjahren.
- Pflegen Sie die Beziehung zu Ihrem Partner, die auf gegenseitigem Vertrauen und Zärtlichkeit gründet. So lernt Ihr Kind, wie gute Beziehungen funktionieren.

Besondere Zuwendung für kranke Kinder

Vor allem, wenn Kinder krank sind, brauchen sie viel Aufmerksamkeit. Durch die Zuneigung steigt das Wohlbefinden und die Genesung wird positiv beeinflusst.

- Setzen Sie sich so oft wie möglich an das Bett Ihres kranken Kindes – vorausgesetzt, es will nicht alleine sein.
- Legen Sie die Hand auf seine Stirn oder streicheln den Kopf.
- Durch Wickelanwendungen treten Sie in direkten Körperkontakt mit Ihrem Kind.
- Kranksein kann echt langweilig sein. Beschäftigen Sie sich mit Ihrem Kind, ohne es zu überfordern.
- Lesen Sie während des Inhalierens eine Geschichte vor, so wird es gleich viel spannender.

Grenzen erkennen und akzeptieren

Für ein Kind ist es wichtig, bestimmte Grenzen kennenzulernen – nicht zuletzt deshalb, um sich vor anderen angemessen schützen zu können. Im Grunde lernen Kinder das automatisch, wenn sich ihre Eltern in diesen Dingen eindeutig verhalten. So entdeckt das Kind, dass das Kuscheln mit Fremden eine klare Grenzüberschreitung ist und lernt, wann es sich zu wehren hat.

- Geben Sie Ihrem Kind viel Selbstvertrauen mit auf dem Weg, indem Sie ihm klarmachen, wie wertvoll es ist. So wird es ihm leichter gelingen, Grenzen anderer zu akzeptieren und selbst welche zu setzen.

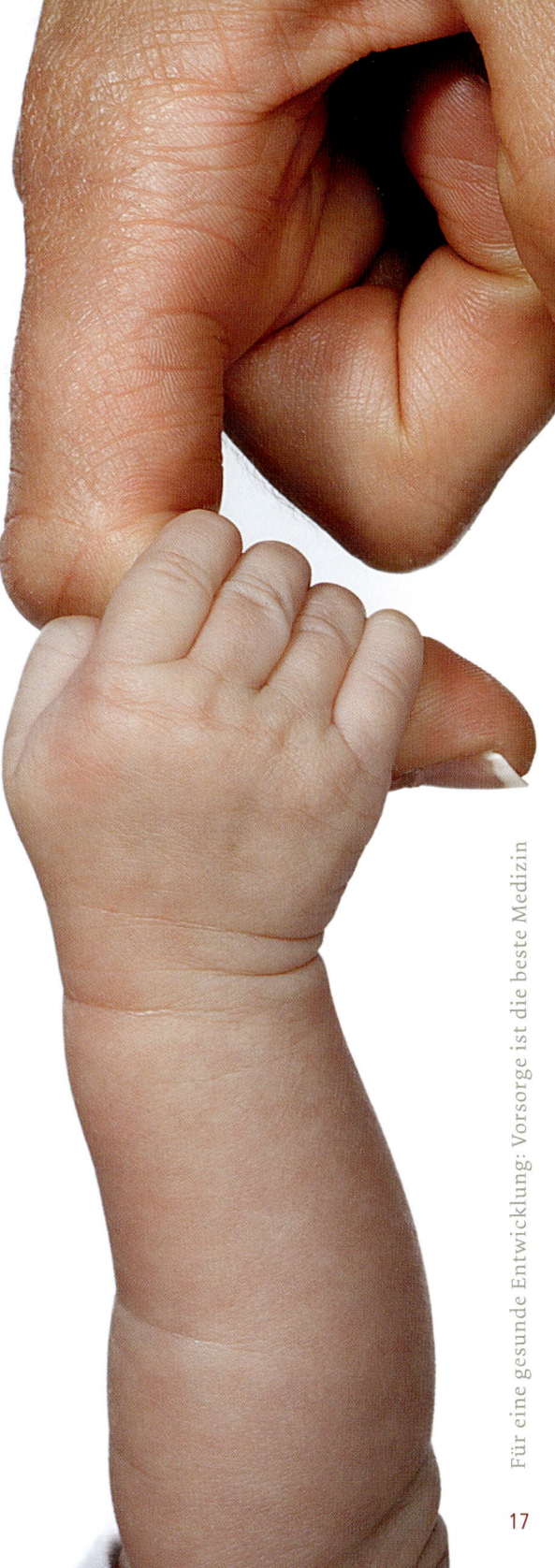

Für eine gesunde Entwicklung: Vorsorge ist die beste Medizin

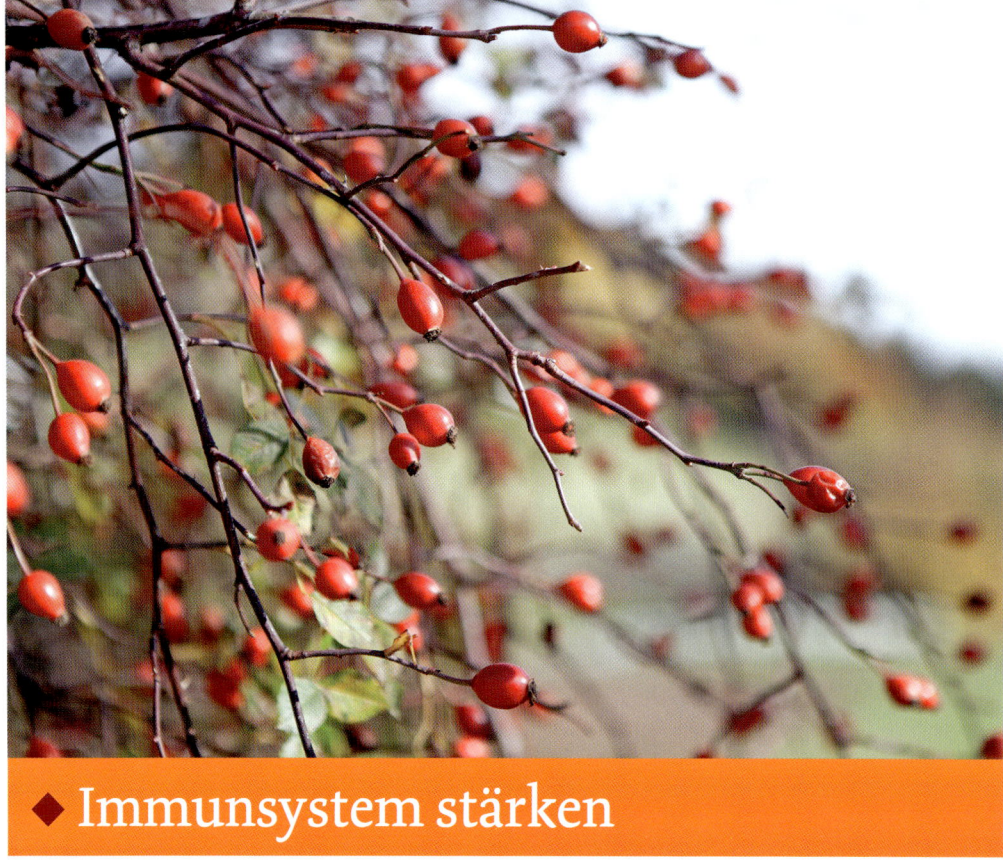

◆ Immunsystem stärken

Unser Abwehrsystem ist ein wahres Wunderwerk der Natur. Ohne es würden wir nicht sehr lange in unserer gewohnten Umgebung überleben können.

Das Immunsystem ist dazu da, um „Fremdkörper" zu erkennen, unschädlich zu machen und abzutransportieren. Diese Fremdkörper können Viren, Bakterien, Pilze, andere Parasiten oder „fremde" Stoffe, wie Nahrungsmittel und Pollen, sein. Sogar die Bildung von körpereigenen Krebszellen kann vom Immunsystem bekämpft werden.

· *Alltägliche Maßnahmen für starke Abwehrkräfte: tägliche Bewegung an der frischen Luft, Vollwertkost, viel*

Flüssigkeit trinken, viel Spaß und wenig Stress, wenig Schadstoffbelastung durch Zahnfüllungen, Abgase und Spritzmittel, wenig Strahlung von Handys und Elektrogeräten.

Infekte ausheilen statt unterdrücken

Intakte Schleimhäute, wie jene der Atemwege und des Darms, stellen die erste Verteidigungslinie dar. Sind auch die Rachenmandeln und das Lymphsystem stabil, haben Krankheitserreger praktisch keine Chance, tiefer zu dringen. Diese „Kämpfe" zwischen Keimen und Immunsystem zeigen sich z.B. in harmlosen Erkältungen mit oder ohne Fieber.

Darf der Körper seine Arbeit ungestört machen und wird das Ausheilen der „Grippe" unterstützt, bleibt auch das Immunsystem stark (siehe Kapitel „Grippe (echte) – grippaler Infekt", Unterkapitel „Ausheilen statt unterdrücken", Seite 103).

· *Nicht ausgeheilte Infekte sind Wegbereiter für sämtliche chronische Krankheiten, die im Laufe des Lebens noch auftreten können.*

Darmsanierung: bei immer wiederkehrenden Infekten und nach Antibiotikagabe

Vor allem nach Antibiotikagabe und bei immer wiederkehrenden Infekten ist eine Darmsanierung aus Sicht der Naturheilkunde dringend notwendig.

Der Darm stellt zusammen mit der Haut und den anderen Schleimhäuten die erste Barriere für Keime dar. Außerdem sitzt ein Großteil des Immunsystems im Darm. Für mindestens einen Monat sollte ein gutes Präparat für die Darmflora mit einer hohen Zahl an gesunden Bakterien den Darm stärken.

Damit die Bakterien einen guten Untergrund finden, ist es sinnvoll, den Darm auch mit Bitterstoffen zu versorgen. Einige Tropfen an Angelikatinktur sollten zu diesem Zweck täglich ins Getränk gegeben werden (siehe Kapitel „Der Darm im Gleichgewicht", Seite 22).

· *Milchprodukte können den Darm belasten und das Immunsystem überfordern. Geben Sie Ihrem Kind nicht übermäßig viel Milch und Milchprodukte.*
· *Im Darm hat das Immunsystem seine Wurzeln. Neigt Ihr Kind zu Infekten oder Allergien, sollten Sie an einen Darmaufbau denken.*

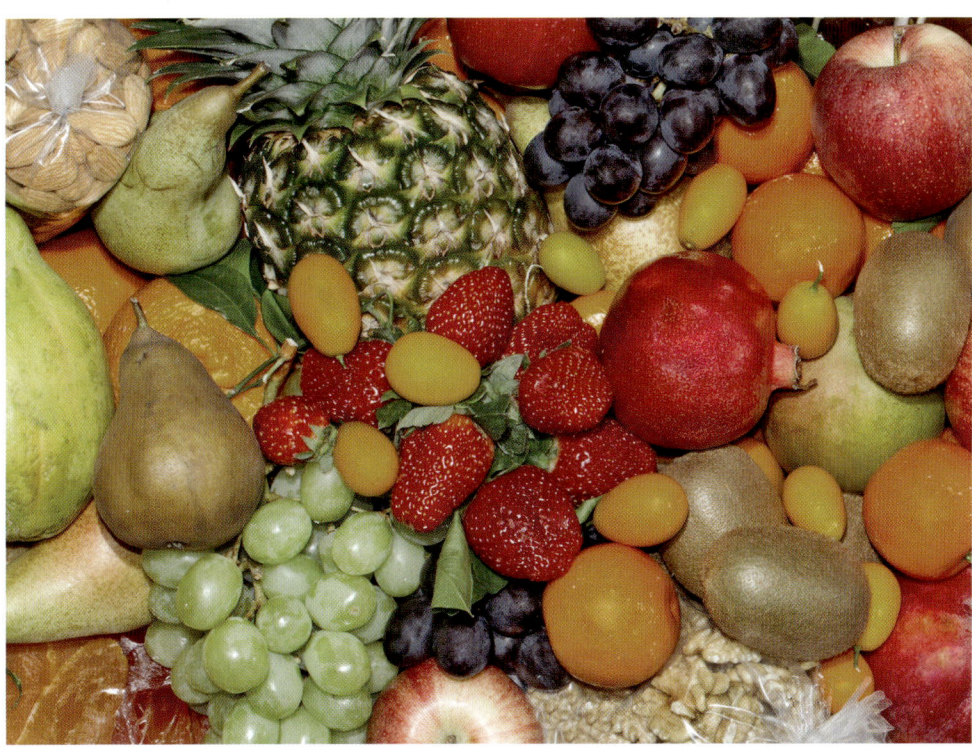

Vitamin-C-Lieferanten: frisches Obst und Gemüse

Natrium sulfuricum nach jeder Grippe und Antibiotikagabe

Nach jeder Erkrankung unterstützen 3-mal täglich 2 Tabletten von *Natrium sulfuricum* das Ausscheiden von Krankheitserregern und Antibiotikaresten. Babys bekommen je 1 Tablette, die vorher zerbröckelt wurde.

Bei immer wiederkehrenden Infekten kann das homöopathische Mittel *Thuja D30* 1-mal wöchentlich gegeben werden, um das Immunsystem anzuregen und das Lymphsystem zu unterstützen.

Vorsorge: Immunsystem anregen

Vitamin C:

Vitamin C kann vorsorglich über einen längeren Zeitraum gegeben werden. Acerola-Vitamin-C (aus Sauerkirschen) oder „gepuffertes Vitamin C" (z.B. als Kalziumascorbat) sind leichter verträglich als die reine Ascorbinsäure. Bei einem akuten Infekt kann Vitamin C immer wieder über dem Tag verteilt und so lange, bis der Stuhl breiiger wird, gegeben werden.

Immunstimulierendes Armbad (für Kinder ab sechs Monaten):

Ein Gefäß oder ein Waschbecken wird mit Wasser gefüllt (33 °C, mit Badethermometer messen). 1 Tropfen Lavendelöl in 1 Löffel Milch lösen und ins Wasser geben. Hände und Arme bis zur Oberarmmitte eintauchen. Langsam heißes Wasser bis zu einer Temperatur von 39 bis 40 °C nachfließen lassen. 10 bis 15 Minuten sollte das Armbad dauern. Über 4 bis 6 Wochen darf es 2- bis 3-mal wöchentlich durchgeführt werden.

· *Ziehen Sie Ihrem Kind ein Hemdchen an, damit es nicht an den Schultern auskühlt.*
· *Geben Sie Spielsachen ins Wasser, damit es Ihrem Kind nicht langweilig wird.*

Teemischung für das Immunsystem:

Zutaten:
Lapachoblätter 20 g
Melissenblätter 10 g
Holunderblüten 20 g
Lindenblüten 20 g
Echinaceawurzel 20 g
Ingwerwurzelstock 10 g

Zubereitung:
1 TL mit 150 ml kochendem Wasser übergießen und 5 Minuten ziehen lassen. Nach dem Abseihen kann mehrmals täglich einige Wochen lang 1 Tasse getrunken werden. Bei sehr kleinen Kindern sollte der Tee nur ganz kurz ziehen, damit der scharfe Ingwergeschmack nicht zu stark wird.

Die Schüßler-Salze *Silicea, Magnesium phosphoricum* und *Natrium chloratum* unterstützen das Abwehrsystem und können nach Belieben den ganzen Winter hindurch zur Grippevorbeugung gegeben werden (je 3 mal 1–2 Tabletten am Tag).

Kleinkinder und Schulkinder

Zink ist das wichtigste Spurenelement, wenn es um das Immunsystem geht. Für Schulkinder können 10 mg vorsorglich jeden Abend vor dem Schlafengehen 3 Monate lang gegeben werden. Bei einem akuten Infekt kann nach Rücksprache mit dem Kinderarzt am ersten Tag auch die 5-fache Menge gegeben werden. *Vitamin D* ist wichtig für das Immunsystem. Hat ihr Kind immer wieder Infekte, könnte das auf einen Mangel hinweisen. 400 bis 800 IE. am Tag können vor allem in den Wintermonaten gegeben werden. Das entspricht in etwa 1 bis 2 Tropfen der gängigen Vitamin-D-Präparate im Handel. Der Kinderarzt weiß darüber Bescheid. Eventuell ist es auch sinnvoll, den Vitamin-D-Status im Blut untersuchen zu lassen.

Echinacea kann 3 Monate lang 10 Tage pro Monat gegeben werden. 3 mal 10 Tropfen der Urtinktur sind für Kinder ab zwei Jahren zur Vorsorge geeignet.

Hat das Kind immer wieder Infekte, sollte *Uncaria tomentosa* (Krallendorn) gegeben werden. Sie ist eine sehr wertvolle Pflanze, welche die Abwehrkräfte steigert. Es gibt im Handel entsprechende Präparate, welche *Uncaria* enthalten. Je nach Präparat wird die geeignete Dosierung gegeben.

Pelargonium sidoides stärkt die Bronchien, die Lunge und das Immunsystem und kann ab einem Alter von zwei Jahren für einige Wochen (3 mal 10 Tropfen täglich) gegeben werden. Tropfen aus dieser Pelargonienart sind im Handel erhältlich.

· *Das Immunsystem stimulierende Pflanzen sollten nicht bei hohem Fieber gegeben werden, da das Fieber durch das angeregte Immunsystem noch mehr steigen könnte.*

Säuglinge, Kinder bis zwei Jahre

Bei Kindern unter einem Jahr ist das Immunsystem noch nicht vollständig ausgereift. Die beste Vorsorge ist, wenn die Mutter stillt und sich vollwertig ernährt. Gegebenenfalls sollte auch die Mutter ihr Immunsystem anregen, damit möglichst viele Abwehrstoffe gebildet werden, die sie dem Kind weitergibt. *Echinacea D4* und *Uncaria D6* (3 mal 2 Globuli täglich) eignen sich zur Vorbeugung besonders gut.

Im ersten Lebensjahr wird in unseren Breiten schon vorsorglich Vitamin D zugeführt, um eine gesunde Entwicklung des Immunsystems und der Knochen zu gewährleisten. Der Kinderarzt kann noch mehr Informationen darüber geben.

Bei besonders immunschwachen Kindern, die ein Infekt nach dem anderen plagt, kann das homöopathische Mittel *Tuberculinum D30* (1 mal 3 Globuli wöchentlich) zur Stärkung gegeben werden.

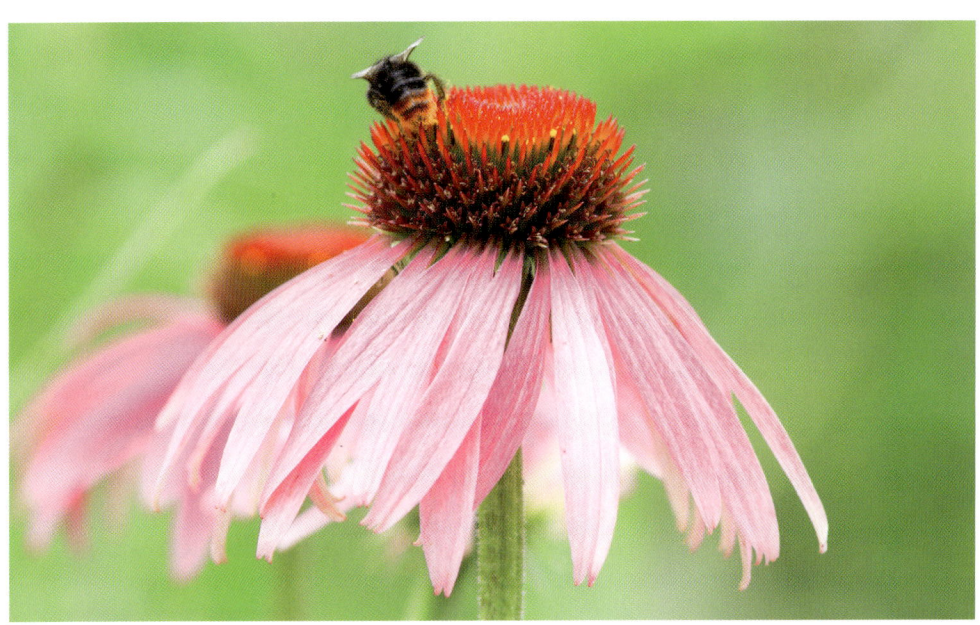

Echinacea stärkt die Abwehrkräfte, auch in homöopathischer Form.

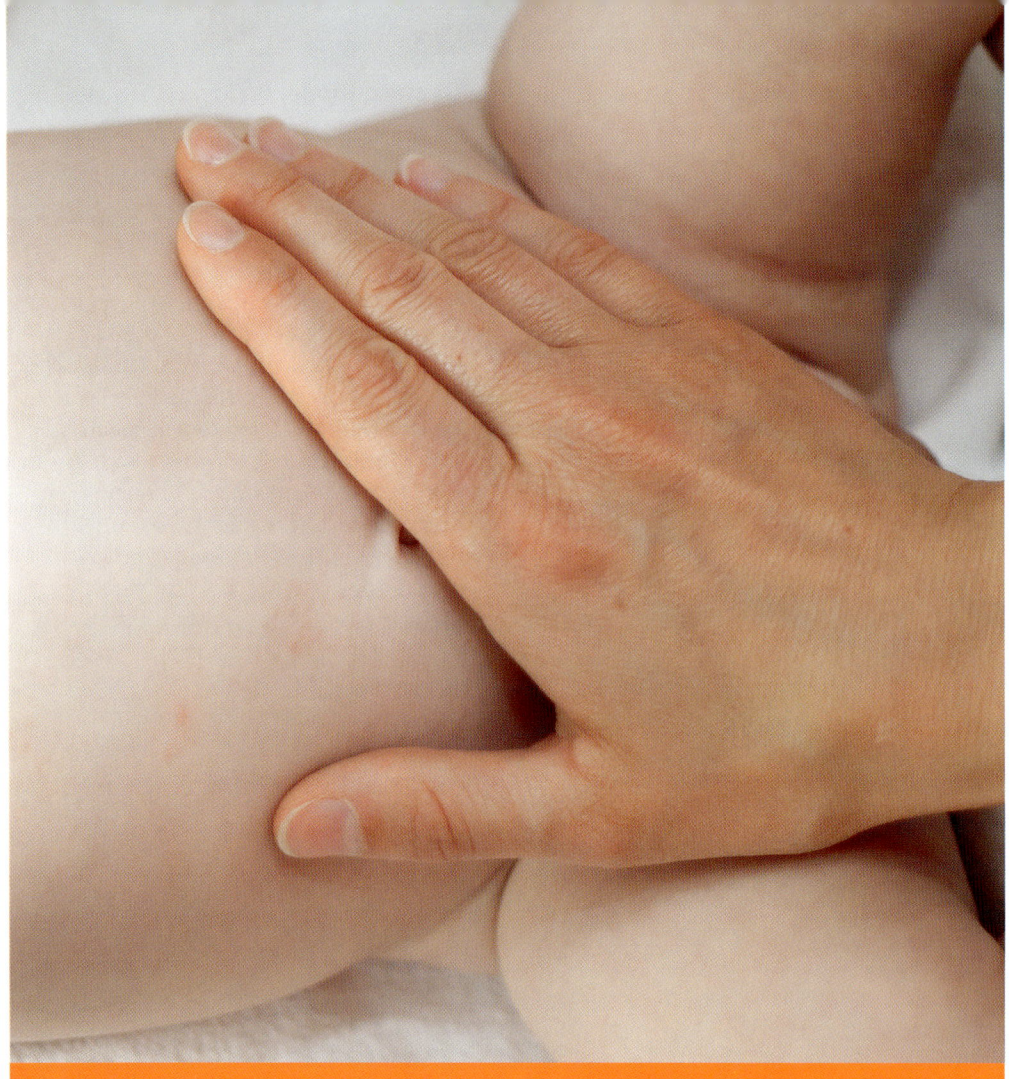

◆ Der Darm im Gleichgewicht

Geht es dem Darm gut, wird der gesamte Körper entlastet und gestärkt.

Mit einer Oberfläche von mehreren 100 m ist der Darm eine riesengroße Barriere nach außen, auf die tagtäglich Unmengen fremder Stoffe „treffen". Auf der Darmschleimhaut eines einzelnen Menschen leben mehr Mikroorganismen als Menschen auf der Erde.

Immunsystem im Darm

Eine intakte Darmflora stimuliert auf ganz natürliche Weise das Immunsystem. Alle Schleimhäute, wie jene von Nase und Bronchien, sind indirekt von der Darmschleimhaut abhängig. Auch die Haut und die Verdauungsorgane können darunter leiden, wenn die Darmflora ins Ungleichgewicht gerät. Die Darmschleimhaut von Ungeborenen ist noch gänzlich unbesiedelt. Erst im Geburtskanal der Mutter findet der erste Kontakt mit Mikroorganismen statt. Das ist sozusagen das Erste, was eine Mutter ihrem Kind beim Verlassen des Mutterleibes fürs Leben mit auf dem Weg gibt. Kaiserschnittkinder könnten deshalb vorsorglich mit Darmbakterien versorgt werden. Eine Fachperson kann ein geeignetes Präparat für die Darmflora empfehlen.

- *Durch das Stillen wird die Darmflora gestärkt.*

Allergien und Darmflora

Die Schleimhaut von Babys und Kleinkindern ist noch sehr dünn. Auch die Darmflora ist noch nicht vollständig ausgeprägt. Fremdstoffe aus der Nahrung können viel leichter in den Körper sickern und dort Probleme machen. Allergien und Hautausschläge sind die sichtbaren Zeichen, wenn das Immunsystem mit bestimmten Dingen nicht „fertig wird" und überreagiert. Vor allem eiweißhaltige Speisen, wie Milch und Milchprodukte, sowie Soja und Eier sollten im ersten Lebensjahr tabu sein.

Ein Darmaufbau ist angebracht:

- Bei Verdauungsproblemen, wie Verstopfung, Durchfall, Blähungen
- Nach Antibiotikagabe, denn diese Arzneimittel bekämpfen nicht nur „krank machende", sondern auch hilfreiche Bakterien und fördert somit die Fehlbesiedelung aller Schleimhäute
- Bei einem geschwächten Immunsystem und ständigen Erkältungen
- Bei Allergien jeder Art – bei Pollenallergie sollte der Darm schon im Winter davor unterstützt werden
- Bei Hautproblemen, wie Neurodermitis, Ekzemen usw.

- Bei Nahrungsmittelunverträglichkeiten, um die gestörte Barriere wieder aufzubauen
- Bei Schleimhautproblemen, wie Aften (kleine Wunden im Mund)

So wird's gemacht:

Ein Darmaufbau braucht Zeit. Mehrere Wochen sollten dafür eingerechnet werden. Bereits Babys kann ein geeignetes Präparat für die Darmflora gegeben werden. Bei besonders hartnäckigen Fällen sollte auch der „Waldboden" – das heißt, die Darmschleimhaut – mitbehandelt werden. 3-mal täglich 5 Tröpfchen Angelikawurzeltinktur können Kinder ab einem Jahr zusätzlich zu Darmbakterien einnehmen. Dieser Bitterstoff kräftigt die Schleimhaut und wirkt entzündungshemmend.

- *Lassen Sie sich von einer Fachperson beraten, um ein hochwertiges Präparat mit möglichst vielen sinnvollen Bakterien für die Darmflora Ihres Kindes zu finden.*
- *Eine vollwertige Ernährung ist die Voraussetzung für einen „gesunden" Darm (siehe auch Kapitel „Gesunde Ernährung – Vollwertkost", S. 24).*
- *Sauerkraut bei Kindern ab dem Kindergarten hilft, die Darmschleimhaut auf natürliche Art zu nähren.*

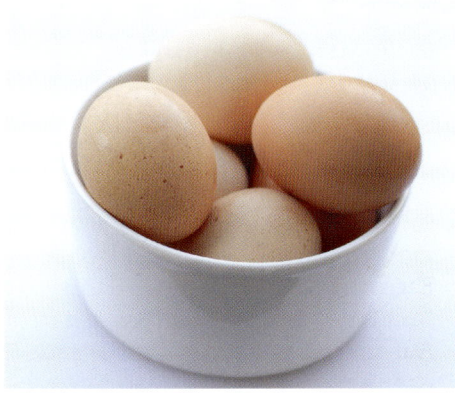

Eier sollten im ersten Lebensjahr tabu sein.

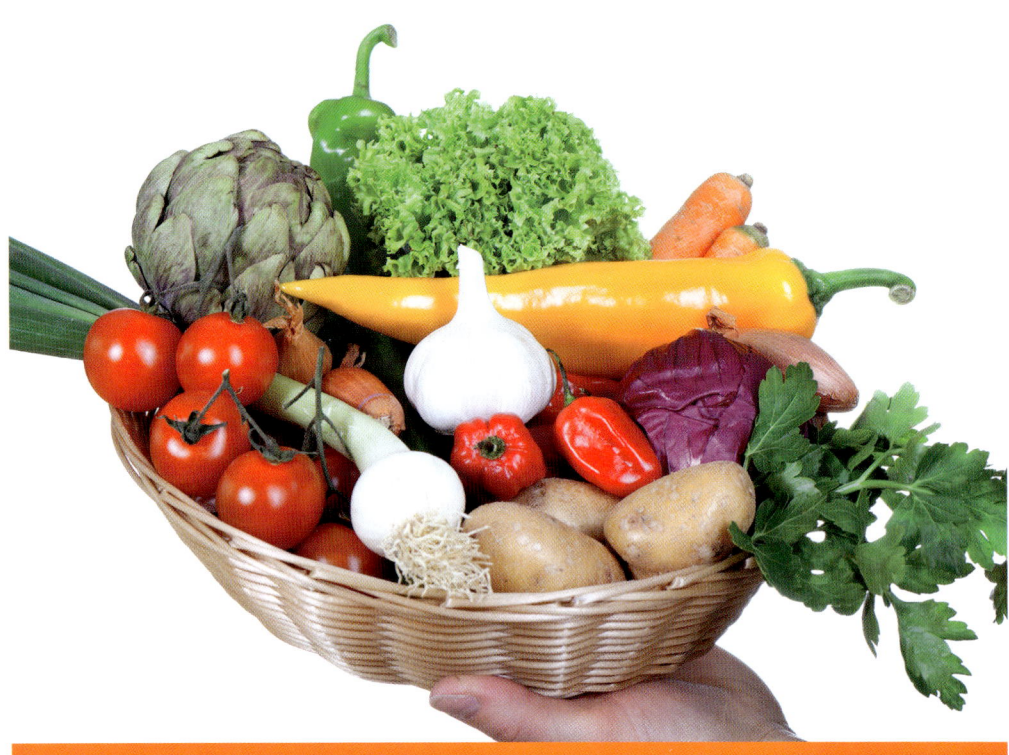

◆ Gesunde Ernährung – Vollwertkost

Vollwertiges Essen ist wertvoll für die Entwicklung und Gesundheit Ihres Kindes.

Nahrung als Vorsorge und Medizin: Sich vollwertig zu ernähren, ist eigentlich ganz einfach, aber doch nicht ganz leicht. Sie haben es in der Hand: Leben Sie Ihrem Kind eine „gesunde" Ernährung vor!

Was ist Vollwertkost?

„Mit der extra Portion Milch", „naschen und Vitamine", „kleiner Quark – knochenstark" etc. – wenn man schaut, was in der Werbung als „gesund" bezeichnet wird, ist eigentlich ganz klar, dass das Bild von „gesundem Essen" manchmal sehr verschoben ist. Wie soll es

auch anders sein, wenn wir und unsere Kinder täglich damit berieselt werden?

· *Manche Kinder bevorzugen Produkte mit künstlichen Aromen, weil sie die echten nicht gewöhnt sind. Erschreckend, nicht?*

Vollwertige Ernährung bedeutet, mit hochwertigen unverarbeiteten Lebensmitteln zu kochen. Also, das zu essen, wo man ungefähr noch weiß, was drin ist. Vollwertig ist es, die Nahrungsmittel so zu wählen und zu essen, dass wir mit einem ausgewogenen Verhältnis an Nährstoffen versorgt werden.
Im Klartext: überwiegend pflanzliche Kost und ein geringer Teil tierische Kost.

· *Bauen Sie vor allem Gemüse, Obst, Kartoffeln und hochwertige Pflanzenöle in den Speiseplan ein, für Kinder über drei Jahren auch Nüsse und Vollkornprodukte. Verringern Sie den Anteil an tierischen Lebensmitteln, wie Milchprodukten und Wurst.*

Wenig Milch und Milchprodukte

Erst seit einigen Generationen bestimmen überwiegend Weißmehl und tierische Produkte, darunter auch Milchprodukte, unseren Speiseplan. Das ist viel zu kurz, um sich genetisch komplett darauf einzustellen. Kein Wunder, dass viele Personen Weizen und Milch nicht gut vertragen. Im fernen Osten gibt es gebietsweise überhaupt keine Menschen, deren Körper Kuhmilch tolerieren. Dort fehlen sowohl die Milchwirtschaft in der Geschichte als auch das Enzymsystem zur Verdauung von Milch. In unseren Breiten vertragen wahrscheinlich weniger Menschen Kuhmilch so problemlos, wie wir immer glauben. Kinder mit ständigen Rotznasen und Bauchschmerzen sind besser dran, wenn sie Milch und Milchprodukte reduzieren. Die meisten Allergien bei Kindern werden zumindest gelindert, sobald die Milch weggelassen wird. Vor allem Neurodermitiker profitieren davon. Auch mit allen anderen Milchprodukten sollte nicht übertrieben werden. Ab und zu ein frischer Quark, Hüttenkäse oder Butter auf dem Brot dürfen ruhig auf dem Speiseplan stehen. Kuhmilch als solche sollte vermieden werden, das gilt vor allem für das erste Lebensjahr. Breie für Kleinkinder sollten schon vorsorglich nicht mit Kuhmilch angerichtet werden, sondern besser mit Reismilch, Wasser oder milden Kräutertees, wie z.B. Fencheltee.

· *Angelt sich Ihr Kind leicht Erkältungen, hat öfter Bauchweh oder Allergien? Dann kann es sich lohnen, für eine Weile auf Kuhmilch zu verzichten.*

Kalzium für die Knochen

Bei einer vollwertigen Ernährung wird dem Körper ausreichend Kalzium zugeführt, auch ohne Kuhmilch. In vielen Früchten, Nüssen, Samen und Gemüsesorten ist genügend von diesem Mineralstoff enthalten. Frische Kräuter sind besonders kalziumreich. So schaffen es viele Bevölkerungsgruppen auf der Welt, ohne Milchprodukte trotzdem starke Knochen zu haben. Das Kalzium aus der Milch wird zwar gut aufgenommen, weil Eiweiße und Laktose vorhanden sind. Eiweiße sind jedoch sauer – um diese zu neutralisieren, müssen Basen vorhanden sein. Basisch sind die Kalziumverbindungen im Knochen. Beim Verzehr von besonders viel Milch und Milchprodukten „übersäuert" der Körper und mobilisiert unterm Strich mehr Kalzium aus den Knochen, als er aufnimmt. Zum Thema „Kleiner Quark – knochenstark": Zucker macht auch sauer!

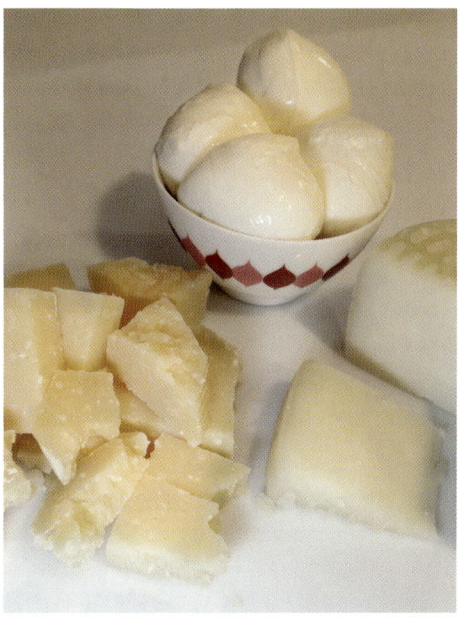

Kuhmilch und -produkte können sehr belastend für den Darm sein.

- Viele Kräuter sind besonders reich an Kalzium. Streuen Sie möglichst oft Petersilie, Schnittlauch oder Kresse übers Essen.
- Verwenden Sie kalziumreiche Gemüse- und Obstsorten. Dazu gehören: Brokkoli, Lauch, Amarant, Kohlgemüse und Beerenobst. Kochen Sie das Gemüse nur in wenig Wasser, damit Sie später nicht einen Großteil der Nährstoffe in den Abfluss schütten. Oder noch besser: Dämpfen Sie das Gemüse.
- Gemahlene oder geschrotete Sesamsamen als Garnituren sowie verschiedene Nüsse sind auch Kalziumspender.
- Geben Sie Ihrem Kind kalziumreiches Mineralwasser zum Trinken.
- Bereiten Sie für Ihr Kinder ab einem Alter von drei Jahren auch zwischendurch ein Sojagericht zu.

Fensterbank sehr gut. Für Kinder ist es interessant, „ihren eigenen Kräutergarten" anzulegen, die Kräuter wachsen zu sehen, sie zu ernten und dann zu essen. Im Sommer können vor allem Salate, Tomaten, Zucchini, Blumenkohl, Gurken, Spinat, Fenchel, Karotten und vieles mehr frisch genossen werden. Beerenobst ist wegen seiner natürlichen Farbstoffe besonders gesund und kann als „Snack" angeboten werden. Im Herbst gibt es dann sowieso Obst und Gemüse in Hülle und Fülle.

Für kleine Gemüsemuffel

- Werden Sie erfinderisch: „Verstecken" Sie so viel Gemüse wie möglich in pürierter Form. So kann eine ganz schöne Menge in der Tomatensoße oder im Gulasch verschwinden. Auch im Püree lassen sich wunderbar pürierte Karotten, Blumenkohl oder Erbsen „tarnen".

Gemüse und Obst – aber reichlich!

- *Kaufen Sie vor allem Gemüse und Obst aus der Saison und der Region.*

Dass Obst und Gemüse generell gesund sind, ist glücklicherweise schon allgemein bekannt. Dass grüner Salat im Winter mit dem Vitamingehalt knapp über dem eines nassen Papiertaschentuches liegt, leider noch nicht. Gemüse und Obst sind vor allem dann gesund, wenn sie je nach Saison gegessen werden. Außerdem: je weniger Spritzmittel, desto besser.

Im Winter bietet sich vor allem Wurzelgemüse an, wie Kartoffeln, Rüben, Zwiebel oder Rohnen. Auch Kohl, Lauch und Wirsing können die Gerichte bereichern. Im Frühling kommen dann die frischen Kräuter „zum Vorschein". Sie können direkt über das Essen gestreut werden. Manche Kräuter gedeihen am Balkon oder auf der

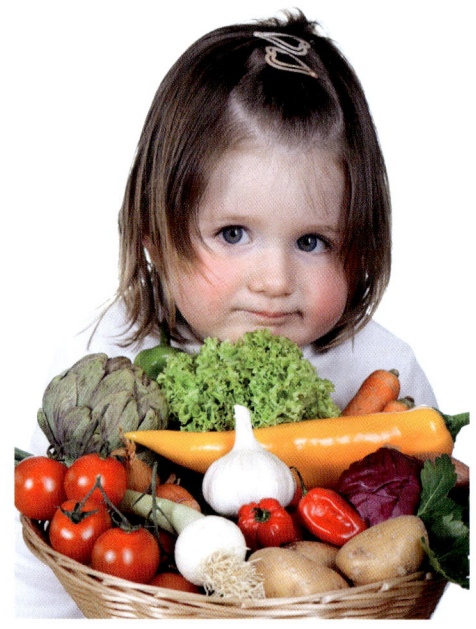

Für kleine Gemüsemuffel ist Kreativität beim Anrichten gefragt.

- Das Kinderauge isst mit: Basteln Sie lustige Gemüsegesichter aufs Brot, präsentieren Sie Karottensterne oder Apfelherzen. Generell essen Kinder lieber mundgerechte Stücke als z.B. eine ganze Birne.

- Erfinden Sie Geschichten: So können Gemüsestückchen vor dem Ertrinken in der Suppe gerettet werden. Oder spielen Sie „Obststückchen am Geschmack erraten".

- Beziehen Sie Ihr Kind immer mit ein: Lassen Sie sich beim Kochen etwas helfen, denn selbstgekocht schmeckt immer besser.

- Wiegen Sie das fehlende Gemüse mit Obst-, Gemüsesäften und Kartoffeln auf.

- Beginnen Sie schon, bevor Sie überhaupt schwanger werden, Gemüse in der Variation zu essen, die Ihnen schmeckt. Wenn Sie keinen Brokkoli mögen, wird das Ihr Kind bestimmt auch nicht tun.

Auf „gute" Fette achten

Kartoffelchips sind ungesund, aber frische Kartoffelspalten, die im Rohr knusprig gegart wurden, nicht – auch nicht, wenn sie mit Erdnussöl versetzt sind. Warum, ist klar: Das Fett macht es aus. Manche Fette sind eben gesünder als andere. Gehärtete und Transfette, die vor allem in Süßigkeiten, Wurstwaren, Backwaren, Fast Food, Fertiggerichten und manchen Margarinen und Streichkäsen versteckt sind, sind gesundheitsschädlich. Auch so genannte „Kinderprodukte" können besonders viel Fett enthalten. Sie machen dick, fördern Entzündungen und Stoffwechselprobleme. Gesunde Fette sind jene aus kaltgepressten Pflanzenölen und Tiefseefisch. Kaltgepresstes Leinsamenöl ist wohl von allen Pflanzenölen das „gesündeste". Es enthält eine ideale Zusammensetzung der dringend benötigten ungesättigten Fettsäuren und kann täglich über ein warmes Gericht geträufelt werden.

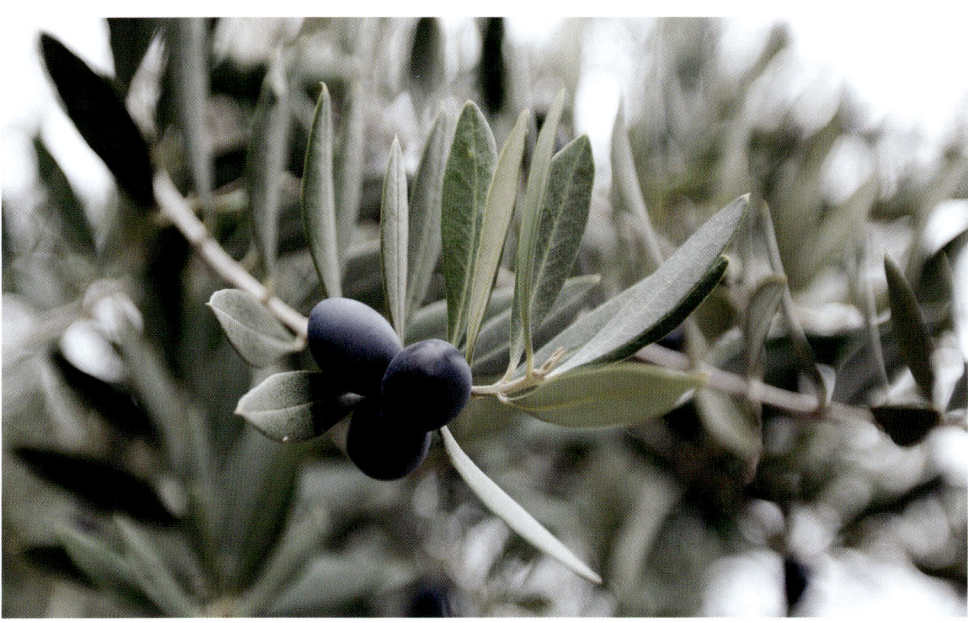

Kaltgepresste Öle, wie Olivenöl, bereichern jeden Speiseplan.

Leinsamenöl sollte nicht erhitzt und – wie alle Öle – kühl, dunkel und in kleinen Gefäßen aufbewahrt werden. Auch Sesamöl ist sehr wertvoll und eignet sich, so wie Erdnussöl, für Zubereitungen im Wok. Olivenöl darf jeden Salat verfeinern. So kommt man in Kürze schon zu den wertvollen ungesättigten Fettsäuren, die für die Entwicklung gebraucht werden und sogar gegen Entzündungen wirken.

- *Schon im Kindesalter werden der Geschmack und auch die Fettstruktur des Körpers für später maßgeblich geprägt. Bereichern Sie die Ernährung Ihres Kindes, indem Sie möglichst mit kaltgepressten und naturbelassenen Ölen kochen.*
- *Vor allem Kinder mit Neurodermitis können von 1 Esslöffel kaltgepressten Leinsamenöls am Tag, über ein Gericht geleert, profitieren, denn ungesättigte Fettsäuren sind gut für die Haut und wirken gegen Allergien.*
- *Die Gehirnentwicklung wird von ungesättigten Pflanzenölen positiv beeinflusst.*

Vollkorn ist das Korn mit der Schale

Eine Untersuchung ergab, dass Kälber im deutschsprachigem Raum besser mit Vitaminen und Mineralstoffen versorgt sind als im Durchschnitt die Kinder. Das hat einen Grund: Während die Kinder vorwiegend gereinigte Weißmehlprodukte essen, kriegen die Kälber den Abfall. Das sind die Schalen vom Korn. Je gereinigter und weißer das Mehl und seine Produkte, desto weniger Vitamine und Mineralstoffe sind vorhanden.

- *Für Kinder ab drei Jahren dürfen es auch manchmal Vollkornnudeln sein.*
- *Vollkornbrot gibt länger Energie. Weißbrot verwandelt sich rasch in Zucker. Achten Sie darauf, dass das Vollkornbrot „echt" ist und nicht nur mit Malzzucker gefärbt.*

Süßigkeiten genießen – ganz bewusst

Süßes versteckt sich in ganz vielen Dingen: Joghurt, Müsli, sogar in manchen Essiggurken ist Rohrzucker enthalten. Kinder bekommen im Allgemeinen sowieso schon zu viel Zucker. Da Verbotenes aber immer interessant ist, darf ruhig 1-mal pro Woche etwas Süßes genossen werden.

- *Zu viel Süßes tut nicht gut, aber geben Sie Ihrem Kind ganz bewusst manchmal etwas zu naschen. So lernt es, vernünftig damit umzugehen.*
- *Auf besonders unruhige Kinder wirkt Süßes wie ein Aufputschmittel.*

Trinken

Reichlich trinken ist sehr wichtig. Ideal sind reines Wasser, ungesüßte Tees und verdünnte Obst- und Gemüsesäfte. Limonaden enthalten Unmengen an Zucker, Farbstoffen und Aromen. Sie sind wahre Dickmacher und sehr ungesund. Cola und Eistee enthalten nicht nur Koffein, sondern pro Glas auch 9 Stück Würfelzucker.

- *Kaufen Sie keine süßen Getränke, wie Limonade, Cola, Eistee oder ähnliches, für Ihren Haushalt.*
- *Bauen Sie möglichst oft Gemüsesäfte ein. Lecker schmecken: Apfelsaft gemischt mit Karottensaft. Auch Rohnensaft lässt sich hervorragend mit Apfelsaft mischen und ist sehr gesund!*

Ernährung im ersten Lebensjahr

Im Idealfall bekommt ein Kind in den ersten vier bis sechs Lebensmonaten nichts anderes als Muttermilch zu essen und zu trinken. Sie ist perfekt, um alle Bedürfnisse des Kindes abzudecken. Gestillte Kinder entwickeln eine bessere Darmflora und haben seltener Infekte als nicht gestillte. Muttermilch zu geben, ist auch sehr praktisch und kostensparend. Nur in Ausnahmefällen, wie bei Fieber oder Hitze, können abgekochtes Wasser oder ungesüßter Babytee den Flüssigkeitsverlust auffüllen.

- *Wussten Sie, dass gestillte Kinder weniger Allergien bekommen als nicht gestillte?*

Nicht immer ist es möglich zu stillen. In diesem Fall sollten dafür gemachte Säuglingsnahrungen gegeben werden. Auf keinen Fall darf Kuhmilch die Muttermilch ersetzen. Die Säuglingsnahrung sollte immer nach genauer Vorschrift auf der Verpackung angerichtet werden. Nie sollte sie mit Zucker, Keksbröseln oder Ähnlichem versetzt werden. Ab dem vierten bis sechsten Monat kann dem Säugling Beikost zugefüttert werden. Das ist eine grobe Regel und gilt nicht zwingend für jedes Baby. Da der Darm noch nicht vollständig ausgereift ist, sollten Faserstoffe vermieden werden. Gemüse sollte gegart und durch eine grobe Gaze oder ein feines Sieb gedrückt werden, damit die Faserstoffe zurückbleiben. Säuglinge brauchen nicht viel Abwechslung und keine Gewürze. Ihre Geschmacksknospen sind viel sensibler als jene der Erwachsenen, für die der Gemüsebrei „fad" schmecken würde. Für den Beginn eignen sich Fenchel, Karotten, Pastinaken, Kartoffeln, Kürbis und Zucchini sehr gut. Ab dem neunten Lebensmonat kann mit Obst- und Getreidebrei begonnen werden. Vollkorn enthält viele Faserstoffe und ist für Kinder unter einem Jahr noch nicht besonders bekömmlich. Haferbrei, Kartoffelbrei oder Reisflocken sind für den Beginn geeignet und können später mit Gemüse, Fleisch oder Obstbrei vermischt werden. Ein paar Tropfen eines kaltgepressten Pflanzenöls werten das Gericht mit gesunden Fetten auf.

- *Füttern Sie zuerst durchpassiertes, dampfgegartes Obst und Gemüse zu. Dann Getreidebrei (keinen Vollkornbrei!) und ein wenig Fleisch und Fisch gegen Ende des ersten Lebensjahres.*
- *Ihr Kind hat einen schärferen Geschmackssinn als Sie. Würzen Sie möglichst wenig und führen Sie immer nach und nach eine neue Gemüsesorten ein, die sie dann für ein paar Tage geben. So lässt sich auch genau beobachten, wie gut Ihr Kind das jeweilige Gemüse verträgt.*
- *Geben Sie Ihrem Kleinkind und Baby keine Kuhmilch oder Kuhmilchprodukte.*
- *Verzichten Sie bei Ihrem Säugling auf Kekse und sonstige Süßigkeiten. Er wird noch früh genug „auf den Geschmack kommen".*

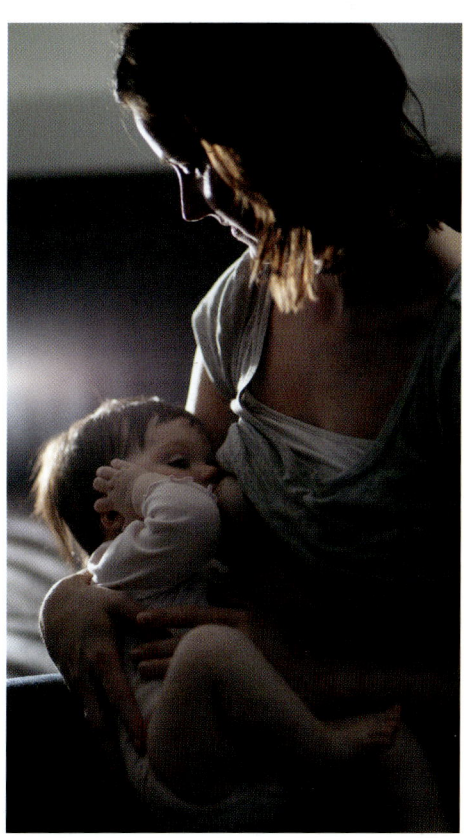

Die Muttermilch ist perfekt auf die Bedürfnisse eines Neugeborenen abgestimmt.

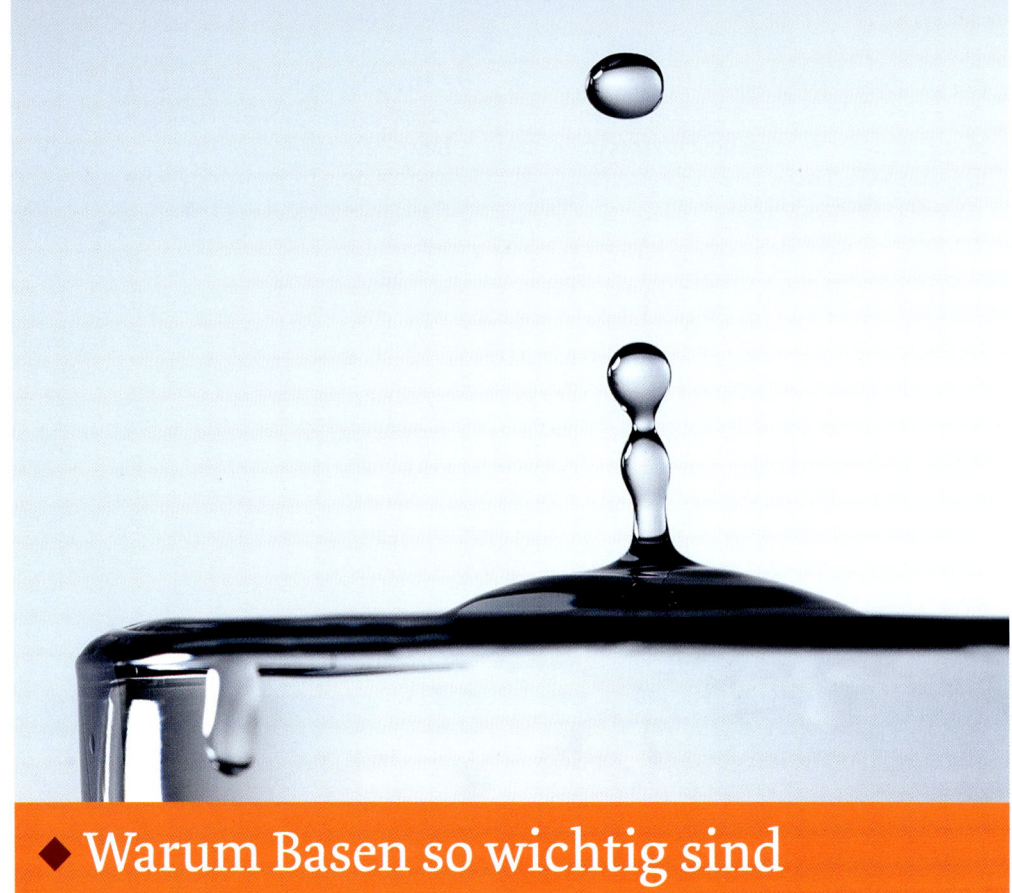

◆ Warum Basen so wichtig sind

Ist das Säure-Basen-Gleichgewicht auf Dauer gestört, werden wir krank.

Warum wir „übersäuert" sind

Interessant ist, dass Säuglinge, die ausschließlich über die Muttermilch ernährt werden, ein sehr ausgeglichenes Säure-Basen-Gleichgewicht besitzen. Bekommen sie Flaschen oder Fertignahrung, ist das meistens nicht mehr so. Schwitzen Säuglinge stark am Kopf, hat das meistens auch mit einer Übersäuerung zu tun. Die Ernährung spielt also beim Säure-Basen-Gleichgewicht eine wesentliche Rolle. In unseren Breiten ist die Ernährung so ausgerichtet, dass überwiegend „säurebildende" Lebensmittel gegessen werden.

· *Wussten Sie, dass wir uns, um die optimale Basenzufuhr zu erreichen, von ca. 80 % Gemüse ernähren müssten?*

Knochenbrüchigkeit und Verdauungsprobleme

Das Säure-Basen-Gleichgewicht des Blutes ist extrem empfindlich. Geringfügige Schwankungen können sogar lebensbedrohliche Zustände hervorrufen. Daher gibt es so genannte Puffersysteme, die ständig damit beschäftigt sind, die Säuren zu neutralisieren. Die Niere ist unser einziger direkter Säureausscheider. Auch durch das Schwitzen werden wir indirekt saure Substanzen los. Der größte Basenspeicher in unserem Körper sind die Kalziumverbindungen in den Knochen.

Ist also der Körper „übersäuert", wird Kalzium aus dem Kochen gelöst, um die Säure „abzupuffern". Knochenbrüche im Alter und Osteoporose werden so gefördert.

· *Die Ernährung unserer Zivilisation ist sehr sauer ausgerichtet. Gerade, weil wir im Wohlstand leben, entwickeln wir besonders häufig Erkrankungen, wie Allergien, Hautausschläge und Osteoporose.*

Zeichen von Übersäuerung:

ADHS (Aufmerksamkeitsdefizit-/
   Hyperaktivitätsstörung)
Allergien
Anfälligkeit für Läuse
Hautausschläge
Infektanfälligkeit
Karies
Milchschorf
Müdigkeit
Mundgeruch
Neurodermitis
Schwitzen
Verdauungsprobleme

Langfristige Folgen:
Depressionen
Diabetes
Gicht
Knochenbrüchigkeit (Osteoporose)
Pilzerkrankungen
Rheuma

· *Was Erkältung und Durchfall gemeinsam haben: Während einer Grippe oder einem Durchfall ist der Körper massiv übersäuert. Schnelle Abhilfe schafft hier ein Basenpulver.*

Saure und basische Lebensmittel

Säurebildner sind:
· Alle Produkte, die vom Tier stammen: Fleisch, Wurst, Fisch, Milchprodukte (Käse, Joghurt), Eier

· Getreideprodukte, auch Vollkornprodukte: Brot, Nudeln, Teigwaren, Reis
· Zucker macht besonders sauer: Süßigkeiten, Kekse, Kuchen
· Genussmittel, wie Kaffee und Alkohol
· Limonaden, Cola, kohlensäurehaltige Getränke
· Früchtetee

Bunte Basenvielfalt:
Basische Lebensmittel enthalten besonders viele Vitalstoffe, wie Vitamine und Mineralstoffe:

· Fast alle Gemüsearten, wie Sellerie, Karotten, Zucchini, Kohlarten, Fenchel, Salat, Tomaten, Rohnen, Brokkoli, Gurken, Kohlrabi, Kürbis, Zwiebeln usw.
· Obst, auch ungezuckertes Trockenobst: Banane, Apfel, Birne, Beerenobst, Melone, Pfirsich usw. Kartoffeln
· Kräuter: Schnittlauch, Kresse, Basilikum, Oregano, Bohnenkraut, Dill, Thymian, Rosmarin usw.

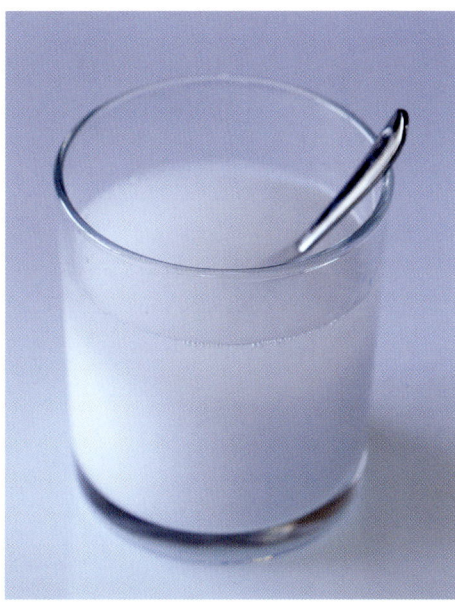

Basische Mineralien helfen, Kalzium in den Knochen zu speichern.

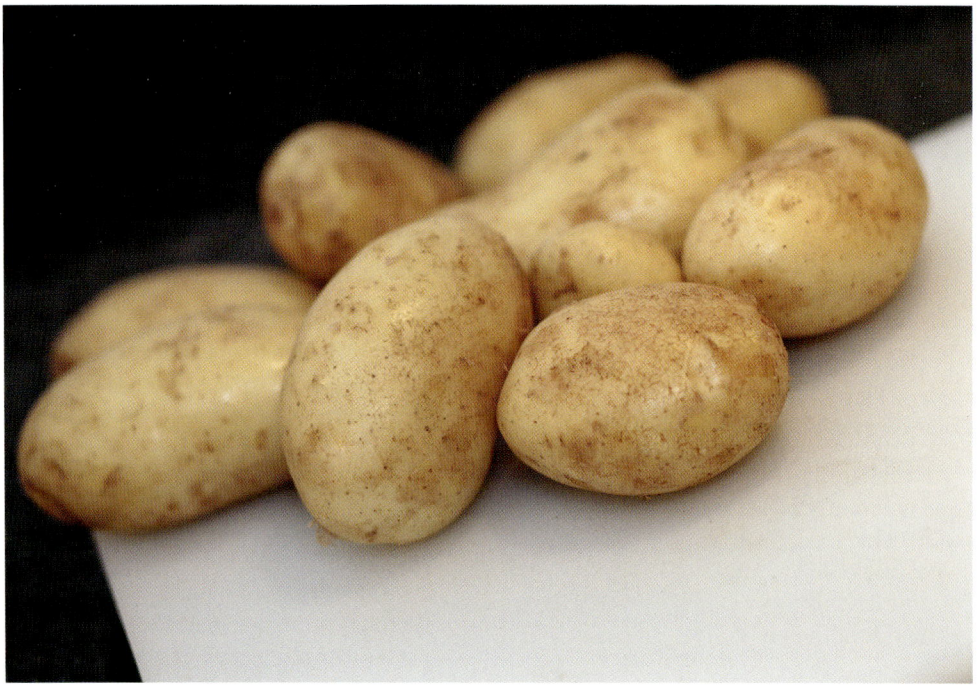
Kartoffeln sind Basenspender.

- Pilze: Steinpilz, Champignon, Pfifferling
- Samen und Nüsse: Sesam, Sonnenblumenkerne, Leinsamen, Mandeln, Kürbiskerne, frische Walnüsse
- Kaltgepresste Pflanzenöle: Olivenöl, Kürbiskernöl, Leinöl, Distelöl, Sesamöl, Walnussöl, Weizenkeimöl
- Klares Quellwasser, ungezuckerte Kräutertees
- Sprossengemüse

- *Versuchen Sie, generell immer nur einen Säurebildner mit basenbildenden Lebensmitteln zu kombinieren – Reis und Gemüse oder Fleisch mit Kartoffeln und Gemüse zum Beispiel.*

Was tun, um Übersäuerung vorzubeugen und zu behandeln?

Vorbeugen ist die beste Medizin. Ideal ist es, wenn 1-mal am Tag ein Gericht auf den Tisch kommt, das gänzlich ohne tierische Produkte zubereitet ist.

Um die Säurelast loszuwerden, ist es wichtig, viel zu trinken, damit die Niere möglichst viel Säure ausscheidet. Mäßige Bewegung tut in jeder Hinsicht gut. Durch Atmen und Schwitzen werden saure Substanzen ausgeschieden. Bewegung soll angenehm sein und nicht extrem, denn sonst wird wiederum Muskelsäure gebildet.

- *Basenteemischung: Fenchel, Zinnkraut, Anis, Kamille*

Natrium phosphoricum:
Dieses Schüßler-Salz ist das Salz der Säure-Basen-Regulation. 3- bis 4-mal täglich kann es für etwa 6 Wochen eingenommen werden. Zusammen mit ausleitenden Schüßler-Salzen, wie *Natrium sulfuricum* und *Kalium chloratum*, wirkt es gut gegen Mundgeruch und Verdauungsschwierig-

keiten. Bei Verstopfung kann *Natrium phosphoricum* stündlich gegeben werden, um den Darm zu entsäuern und zu unterstützen.

Basenpulver
für Kinder über zwei Jahren:

Ein geeignetes Basenpulver hilft, den Basenspeicher des Körpers zu unterstützen und aufzufüllen. Basenpulver sollte immer getrennt von den Mahlzeiten eingenommen werden, denn der Magen braucht seine Säure, um die frisch angekommenen Speisen gut verdauen zu können. Am besten

ist es, 1 Teelöffel Basenpulver abends direkt vor dem Schlafengehen in etwas Wasser aufzulösen und zu trinken.

- *Da Basenpulver nicht sehr gut schmeckt, können Sie für Ihr Kind auch 1 Messerspitze in einen Obstsaft geben, um den Geschmack zu „überdecken".*
- *Teilbäder mit Basenpulver helfen bei trockener Haut, Neurodermitis oder Ekzemen, die Haut zu „entsäuern". Vollbäder sollten vermieden werden, da häufiges und heißes Baden die Hautbarriere schwächt.*

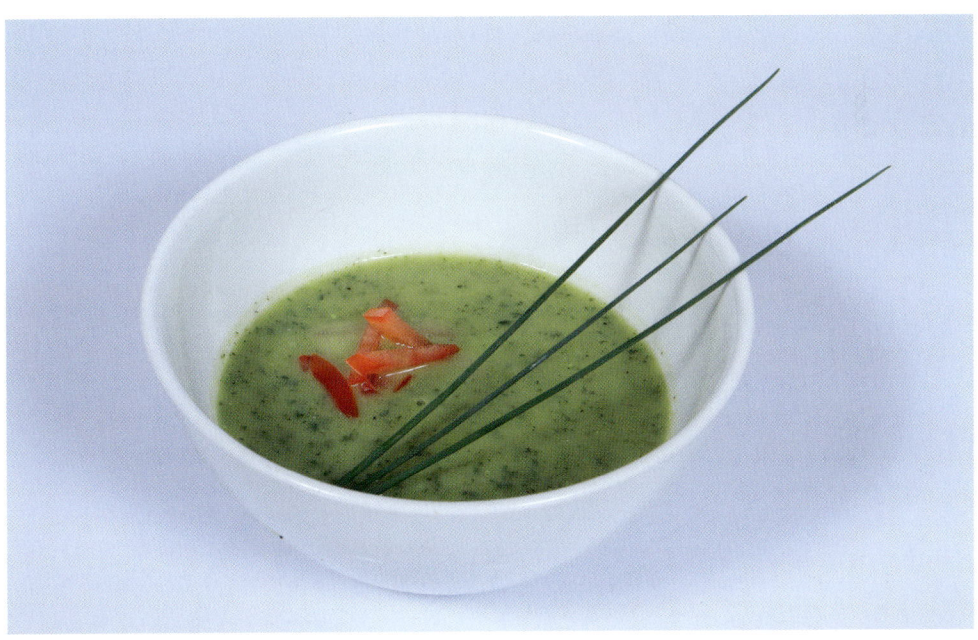

Basisches Kohlrabisüppchen:

Zutaten:
5 Kohlrabis
2 Kartoffeln
1 Schalotte
3 EL Sonnenblumenöl
3/4 l Wasser
Kräutersalz
Petersilie

Zubereitung:
Kohlrabi und Kartoffeln waschen, schälen und in Würfel schneiden. Schalotte schneiden und klein hacken. Öl erhitzen, Schalotten darin dünsten, Kohlrabi und Kartoffel dazugeben und kurz umrühren. Wasser dazugeben und umrühren, das Gemüse darin garen. Mit dem Pürierstab pürieren und das Kräutersalz und die gehackte Petersilie dazugeben.

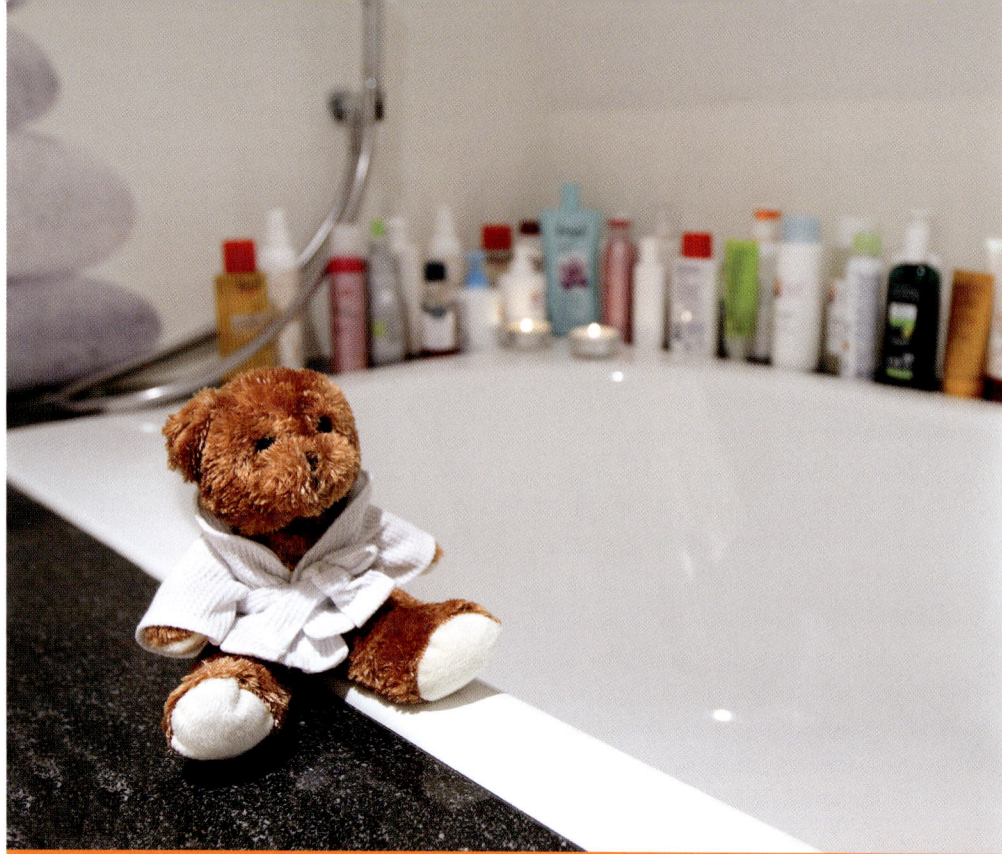

◆ Hautpflege und Mundhygiene

Die Pflege der Haut soll vor allem „sanft" sein.

Hautbarriere erhalten

Kinder und Säuglinge sollten möglichst wenig gebadet werden. Wird der wertvolle Schutzmantel nach außen zu oft abgewaschen, können schlechte Keime und Reizstoffe viel leichter in tiefere Hautschichten und den Körper eindringen. Die natürliche Barriere beherbergt eine Armee von körpereigenen Mikroorganismen, die in Freundschaft mit uns zusammenleben. Es herrscht ein ganz bestimmter pH-Wert in diesem Milieu, der über den Schweiß kontrolliert wird.

· *Neugeborene werden im besten Fall auf die nackte Haut ihrer Eltern gelegt. Dies schafft ein Gefühl von intimer Geborgenheit und besiedelt die Haut des Säuglings mit wertvollen Bakterien und Pilzen der Eltern.*

Sehr schnell entwickelt das Baby also eine feine Schutzschicht aus Talg und Mikroorganismen, die Fremdlinge abhalten sollen. Ein Kind sollte also nur 1- bis maximal 2-mal pro Woche geduscht oder gebadet werden.

Weniger ist mehr

Ab und zu kann ein Schaumbad recht lustig sein und darf auch hin und wieder genossen werden. Badezusätze, die stark schäumen, setzen die Oberflächenspannung des Wassers herab und sind genauso aggressiv zur Haut – je weniger Schaum, desto besser. Für Neurodermitiker darf der Badezusatz sogar ölig sein, um sofort wieder eine Barriere um die Haut zu legen. Die Wassertemperatur sollte nicht zu heiß sein, da heißes Wasser die Haut noch mehr austrocknet. Weniger ist mehr. Das gilt nicht nur für Seifen, sondern auch für die Dauer des Badens. Ab einem bestimmten Alter sollte das kurze Duschen bevorzugt werden, da lange Bäder das Hautmilieu stören.

- *Leidet Ihr Kind unter Neurodermitis oder besonders trockener Haut? Dann geben Sie 3 EL Basenpulver in das Badewasser.*

Eincremen oder nicht?

Normalerweise arbeitet die Haut des Kindes so selbstständig, dass Eincremen gar nicht nötig ist. Hat das Baby doch trockene Stellen, kann etwas Muttermilch daraufgetupft werden. Auch Olivenöl oder Mandelöl eignen sich sehr gut. Cremes aus Mineralölen sollten vermieden werden, wenn sie auch oft für Allergiker empfohlen und als besonders gut verträglich dargestellt werden.

Gesund im Mund

Die Mundhygiene beginnt, schon bevor der erste Zahn sichtbar wird. Nach dem Stillen kann das Zahnfleisch sanft mit einem Baumwolltuch gereinigt werden. Sind die ersten Zähne sichtbar, können sie mit einer abgerundeten, weichen Zahnbürste geputzt werden. Die Borsten zeigen zum Zahnfleisch und werden senkrecht nach unten gezogen. So wird Zahn für Zahn an Außen- und Innenfläche sorgfältig gereinigt. Unter einem Jahr ist keine Zahncreme empfohlen. Um die Milchzähne frei von Karies zu

halten, sollten diese mindestens 2-mal täglich geputzt werden. Fluorid schützt die Zähne vor Karies, kann aber bei zu hoher Dosis weiße Flecken auf den Zähnen verursachen (Fluorose). Um eine zu hohe Menge zu vermeiden, sollte man sich beim zuständigen Wasserwerk über den Fluorgehalt des Trinkwassers informieren. Die meisten Kinderzahnpasten enthalten Fluor. Das Schüßler-Salz *Calcium fluoratum* kann bedenkenlos über einen längeren Zeitraum gegeben werden (Dosierung siehe Kapitel „Schüßler-Salze", Seite 65).

- *Der erste Zahn ist da! Das freut nicht nur Mama und Papa, sondern auch die Kariesbakterien.*
- *Damit das Zähneputzen gleich mehr Spaß macht, gibt es Zahnbürsten mit Noppen, welche die Kinder selbst halten dürfen und so spielerisch das Zähneputzen erlernen. Das Zähneputzen selbst sollten bei Babys und Kleinkindern die Eltern übernehmen.*
- *Ein lustiges Zahnputzlied kann für mehr Motivation sorgen.*

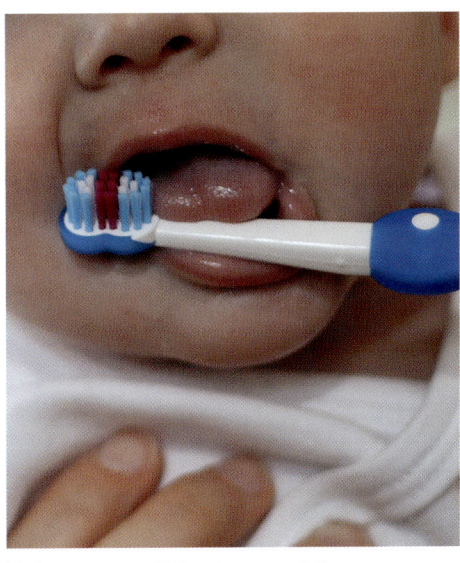

Kariesvorsorge: Zahnpflege von Anfang an

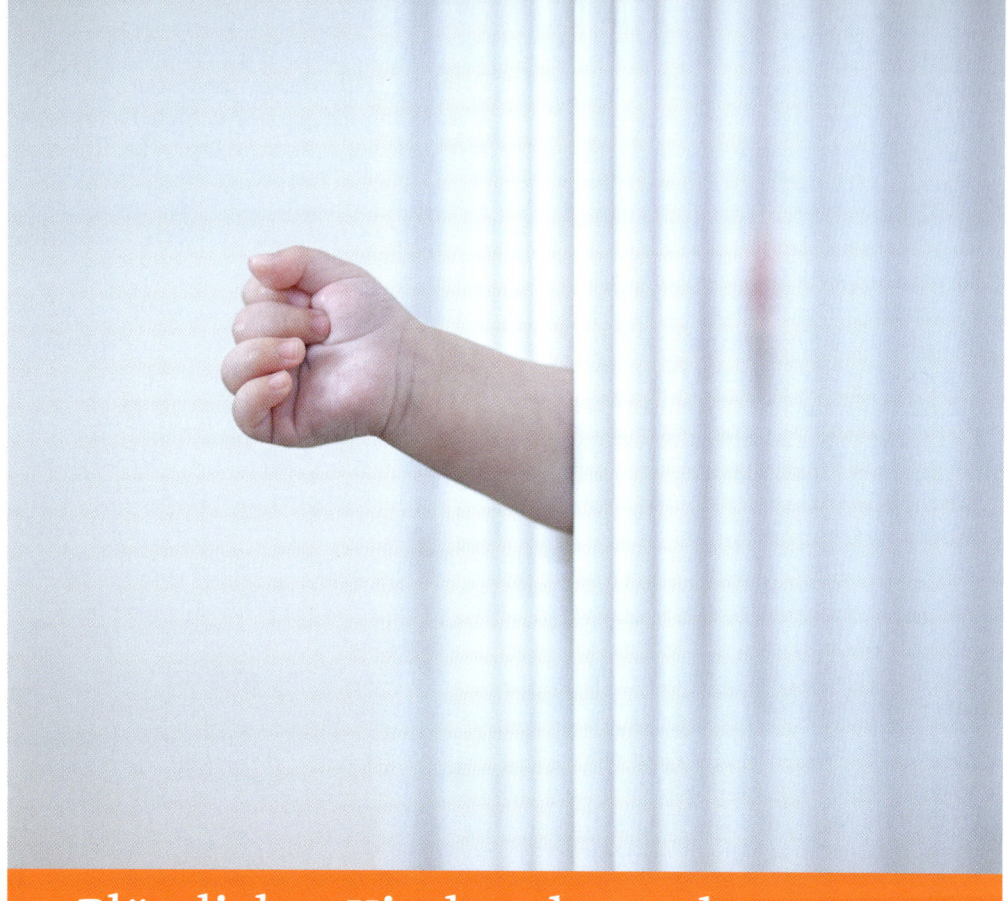

◆ Plötzlicher Kindstod – Vorbeugung

Das Risiko des plötzlichen Kindstodes kann durch bestimmte Maßnahmen deutlich gesenkt werden.

Der plötzliche Kindstod ist die Todesursache Nummer eins, wenn Babys im ersten Lebensjahr sterben. Um dem Vorzubeugen, ist es wichtig, bestimmte Maßnahmen beim Umgang mit dem Säugling zu beachten.

Auf dem Rücken schlafen lassen

In den ersten Lebensmonaten ist die ideale Schlafposition jene auf dem Rücken. Außerdem sollte das Baby auf einer nicht zu weichen Matratze schlafen. So sinkt der kleine Körper nicht ein und das Baby kann besser atmen. Aus diesem Grund sind auch Kopfpolster, Kuscheltiere oder ähnliches im Bettchen störend. Sind der Bettüberzug und das Leintuch aus Baumwolle und luftdurchlässig, ist es für das Baby am angenehmsten.

· *Ein Baumwollschlafsack verhindert z.B. das Zusammenknüllen von Leintüchern und stellt sicher, dass sich der Säugling in der Nacht nicht von alleine abdeckt.*

Babys Wärmeregulation

Kunststofffolien am Leintuch sind zu vermeiden, da sonst die natürliche

Wärmeregulation des Babys gestört ist. Generell gilt: lieber kühler als zu heiß. Das Schlafzimmer sollte im Winter nicht überheizt sein. Zwischen 18 und 20 °C sind optimal. Das Baby sollte nicht unmittelbar neben dem Heizkörper schlafen. Zu warme Kleidung oder schwere Decken sind auch nicht angebracht. Um die Körpertemperatur des Säuglings zu kontrollieren, können die Stirn oder der Hals mit dem Handrücken angefasst werden. Ist die Haut feucht und schwitzt das Baby, hat es der Säugling zu warm.

- *Studien belegen, dass Schadstoffe oder Mikroorganismen in Matratzen den Organismus des Babys belasten können.*

Separates Bettchen

Der ideale Schlafplatz in den ersten Lebensmonaten ist im Zimmer der Eltern in einem separaten Bettchen. So kann das Befinden des Säuglings in der Nacht jederzeit kontrolliert werden. Im Elternbett kann das Baby leichter „überhitzen" als in seinem eigenen Bettchen.

- *Rauchen Sie keine Zigarette und trinken Sie keinen Alkohol, unmittelbar bevor Sie sich im selben Zimmer wie Ihr Baby schlafen legen. So senken Sie das Risiko Ihres Kindes, an plötzlichem Kindstod zu sterben.*

Fernhalten vom Zigarettenrauch

Nikotin und Rauch sind nicht nur für das Neugeborene gesundheitsschädlich, sondern bereits für das Ungeborene. Umso wichtiger ist es, dass die Mutter in der Schwangerschaft nicht raucht. Kinder sollten unter allen Umständen von Zigarettenrauch ferngehalten werden. Kinder von Rauchern leiden auch häufiger unter Atemwegserkrankungen als jene von Nichtrauchern.

- *Wer seinem Kind den Zigarettenrauch erspart, senkt das Risiko des plötzlichen Kindstodes um die Hälfte.*

Schnuller zum Einschlafen?

Neue Erkenntnisse haben gezeigt, dass Neugeborene, welche zum Einschlafen einen Schnuller benutzen, ein niedrigeres Risiko haben, an plötzlichem Kindstod zu sterben. Das Stillen wurde noch nicht in die internationalen Regeln zur Vermeidung des plötzlichen Kindstodes aufgenommen. Dennoch beweisen bereits viele Studien, dass das Stillen vor allem in den ersten sechs Lebensmonaten das Risiko des plötzlichen Kindstodes merklich senkt.

- *Die Muttermilch steigert nicht nur die Abwehrkräfte, sondern versorgt das Kind mit allen nötigen Nährstoffen. Die Nähe der Mutter schafft ein ganz besonderes Verhältnis und lässt die Atmung des Kindes ruhiger und geregelter ablaufen.*

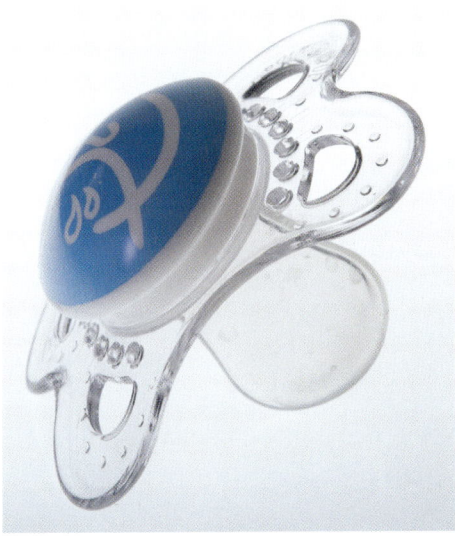

Die nachgeahmte Form der Brustwarze ist bei der Wahl des Schnullers zu bevorzugen.

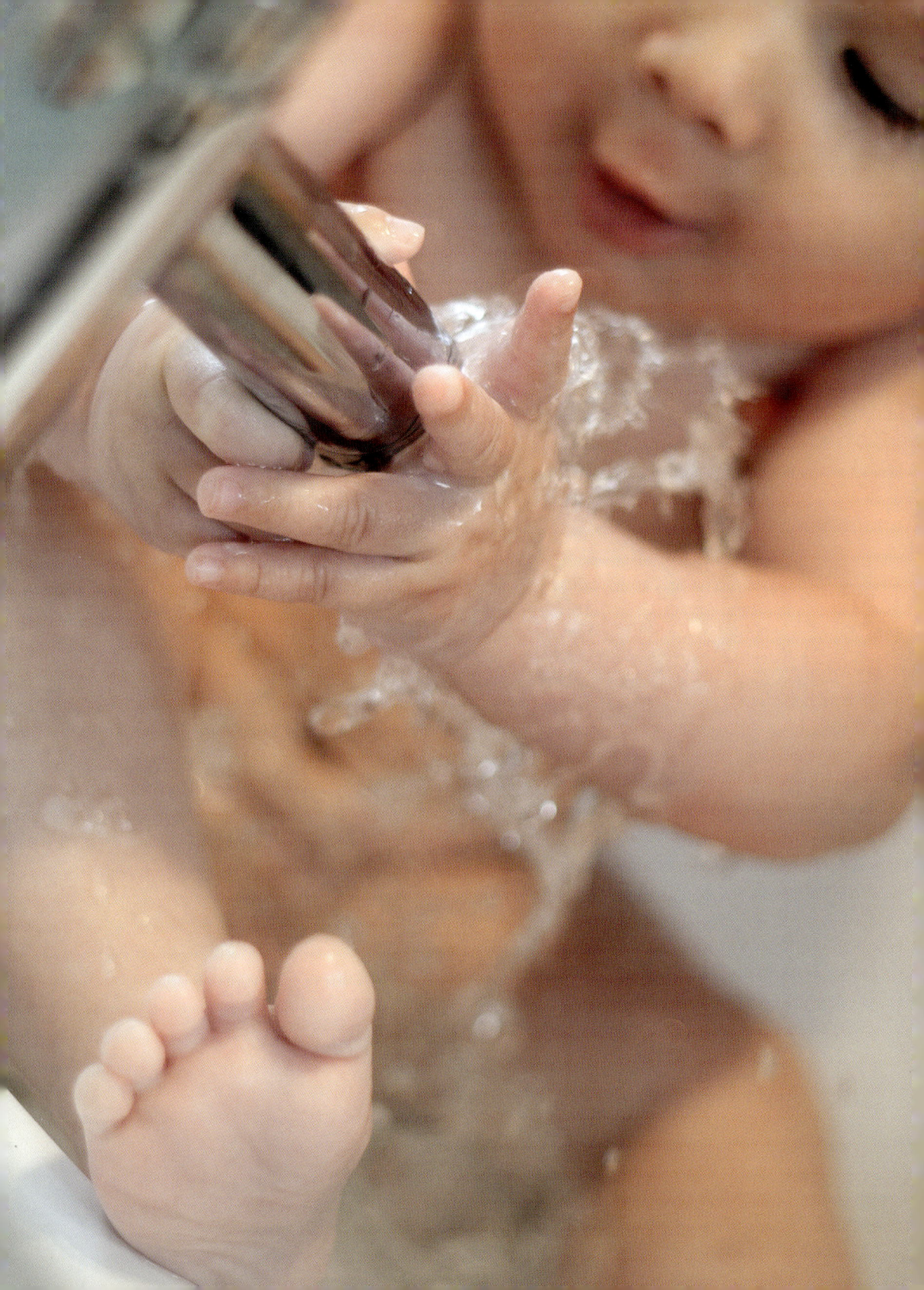

Sanfte Heilmittel
und Behandlungsmethoden

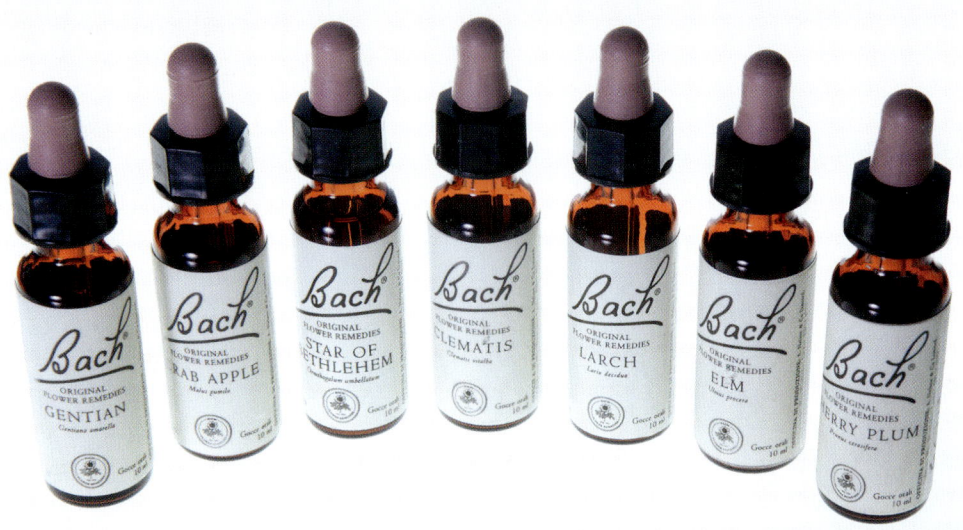

◆ Bachblüten für Körper und Seele

*„Eine Erkrankung ist das Ungleich-
gewicht zwischen Körper und Seele."
(Eduard Bach)*

Was sind Bachblüten?

Eduard Bach war ein englischer Arzt
und der Begründer der Bachblüten-
therapie. Aus 38 Blüten wild wachsender
Pflanzen stellte er Essenzen her, die er
verschiedenen Gemütszuständen zu-
ordnete und mit denen er Menschen
erfolgreich behandelte. Heute werden
die Blütentropfen jenen Bachs nachemp-
funden und finden vor allem in der Kinderheilkunde großen Anklang. Sinnvoll
zusammengestellt kann eine Bachblütenmischung schon den Kleinsten helfen,
gewisse Dinge besser zu meistern.

- *Albträume, Einschulung, Trotzphase,
Zahnen oder die Nachbehandlung nach
der Geburt sind nur einige Einsatzgebiete
der beliebten Bachblüten.*

Wenn eine Laus über die Leber läuft

Bauchweh zu Schulanfang ist bei Kin-
dern keine Seltenheit. Laut Bach sorgen
Kummer, Angst, Unzufriedenheit,
Ungeduld, Traurigkeit und andere
Gefühle auf Dauer für körperliche
Beschwerden.

- *Ständige Blasenentzündung oder Rotz-
nase sind laut Bach Ausdruck seelischer
Überforderung.*

Praktische Anwendung

Bachblüten sind für Kinder jeden
Alters geeignet. In der Apotheke kann
man sich die gewünschte Mischung
herstellen lassen. 3 Tröpfchen der konzentrierten Essenz werden in 30 ml
Wasser-Essig-Gemisch oder Wasser-
Glyzerin-Gemisch verdünnt und 24-mal
von oben nach unten geschüttelt. Das
Fläschchen sollte nicht im Kühlschrank
oder neben anderen Elektrogeräten aufbewahrt werden.

- *Da die Eltern-Kind-Beziehung sehr eng ist, ist es sinnvoll, wenn auch die Eltern ab und zu ein paar Tröpfchen der Mischung ihres Kindes einnehmen.*
- *Verabreichen Sie so oft wie nötig ein paar Tröpfchen direkt auf die Zunge Ihres Kindes. Das kann je nach Dringlichkeit auch alle 10 Minuten sein oder auch nur 1-mal täglich.*

Wie Zwiebelschalen

Durch die geeigneten Blüten wird die Gefühlswelt laut Bach in Balance gebracht. Manchmal kann die Veränderung auch negativ erscheinen, wenn das Kind z.B. seinem Ärger Luft macht. Nach einiger Zeit der Einnahme können die Blüten je nach Bedarf verändert werden. So werden nach und nach verdrängte Gefühle und Erlebtes, Gelerntes und Traumata verarbeitet.

- *Kinder sprechen meist sehr gut auf Bachblüten an – besser als Sie selbst, da Sie vielleicht schon länger Ihre Gefühle und Ihren Stress unter Kontrolle halten mussten.*

Notfalltropfen und Creme

Bachblütennotfalltropfen und -creme ergänzen sinnvoll jede Hausapotheke. Es handelt sich hierbei um fertige Mischungen aus ganz bestimmten Blütenessenzen, die sich sehr vielseitig einsetzen lassen:
- Bienen-/Insektenstich: Einige Tropfen direkt in den Mund und auf die Einstichstelle geben und mit der Creme nachbehandeln.
- Sonnenbrand: Creme dünnflächig auf die betroffenen Stellen auftragen.
- Erkältung: Bei beginnendem Schnupfen die Creme dünnflächig auf die Nase geben.

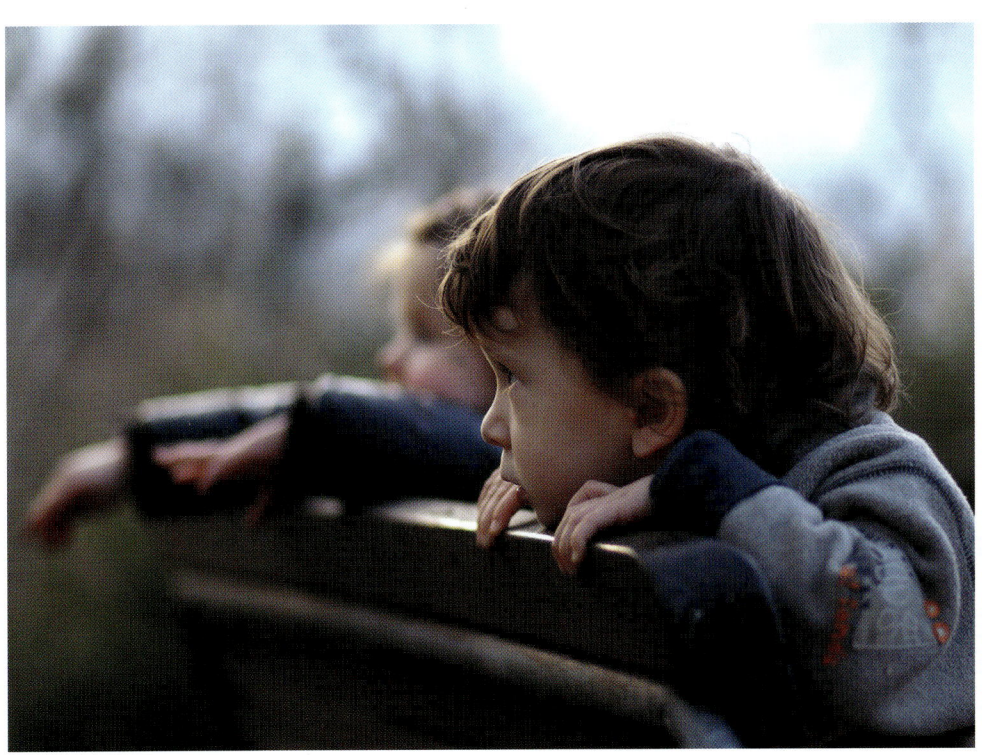

Das seelische Gleichgewicht beeinflusst in hohem Maße die Gesundheit.

Sanfte Heilmittel und Behandlungsmethoden

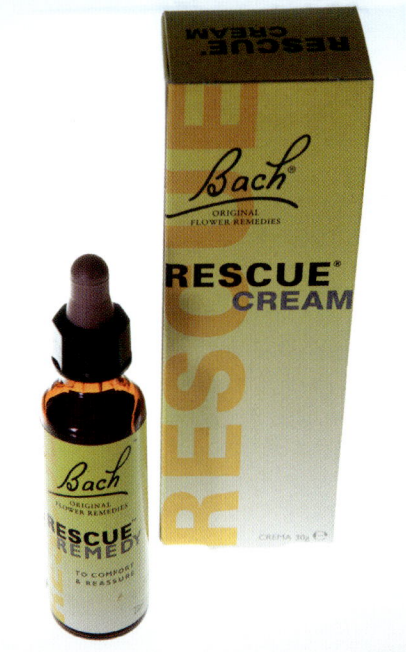

Für kleine Notfälle: Notfalltropfen und -salbe

- Akute Angst: Einige Tröpfchen in den Mund, vor Prüfungen auch jede Minute 1 Tropfen auf die Zunge geben.
- Verstauchung, leichte Schürfung: Die betroffene Stelle mit der Creme versorgen.
- Reisekrankheit: Einige Tröpfchen auf Nacken und Handgelenke geben.
- Hautrötungen: Bei Ausschlag Creme dünnflächig auftragen.
- Wachstumsschmerzen: Mehrmals täglich Muskeln oder Gelenke mit der Creme einreiben.
- Kopfweh: Einige Tröpfchen auf die Schläfen geben.
- Husten: Creme als Brustbalsam verwenden (auch als Wickel).
- Blähungen: Mit der Creme im Uhrzeigersinn das Bäuchlein massieren.

Die Mischung auswählen

Wählen Sie nicht mehr als 7 Blüten für eine Mischung – je weniger, desto besser helfen diese laut Bach.

Die Basisblüten

Bei der ersten Mischung kann es sinnvoll sein, *Larch* als Basisblüte für das Selbstbewusstsein und gegen Unsicherheit einzubauen. Auch *Star of Bethlehem* sollte in jede erste Mischung, da diese Blüte hilft, Erlebtes besser zu verarbeiten.

- Star of Bethlehem *ist die Blüte der Wahl nach einer schwierigen Geburt, um den „Schock" zu verarbeiten. Blähungen bei Säuglingen können mit dieser Blüte behandelt werden.*

Äußere Blüten

Eine oder zwei dieser Blüten können gewählt werden. Sie stehen für Einflüsse von außen oder momentan zu bewältigende Situationen.

Elm: Blüte für mehr Mut, um bestimmte Situationen besser meistern zu können (z.B. bei starkem Leistungsdruck in der Schule).

Walnut: Blüte für den Neubeginn. Einschulung, Umzug, Pubertät oder Zahnen sind Wandlungsphasen, die ein Kind durchlebt und bei denen diese Blüte helfen kann.

- *Narbenbehandlung mit* Walnut *– auch Narben sind „Einschnitte im Leben". Geben Sie ein paar Tröpfchen auf die geschlossene Narbe.*

Gorse: Diese Blüte wird dann gebraucht, wenn ein Kind sehr müde und lustlos wirkt und nach vielen Fehlschlägen nicht mehr an sich glauben will. Für mehr Motivation nach Fehlschlägen in der Schule.

Aspen: Diese Blüte hilft, vage unbegründete Ängste zu überwinden. Die Angst vor Gespenstern, Dunkelheit oder schlimmen Ereignissen sind typische Indikatoren für Aspen.

Innere Blüten

Die inneren Blüten werden nach Krämer in 12 Gruppen eingeteilt. Diese Blüten können dem Gemütszustand des Kindes, der im Moment vorherrscht, entsprechen oder generell auf das Wesen des Kindes zutreffen. Die Einteilung in Gruppen erleichtert die Auswahl der Blüten, denn manchmal bewegen sich das Befinden und Verhalten des Kindes innerhalb bestimmten Gruppen.

1. Gruppe	
Centaury	Hilft, selbstständig zu werden. Für Kinder, die sich schlecht behaupten können und nicht „Nein" sagen können, aus Verlangen nach Anerkennung. Liebesentzug tut ihnen besonders weh.
Holly	Für überreagierende kleine Trotzköpfe. Diese Kinder wissen manchmal nicht, was sie wollen, sind oft eifersüchtig auf andere Kinder. Möchten im Grunde Anerkennung. Kinder, die häufig Husten oder Neurodermitis haben, können von *Holly* profitieren.
Pine	Gegen das schlechte Gewissen. Eine wichtige Blüte bei Scheidungen, damit das Kind weiß, dass es keine Schuld daran trägt.
2. Gruppe	
Cerato	Für Kinder, die sehr viel fragen, nur um des Fragens willen. *Cerato* hilft, Sicherheit zu schaffen und stärkt das Kind in seinen Entscheidungen.
Vine	Für Kinder, die versuchen, immer alles besser zu wissen. Meistens sind sie beim Spielen die Anführer. *Vine* hilft, Mitgefühl und Nachgiebigkeit zu fördern.
Wild Oat	Für Kinder, die nach kurzer Zeit schon keine Lust mehr haben und ewig nach einer Beschäftigung suchen, die ihnen gefällt.
3. Gruppe	
Scleranthus	Für Kinder, die zwischen zwei Stühlen sitzen (z.B. Scheidung) und sich generell nicht zwischen zwei Dingen entscheiden können.
Rock Water	Für kleine Perfektionisten, die nicht aus ihrer Haut können und hohe Anforderungen an sich selbst stellen.
Crab Apple	Für Kinder, die sich ständig die Hände waschen, alles richtig machen wollen und sehr ordentlich und perfektionistisch sind. Für ein gutes Körpergefühl und einen lockeren Umgang mit bestimmten Situationen.
4. Gruppe	
Gentian	Für kleine Skeptiker und Pessimisten, damit sie neuen Mut und eine positive Einstellung gegenüber der Zukunft haben.
Willow	Für Kinder, die oft beleidigt sind, damit sie lernen, dass sie selbst der Schmied ihres eigenen Glückes sind.
Wild Rose	Wird in der Kinderheilkunde zum Glück selten gebraucht. Diese Blüte wird bei innerer Resignation benötigt, um einen neuen Sinn für das Leben zu finden. Meistens sind diese Personen eher unzugänglich und müssen überredet werden, etwas zu ändern.

5. Gruppe

Water Violet	Für altkluge und sehr erwachsen wirkende Kinder, die mit Gleichaltrigen oft nichts anfangen können. Damit die Barriere zwischen den Mitmenschen nicht zu groß wird.
Chestnut Bud	Blüte gegen Lernschwierigkeiten. Damit das Kind konzentriert ist und nicht immer die selben Fehler macht. Für mehr Motivation und „Schwung" beim Lernen.
Beech	Für kleine Nörgler, für mehr Toleranz auch gegenüber den jüngeren Geschwistern. *Beech* kann bei Allergien helfen, sie ist die Blüte gegen Überempfindlichkeiten.

6. Gruppe

Vervain	Für idealistische Kinder, die am liebsten überall gute Noten haben möchten und auch ungefragt ihre Meinung in der Klasse äußern wollen. Für mehr Ruhe und gegen innere Nervosität. Nervöse Ticks oder häufige Bauchschmerzen lassen sich oft ganz gut mit *Vervain* behandeln.
Hornbeam	Für erschöpfte Kinder am Morgen oder, wenn die Schule auf Dauer einfach zu stressig wird. Diese Kinder brauchen viel Ruhe und körperlichen Ausgleich, um kopflastige Arbeiten auszugleichen.
White Chestnut	„Aufgekratzte" Kinder, die abends nicht zur Ruhe kommen, weil sie viele neue Reize verarbeiten müssen, profitieren von dieser Blüte. Einschlafprobleme können mit *White Chestnut* behandelt werden.

7. Gruppe

Agrimony	Ist eine sehr wichtige Blüte in der Kinderheilkunde. Für kleine Pausenclowns, die im Grunde aber sehr sensibel und harmoniebedürftig sind. Es sind meist sehr angenehme Kinder, die Unangenehmes gut wegstecken. Die Blüte hilft, ehrlich zu sich selbst zu sein. *Agrimony* hilft bei Albträumen, nächtlichem Zähneknirschen, Fingernägelkauen und immer dann, wenn etwas verarbeitet werden muss.
Sweet Chestnut	Nach einem Schicksalsschlag, wenn Kinder sehr zurückgezogen wirken.

8. Gruppe

Rock Rose	Diese Blüte ist auch in den Notfalltropfen enthalten. Bei Panik und schockartigen Reaktionen sowie massiven Albträumen.
Cherry Plum	Für Kinder, die wie eine „tickende Zeitbombe" sind und plötzlich sehr impulsiv reagieren.

9. Gruppe

Impatiens	Ungeduldige, unruhige Kinder, damit sie sich nicht von der Hektik anstecken lassen und ruhiger werden, auch beim Einschlafen. Diese Blüte ist für „Frühchen" besonders wichtig, um sie zu stärken.
Olive	Diese Kinder sind so stark überfordert, dass sie nur mehr schlafen möchten und sehr apathisch wirken. Diese Blüte wird sehr selten benötigt. Ein „*Olive*-Zustand" muss dringend mit einem Therapeuten besprochen werden!
Oak	Diese Kinder übernehmen oft die Arbeit anderer. Manchmal übernehmen sie auch die Elternrolle, wenn dies nötig ist. Diese Blüte hilft, abzuschalten und loszulassen.

10. Gruppe	
Chicory	„Wenn du dieses Spiel nicht mit mir spielst, bin ich nicht mehr dein Freund." *Chicory*-Kinder wissen genau, wie sie das bekommen, was sie wollen, z.B. durch „erpresserisches Weinen" oder „Beleidigtsein". *Chicory* hilft, dass ein Kind eigenständig wird und nicht immer die Hilfe anderer benötigt.
Red Chestnut	„Abnabelungsblüte", Krokodilstränen beim Abschied. Diese Kinder haben meist Angst, der Elternteil würde sie nicht mehr abholen (Verlustängste), können nicht alleine schlafen.
Honeysuckle	Für kleine Tagträumer, die am liebsten zu Hause in ihrer friedlichen Welt spielen möchten. Sie hängen an alten Dingen und Situationen. Diese Blüte hilft, Neues anzunehmen und sich gut darauf einzustellen.
11. Gruppe	
Mimulus	Für Kinder, die vor ganz konkreten Dingen Angst haben, wie dem Arzt, Tieren, Prüfungen usw. Wichtige Blüte in der Kinderheilkunde. *Mimulus* stärkt das Selbstbewusstsein. Die Angst vor dem ersten Schultag kann mit *Mimulus* behandelt werden.
Heather	Wenn sich Kinder immer in den Mittelpunkt stellen. Für ältere Geschwister, die auf einmal wieder das Fläschchen wollen, sobald das Neugeborene nach Hause kommt. *Heather* hilft, wenn Kinder Angst haben, nicht mehr die gewünschte Aufmerksamkeit zu bekommen.
Mustard	Bei schlechter Laune und Niedergeschlagenheit, die aus heiterem Himmel kommt. Diese Blüte hilft, Personen wieder in die Realität zu holen, wenn sie grundlos traurig sind.
12. Gruppe	
Clematis	Für Traumsusen und Tagträumer, die in einer Fantasiewelt leben, sich auf nichts konzentrieren können oder sehr zerstreut sind.

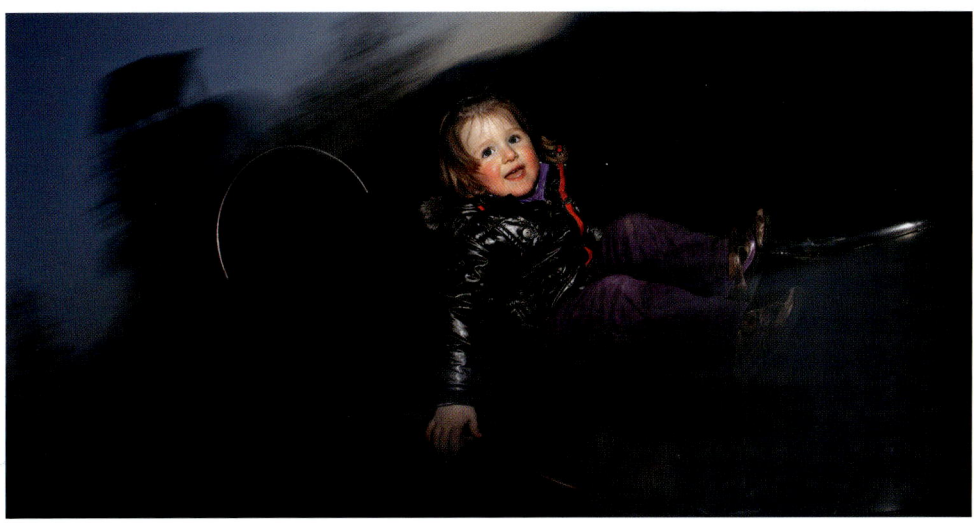

Kinder verarbeiten bereits sehr viel in ihrer Gefühlswelt.

Sanfte Heilmittel und Behandlungsmethoden

Bewährte Blütenmischungen

Prüfungsangst:
Elm: gegen die Überforderung
Mimulus: um die Angst zu bewältigen
Rock Water: spannungslösend, gegen Perfektionismus
Star of Bethlehem: um vergangene Rückschläge besser zu verkraften
Larch: stärkt das Selbstvertrauen

Kindergarten-/Schulanfänger:
Walnut: neue Lebensphase bewältigen
Larch: stärkt das Selbstvertrauen
Mimulus: um die Angst zu bewältigen
Red Chestnut: um die Trennung von den Eltern leichter zu verkraften

Albträume:
Agrimony: lässt Unbewusstes besser verarbeitet werden
Aspen: angstlösend
Star of Bethlehem: um Erlebtes zu bewältigen

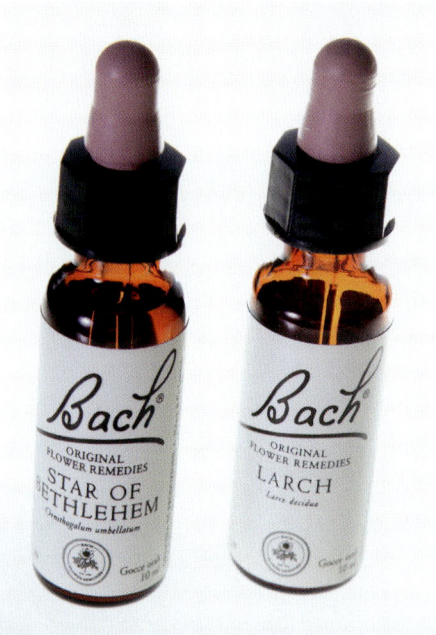

Star of Betlehem und *Larch* sind für die erste Mischung sinnvoll.

Trotzkopf:
Heather: für Kinder, die sich in den Mittelpunkt stellen
Holly: gegen Aggressivität
Chicory: bei so langem Weinen, bis der Wunsch erfüllt wird
Vine: um den eigenen Willen zurückzusetzen

Ältere Geschwister:
Beech: für Toleranz gegenüber dem Geschwisterchen
Holly: gegen die unterschwellige Aggression
Larch: stärkt das Selbstbewusstsein

Loslösen:
Chicory: bei Angst, alleine gelassen zu werden
Red Chestnut: bei Angst, dass den Eltern etwas passiert
Larch: stärkt das Selbstbewusstsein
Honeysuckle: zum Loslösen von Vergangenheit
Walnut: stärkend für einen neuen Lebensabschnitt
Mimulus: gegen unbegründete Ängste

Lernschwäche:
Chestnut Bud: Basisblüte bei Lernschwierigkeiten
Holly: wenn das Kind gereizt wirkt
Elm und *Larch:* stärken das Selbstbewusstsein
Clematis: für bessere Konzentration

Einschlafprobleme:
Chicory: bei Angst, alleine gelassen zu werden
Mimulus: gegen unbegründete Ängste
Impatiens: gegen die innere Unruhe

· *Nehmen Sie auch ein paar Tröpfchen der jeweiligen Mischung, denn die Eltern-Kind-Beziehung ist meistens sehr eng.*

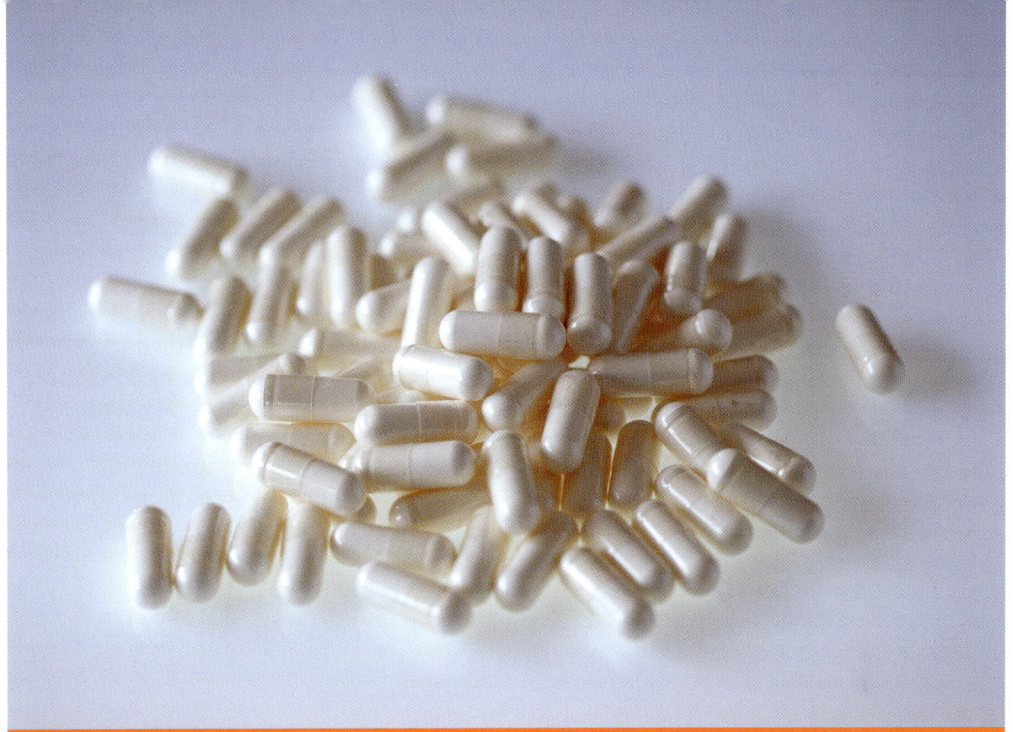

◆ Mikronährstoffe gezielt einsetzen

Mikronährstoffe sind Vitamine und Mineralien, die unseren Körper stärken und die Körperfunktionen ankurbeln.

Mangelversorgung im Überfluss?

Eine „gesunde" Art und Weise, sich zu ernähren, ist die Grundvoraussetzung, um den Körper mit den nötigen Stoffen zu versorgen (siehe Kapitel „Gesunde Ernährung – Vollwertkost", Seite 24). Trotzdem kann es auch bei einer ausgewogenen Ernährung vorkommen, dass wir und unsere Kinder verschiedenste Mängel an Vitaminen und Mineralstoffen aufweisen. Das zeigt auch ein Ernährungsbericht, der mit zahlreichen Kindern gemacht wurde.

· *Der natürliche Gehalt an Mikronähr-stoffen in Obst, Gemüse und anderen Lebensmitteln sinkt immer mehr. Kein*

Wunder, wenn man bedenkt, dass manche Gemüsearten auf watteähn-lichem Untergrund kultiviert werden.
· *Durch Umwelteinflüsse von außen werden viel mehr Mikronährstoffe ver-braucht als früher, denn sie müssen uns vor Strahlen, Stress usw. schützen.*
· *Wir essen mikronährstoffärmer, nicht zuletzt durch Fertiggerichte, die uns meistens noch mehr unserer Vitamine und Mineralstoffe verbrauchen lassen, als sie uns eigentlich zuführen.*

Wozu Mikronährstoffe?

Dass Babys mindestens bis zum ersten Lebensjahr Vitamin-D-Tropfen bekom-men, ist mittlerweile gang und gäbe. Das ist auch gut so, denn Vitamin D und andere Mikronährstoffe sind wich-tig für die Vorsorge und die Gesundheit von Kindern.

Vitamine und Mineralien sind Stoffe, die z.T. in unseren Körper eingebaut sind, Körperfunktionen ankurbeln bzw. in die richtige Richtung lenken. Gezielt eingesetzt sind sie Vorsorge, verbessern den persönlichen Gesundheitszustand, können Leistungsfähigkeit und Vitalität fördern und eine Behandlung mit Medikamenten sinnvoll ergänzen.

Vitalstoffe im Winter:

1/8 l Bio-Frühstücksfrucht-Dicksaft ohne Zusätze mit 1 TL geschroteten Weizenkeimen vermischen. 1 TL Distel- oder Leinöl mit 1 TL Lecithingranulat verrühren und dazugeben. Schmeckt lecker und enthält alle nötigen Nährstoffe für einen ruhigen, konzentrierten Start in den Tag.
Je nach Bedürfnis können noch ausgewählte Vitamine und Mineralstoffe beigefügt werden.

Was sind Mikronährstoffe?

Mikronährstoffe sind Vitamine, Mineralstoffe, Eiweißbausteine, Pflanzenstoffe und so genannte ungesättigte Fettsäuren. Mikronährstoffe nehmen wir mit der Nahrung auf, zum Teil produzieren wir sie auch selber.

Wichtige Mineralien: Magnesium, Kalzium, Eisen, Zink

Magnesium
Von allen Mineralstoffen findet man bei Magnesium am häufigsten eine Unterversorgung in der Bevölkerung. Der Mineralstoff wirkt entspannend und spielt beim Energiestoffwechsel eine wichtige Rolle.

Einsatzgebiete von Magnesium:
· Stress: Körperliche und seelische Überlastung lassen uns viel Magnesium verbrauchen.

· Die Muskeln brauchen Magnesium, damit sie sich nicht verkrampfen.
· Schwangerschaft und Stillzeit: In dieser Phase ist der Magnesiumbedarf besonders hoch.
· Nervosität: Auch bei Spannungskopfschmerzen, Schlafstörungen oder „Schulbauchweh" kann Magnesium entspannend wirken.
· Verstopfung: Magnesium fördert die Darmbewegung und die Gallentätigkeit.
· Unruhe, „Zappelphilipp": Als beruhigender Mineralstoff kann Magnesium den gestörten Energiestoffwechsel unterstützen und ist somit der wichtigste Mineralstoff bei ADHS (Aufmerksamkeitsdefizit-/Hyperaktivitätsstörung).
· Muskelkrämpfe, Wachstumsschmerzen: Die meisten Muskelkrämpfe und auch Muskelkater sprechen sehr gut auf Magnesium an.
· Knochenaufbau: Neben Kalzium ist Magnesium sehr wichtig für den Knochenaufbau.

Dosierung: Im Schulalter können ca. 8 mg pro Kilogramm Körpergewicht über den Tag verteilt gegeben werden (z.B. 30 kg-Kind: 240 mg Magnesium). Am besten werden Magnesiumorotat, Magnesiumcitrat oder Magnesiumaspartat aufgenommen. Je nach Beschwerden ist es sinnvoll, auch eine höhere Dosis zu geben. Bei zu hoher Dosis kann höchstens ein harmloser Durchfall auftreten.

Weizenkeime und Haferflocken sind besonders magnesiumreich. Bauen Sie diese Lebensmittel vor allem während anstrengender Schulphasen öfters in die Ernährung ein.
Magnesium wirkt besonders gut in Kombination mit Kalium und Vitamin B6.

Kalzium

Kalzium ist mengenmäßig das wichtigste Mineral im Körper, das vor allem in den Knochen gespeichert wird und ihnen Stabilität verleiht. Ernährungsberichte zeigen, dass bei Kindern und Jugendlichen die Kalziumversorgung sehr mangelhaft ist. Bis zum 20. Lebensjahr kann noch sehr viel Kalzium in die Knochen eingebaut werden, danach wird nur mehr wenig eingebaut bzw. langsam wieder abgebaut.

Einsatzgebiete von Kalzium:
· Allergien: Kalzium wirkt beruhigend bei Allergien jeder Art. Bei Sonnenallergie werden bei Schulkindern 2 Wochen vor Urlaubsbeginn 500 mg am Tag gegeben.
· Knochenstruktur: Kalzium am Abend fördert die Kräftigung der Knochen als Vorsorge für das Alter. Zusammen mit Vitamin D kann Kalzium noch besser eingebaut werden.

· Wachstumsschmerzen, Krämpfe, vor allem nächtliche: zusammen mit Magnesium (in zeitlichem Abstand).

Dosierung: Schulkinder: 500–1.000 mg am Tag. Vor allem Milchprodukte sind kalziumreich, sie sollten sinnvoll und nicht übermäßig in die Ernährung eingebaut werden, um den Säure-Basen-Haushalt nicht aus dem Gleichgewicht zu bringen (siehe Kapitel „Gesunde Ernährung – Vollwertkost", Seite 24). Vorzugsweise können pflanzliche Kalziumlieferanten in die Ernährung eingebaut werden. Grünkohl, Spinat und frische Kräuter sind kalziumreich und wirken basisch.

Eisen

Dieses wichtige Spurenelement ist zuständig für den Transport von Sauerstoff und „Energie".

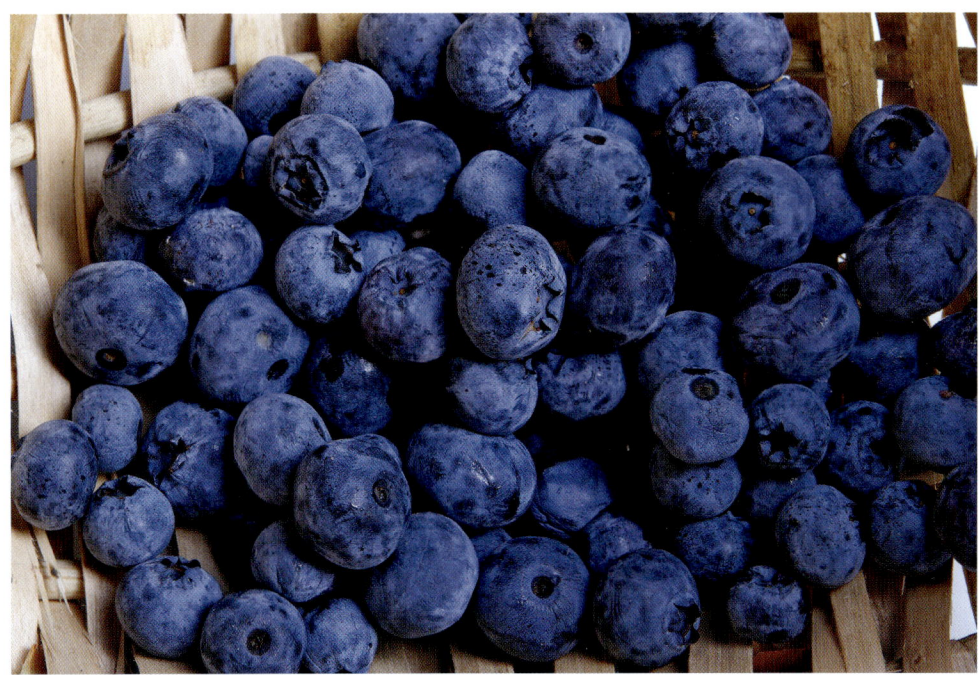

Beerenobst ist besonders reich an natürlichen Schutzstoffen.

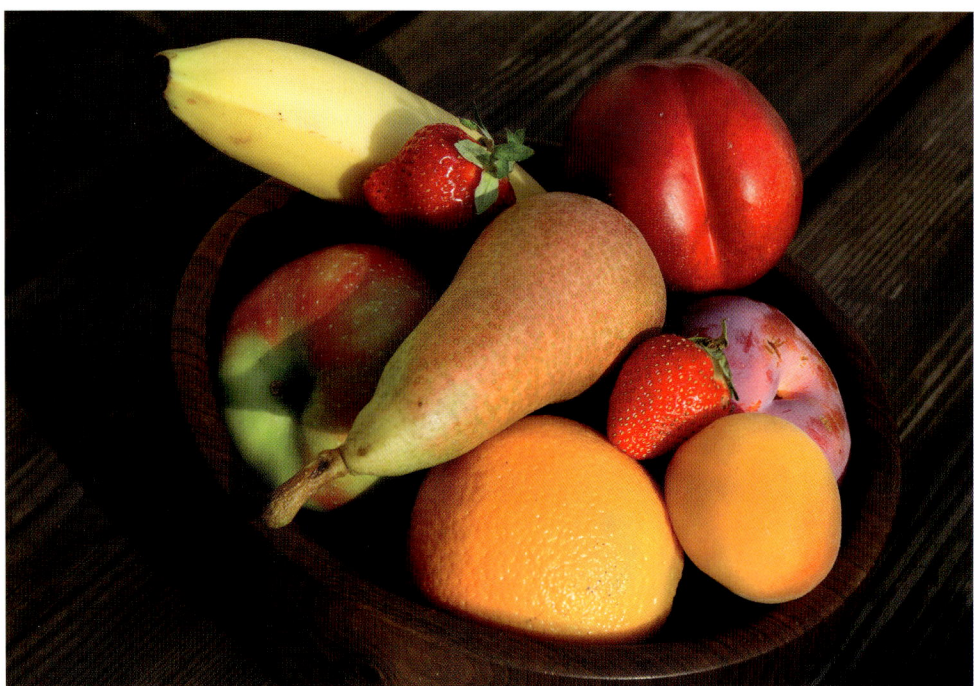

Vitamin-C-Lieferanten: frisches Obst

Eisenpräparate mit einer hohen Dosierung sollten nur dann gegeben werden, wenn sie vom Arzt verschrieben sind und der Mangel mittels einer Blutkontrolle bestätigt wurde.

Zeichen bzw. Ursachen von Eisenmangel im Blut können sein:
· Schwarze Ringe unter den Augen, Blässe
· Infektanfälligkeit, Herpes und Pilzneigung
· Appetitlosigkeit, Leistungsschwäche
· Muskelschmerzen, Wachstumsschmerzen
· Wunde Mundwinkel
· Haarausfall, brüchige Nägel
· Vegetarische Ernährung

Dosierung: Besteht ein gravierender Eisenmangel, sollte ein höher dosiertes Eisenpräparat vom Arzt verschrieben werden. Um einem Eisenmangel vorzusorgen, können leichtere Präparate verwendet werden. Auch zahlreiche konzentrierte Pflanzensäfte, Amaranth, Spinat und anderes Grüngemüse sowie Fleisch und Leber sind reich an Eisen. Hoch dosierte Eisenpräparate können Verstopfung auslösen. Eisenpräparate können den Stuhl dunkel bis schwarz färben, das ist unbedenklich.

Die zusätzliche Gabe von Vitamin C kann die Eisenaufnahme um bis zu 5-mal steigern.

Zink
Zink ist neben Eisen mengenmäßig das zweithäufigste Spurenelement im menschlichen Körper. Es hat bei sehr vielen Vorgängen im Körper ein „Wörtchen mitzureden".

Einsatzgebiete von Zink:
· Allergien: Vorsorglich und zur Behandlung kann Zink über einige Wochen gegeben werden.

- Hautprobleme jeder Art, schlechte Wundheilung, Neurodermitis
- Infektanfälligkeit, Grippe, zur Stärkung der Abwehrkräfte
- Wachstumsstörungen, brüchige Nägel
- Lernschwäche, Konzentrationsstörungen
- Entgiftung: Säureschlacken, Narkosen, Schwermetalle, Umweltgifte, Medikamente
- Schlechte Zuckerverarbeitung, Übergewicht, Diabetes mellitus Typ 2

Dosierung: 10 mg am Tag können einem Schulkind verabreicht werden, getrennt von den Mahlzeiten, am besten abends vor dem Schlafengehen. Bei akuten Infekten, wie Grippe oder Herpes, kann am ersten Tag auch die 5-fache Menge über den Tag verteilt gegeben werden.

Bei einer längeren Zinkgabe über Monate sollte zwischendurch der Eisen- und Kupferspiegel gemessen werden.

Zink ist in relativ wenigen Nahrungsmitteln ausreichend vorhanden. Austern, Schweineleber und Haferflocken enthalten Zink.

Wichtige Vitamine: Vitamin C, Vitamin D, B-Vitamine

Vitamin C

Glücklicherweise kommt Skorbut (extreme Vitamin-C-Mangelerkrankung) in unseren Breiten nicht mehr vor. Trotzdem ist Vitamin C bei einer Vielzahl unserer Zivilisationskrankheiten zur Vorbeugung und bei der Behandlung sehr wichtig.

Einsatzgebiete für Vitamin C:
- Infektanfälligkeit, Allergien
- Radikalfänger, Entschärfung von Umweltgiften
- Stärkung von Schleimhäuten und Bindegewebe, Nasenbluten, blaue Flecken
- Eisenmangel
- Gestörte Fettverwertung

Dosierung: Bei einem grippalen Infekt kann Vitamin C in mehren kleinen Dosen über den Tag verteilt gegeben werden. Eine Brausetablette mit 1 Gramm Vitamin C kann zerbröckelt und über den Tag verteilt gegeben werden. Vitamin C als Kalziumsalz ist für den Magen verträglicher als das reine Vitamin C als Säure (Ascorbinsäure).

Vitamin-C-Lieferanten sind frisches Obst, Salat, Gemüse – insbesondere Brokkoli – und Kartoffeln.

Viele Tiere können Vitamin C selbst produzieren, Menschen müssen dieses wichtige Vitamin zuführen.

Vitamin D

Vitamin D ist wichtig für einen ausgewogenen Kalziumhaushalt, das Immunsystem und die Krebsvorbeugung. Vor allem in unseren Breiten haben Kinder einen zu geringen Vitamin-D-Spiegel im Blut.

Sinnvoll ist es, dem Kind mindestens bis zum Ende des zweiten Lebensjahres Vitamin-D-Tropfen zu verabreichen. Das wird mittlerweile schon standardmäßig gemacht.

Einsatzgebiete für Vitamin D:
- Vorsorge für den Knochenaufbau
- Infektanfälligkeit
- Krebsvorbeugung
- Epilepsie

Dosierung: 500 Einheiten Vitamin D am Tag sind sinnvoll für Kinder bis zwei Jahre. In Form von Tropfen wird Vitamin D zum Essen gegeben, da es fettlöslich ist und so besser aufgenommen wird. Nahrungsmittel, die Vitamin D enthalten, sind Leber, Fisch (z.B. Hering), Avocados, Pilze und Eigelb.

Vitamin D kann vom Menschen selbst produziert werden. Die Voraussetzungen dafür sind Wärme und Sonnenlicht. Also, so oft wie möglich ins Freie – vor allem im Winter!

B-Vitamine

B-Vitamine spielen bei fast allen Vorgängen im Körper eine wichtige Rolle. Insbesondere für die Nerven sind diese Vitamine sehr wichtig. Alle B-Vitamine können zusammen als Komplexmittel gegeben werden, da sich die meisten gegenseitig gut ergänzen.

Einsatzgebiete von B-Vitaminen:
· Nervosität, Niedergeschlagenheit
· Müdigkeit, Appetitlosigkeit, als Aufbaumittel
· ADHS (Aufmerksamkeitsdefizit-/Hyperaktivitätsstörung), v.a. Vitamin B6
· Ziehen in den Beinen, Wachstumsschmerzen
· Trockene Haut
· Pubertät
· Vegetarische Ernährung, Blutarmut v.a. Vitamin B12

Energiecocktail:
B-Vitamine wirken mit Zink zusammen noch besser.

Ungesättigte Fettsäuren

Lebertran ist gut für die Entwicklung. Das stimmt, nur leider ist das Fischaroma nicht sehr schmackhaft. Mittlerweile gibt es „verfeinerten" Lebertransirup, der nach Orange schmeckt und lieber getrunken wird. Ungesättigte Fettsäuren sind auch in kaltgepressten Pflanzenölen enthalten. Diese sind besonders wertvoll für die Ernährung (siehe Kapitel „Gesunde Ernährung – Vollwertkost", Seite 27). Ein Teelöffel Leinöl am Tag ist eine Bereicherung

für die Ernährung und gut für die Vorsorge.

Einsatzgebiete von ungesättigten Fettsäuren:
· Gehirnentwicklung, Konzentrationsprobleme
· Hautausschläge, Neurodermitis
· Fettstoffwechsel
· Entzündungen jeder Art
· ADHS

Dosierung: Generell kann vorsorglich und zur Behandlung 1 g an ungesättigten Fettsäuren am Tag gegeben werden.

Bei Neurodermitikern werden Borretsch- oder Nachtkerzenöl verwendet. Sie liefern schon die umgebaute Alpha-Linolensäure, da Neurodermitiker oft Schwierigkeiten haben, diese zu erzeugen.

Wichtige Pflanzenstoffe

Frisches Obst und Gemüse der Saison liefern Unmengen dieser Pflanzenschutzstoffe. Vor allem Beerenobst, wie Johannisbeeren, Schwarzbeeren, Himbeeren und Brombeeren, sind reich an wertvollen Pflanzenstoffen und Vitaminen.

Was Pflanzenstoffe alles können:
· Schädliche Umweltgifte entschärfen
· Entzündungshemmend wirken
· Das Immunsystem anregen
· Der Krebsvorbeugung dienen
· Die Abwehrkräfte stärken
· Bei Entzündungen im Hals-, Nasen- und Ohrenbereich helfen
· Adern stärken

Cocktail für das Immunsystem:
Zink, Vitamin C, Selen, sekundäre Pflanzenstoffe

· *Eine Fachperson kann Ihnen bei der Wahl und Dosierung der Mikronährstoffe helfen.*

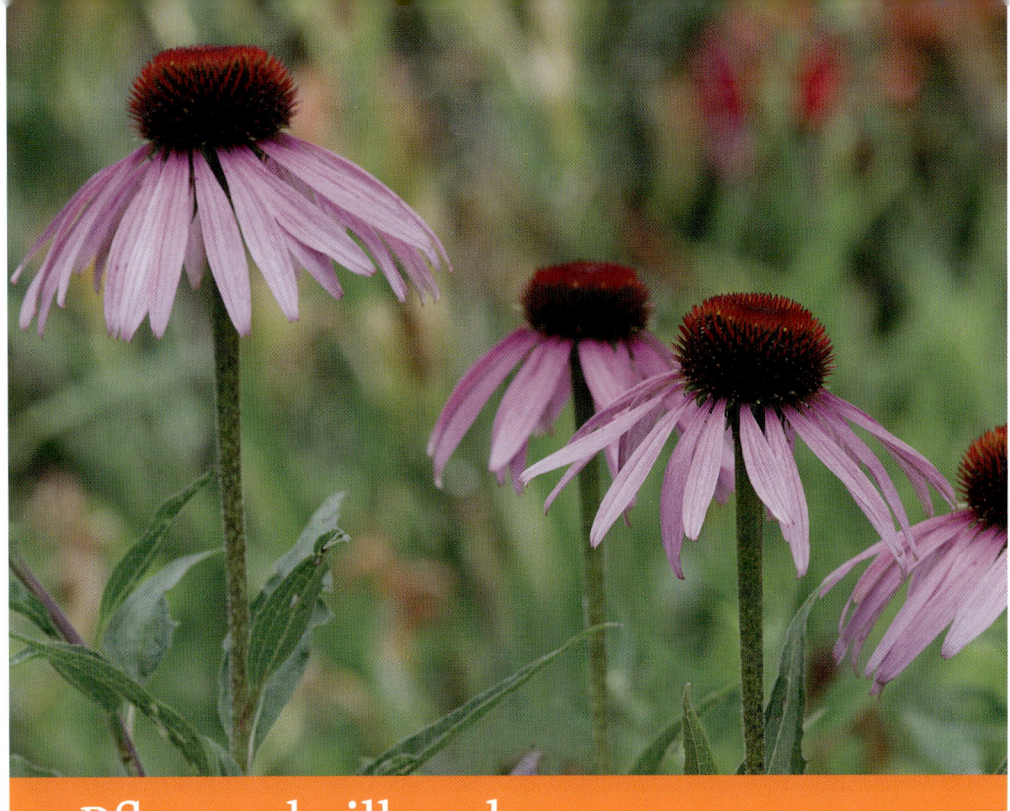

◆ Pflanzenheilkunde

Pflanzen bekämpfen in ihrer Gesamtheit eine Krankheit gemeinsam mit den Abwehrkräften des Kindes – im Gegensatz zu vielen synthetisch hergestellten Arzneien.

Die Pflanzenheilkunde kann sich heute einer wahren Blüte erfreuen. Vor allem für Kinder gilt das Prinzip: möglichst schonend behandeln.

Kindgerecht einsetzen

Damit „pflanzliche Helfer" ihre positive Wirkung optimal entfalten, müssen einige Fragen geklärt werden: Wie alt ist das Kind? Welche Beschwerden hat es? Bei stark wirksamen Pflanzen sollte eine Fachperson gefragt werden, um die richtige Dosierung zu finden. Dies gilt besonders für Kinder unter sechs Monaten, da ihre Leber, Nieren und das Immunsystem noch nicht vollständig ausgereift sind. Es gibt in der Kinderheilkunde viele bewährte Pflanzenheilmittel, die nahezu nebenwirkungsfrei sind. Die meisten Mittel gegen Blähungen, zur Beruhigung oder gegen Erkältung und Husten sind gefahrlos einzusetzen. Während sich Tees besonders gut eignen, gibt es eine Reihe weiterer kinderfreundlicher Anwendungsmöglichkeiten, wie Sirupe, Salben, Wickel, Bäder, Inhalationen und Tropfen.

Alkoholgehalt von Tropfen

Wer sich Sorgen um den Alkoholgehalt von Tropfen macht, sollte folgendes wissen: Die Wirkstoffe mancher Pflan-

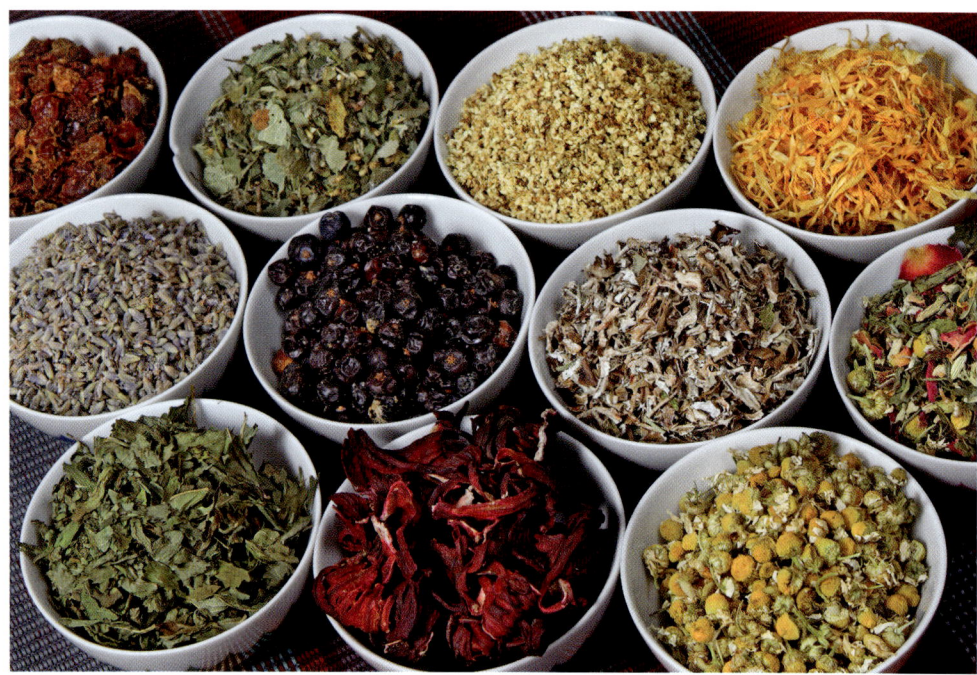
Die Qualität ist bei Heilkräutern besonders wichtig.

zen können nur als alkoholische Tropfen gewonnen werden. Für Säuglinge unter einem Jahr können alkoholische Tropfen in wenig kochenden Tee geträufelt werden. So verdampft der Alkohol und nach dem Abkühlen kann das alkoholfreie Getränk dem Säugling gegeben werden. Kinder zwischen dem zweiten und siebten Lebensjahr bauen den Alkohol doppelt so schnell ab als Erwachsene. In einer Reihe von Lebensmitteln ist der Alkoholgehalt höher als bei verabreichten 10 Tropfen eines alkoholischen pflanzlichen Mittels. Dazu zählen: Apfelsaft, Sauerkraut, Kefir und manche Brotsorten.

· *Der Alkohol aus 10 Tropfen einer Pflanzentinktur ist bei einem 15 kg schweren Kind in 5 Minuten abgebaut und bei einem 30 kg schweren in 2 Minuten. Das ist 3-mal schneller, als für den Abbau des Alkoholgehalts in 1 Glas (200 ml) Apfelsaft benötigt wird.*

Die richtige Teezubereitung

Damit der frisch zubereitete Tee auch schmeckt, kann er mit Kräutern abgerundet sein, die den Geschmack verfeinern. Süßlich schmecken Kamillenblüten, Fenchelfrüchte, Süßholzwurzel, Holunder- und Lindenblüten. Pfefferminze hat einen starken Eigengeschmack und kann für Kinder über drei Jahren manchen bitteren Aufguss verfeinern. Wie der Tee am besten zubereitet wird, hängt von der Pflanze und den verwendeten Teilen ab.

Blätter, Blüten, Kraut oder Früchte:
1 TL dieser Pflanzenteile wird mit ca. 150 ml kochendem Wasser übergossen und 5 bis 10 Minuten lang abgedeckt ziehen gelassen, bevor der fertige Tee abgeseiht wird.

Rinden und Wurzeln:
Sind vor allem Wurzeln oder Rinden in der Teemischung, sollten die Pflanzen-

teile vor dem Ziehen für einige Minuten im Wasser mit gekocht werden. Anschließend den Tee 5 bis 10 Minuten lang ziehen lassen.

Pflanzen mit Gerbstoffen:

Eichenrinde, Schwarzbeere- oder Tormentillwurzel werden für ein paar Minuten im Wasser mitgekocht – je länger, desto gerbstoffhaltiger wird der Tee. Ca. 1 Stunde lang kann der Tee ziehen, erst dann wird der Pflanzenauszug abgeseiht und noch einmal erwärmt. Ein Auszug aus Eichenrinde für Sitzbäder oder Schwarzbeerentee gegen Durchfall werden zum Beispiel so hergestellt. Tormentillwurzel ist besonders gerbstoffhaltig, auf diese Weise kann eine desinfizierende Tormentill-Gurgellösung für Kinder im Schulalter hergestellt werden.

Anis, Fenchel, Kümmel:

Damit die ätherischen Öle dieser Früchte besser austreten, werden sie vorher ein wenig zerstoßen oder zerquetscht. Ein Teelöffel der Früchte wird mit 150 ml kochendem Wasser übergossen und etwa 5 Minuten lang ziehen gelassen, bevor der Tee abgeseiht wird.

Schleimstoffpflanzen:

Eibischwurzel, Malvenblüten und isländisches Moos enthalten empfindliche Schleimstoffe, die reizlindernd bei Husten, Halsweh und Magenschmerzen wirken. Die Pflanzenteile werden ca. 1 Stunde lang in kaltem, abgekochtem Wasser stehengelassen und anschließend abgeseiht. Damit keine Mikroorganismen den kalten Auszug verunreinigen, wird der Tee daraufhin kurz aufgekocht.

· *Ein Heiltee wird „medizinisch" getrunken, damit er seine Wirkung optimal entfalten kann. Das heißt ganz einfach, schlückchenweise.*

· *Heiltees werden nicht länger als 3 bis 6 Wochen durchgehend getrunken. Wechseln Sie die Kräuter immer wieder einmal ab.*

Eine Frage der Qualität

Schon fertige pflanzliche Arzneien, getrocknete Pflanzen oder Frischpflanzen sollten nur von seriösen Händlern bezogen werden. So hat man die Garantie, dass die Pflanzen nicht mit Mikroorganismen oder Schadstoffen verunreinigt sind.

Ein erfahrener Kräuterexperte weiß, wann eine Heilpflanze gepflückt wird, damit sie die höchste Konzentration an Wirkstoffen besitzt. Bestimmte Pflanzen in der Natur enthalten schädliche Stoffe und sollten nur aus gewissen Kulturen stammen, wo dies nicht der Fall ist. Dazu gehört z.B. der Huflattich. Andere Pflanzen, wie die Arnika, stehen unter Naturschutz und dürfen nicht nach Belieben gesammelt werden. Das macht auch Sinn, denn durch übermäßiges Sammeln wurden schon etliche Arzneipflanzen ausgerottet.

Einige Heilkräuter können auch zu Hause am Balkon angebaut werden. Kamille, Ringelblume oder Thymian können den Garten oder den Balkon schmücken und geerntet werden. Die Qualität der Pflanzenarzneien hält sich am längsten, wenn sie kühl, trocken und im Dunkeln gelagert werden.

· *Beziehen Sie den „Heiltee" aus der Apotheke, können Sie sicher sein, dass die Kräuter eine ausreichende Menge an Wirkstoffen besitzen und einer geprüften Qualität entsprechen.*
· *Nahrung als Medizin: Mischen Sie viele frische Gartenkräuter ins Essen. Sie sind reich an Spurenelementen und ätherischen Ölen, die das Immunsystem stärken und Keime vertreiben.*

Bewährte „pflanzliche Helfer" in der Kinderheilkunde

Manche Pflanzenarzneien haben sich über Jahrhunderte sehr bewährt. Sie können ohne Bedenken eingesetzt werden, um Beschwerden zu lindern, und sollten jeden Haushalt mit Kindern bereichern.

Multitalent: die Ringelblumensalbe

Die Ringelblumensalbe steht an erster Stelle, wenn es um die Wundbehandlung geht. Oberflächliche Schürfungen, kleine Schnitte oder andere kleine Verletzungen sowie schlecht heilende Wunden, Verbrennungen und Narben können täglich mit dieser Salbe versorgt werden. Die Inhaltsstoffe der Ringelblume fördern die Hauterneuerung und wirken entzündungshemmend. Diese Repariercreme eignet sich also auch zur Pflege rissiger, schuppiger und besonders trockener Haut.

Zwiebeln im Vorrat

Hervorragende Hausmittel lassen sich aus der Zwiebel herstellen. Ihre Inhaltsstoffe besitzen eine antibakterielle, entzündungshemmende und schmerzstillende Wirkung. Bei schmerzhaften Ohrenentzündungen wirkt ein Zwiebelwickel oft „Wunder"

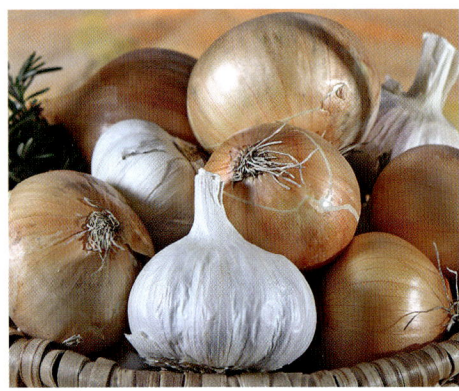

Zwiebel und Knoblauch wirken gegen Krankheitserreger.

(siehe Kapitel „Wohltuende Wickel", Seite 70). Droht eine Erkältung, kann ein hausgemachter Zwiebelsirup noch rechtzeitig Abhilfe schaffen. Bei Husten oder Grippe eignet sich der Sirup auch sehr gut.

Rezept für Zwiebelsirup:

Zutaten:
1 Zwiebel
4 EL Honig

Zubereitung:
Schneiden Sie die Zwiebel in kleine Stücke, geben Sie sie in ein Glas und übergießen Sie die Stücke mit dem Honig. Rühren Sie gut um und decken Sie das Glas mit einer Folie ab. Nach einer Ruhezeit von 6 Stunden kann der entstandene Saft abgeseiht und gegeben werden (4 mal 1 TL für Kleinkinder über einem Jahr und 4 mal 1 EL für Kinder im Schulalter). Im Kühlschrank ist der Sirup 1 Tag lang haltbar.

Wenn die Winde plagen: Anis, Fenchel, Kümmel

Wer ein Baby oder Kleinkind zu Hause hat, kann etwas gegen Blähungen und Bauchweh im Vorrat gut gebrauchen. Da bieten sich die Früchte von Fenchel, Kümmel und Anis an. Ihre ätherischen Öle wirken krampflösend und gewährleisten einen besseren Abtransport der gestauten Luft. Der „Windtee" kann nicht nur von Babys und Kindern getrunken werden, sondern auch von stillenden Müttern. Fencheltee wirkt auch bei Reizhusten krampflösend auf die Muskulatur der Bronchien.

Windteemischung:

Zutaten:
Kamillenblüten 20 g
Fenchelfrüchte 30 g
Kümmelfrüchte 20 g
Anisfrüchte 10 g
Pfefferminzblätter 15 g
Orangenschalen 5 g

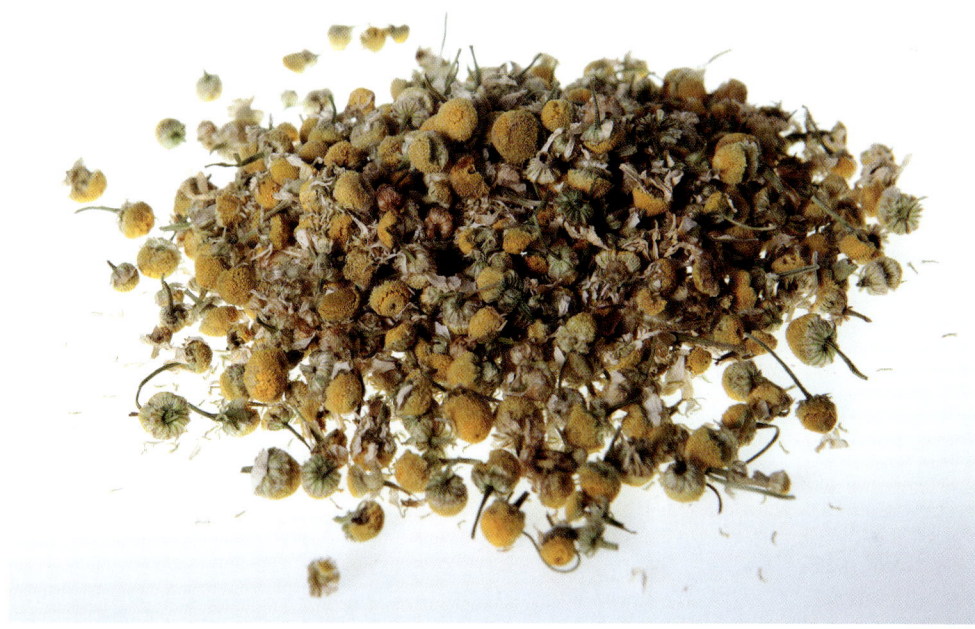
Beruhigend und krampflösend: Kamillenblüten

Zubereitung:
Zerdrücken Sie die Früchte ein wenig, bevor Sie 2 TL davon mit ca. 150 ml kochendem Wasser übergießen. Nach ca. 7 Minuten können Sie den Tee abgießen und auch Ihrem Säugling schluckweise zu trinken geben.

Hustentee und Brustbalsam

Bei Kindern unter drei Jahren sollte von mentholhaltigen Brustbalsams und anderen Zubereitungen mit Menthol Abstand genommen werden. Sie reizen die Atemwege, sodass es unter Umständen zu Atemnot kommen kann. Besser eignen sich für Kinder milde Brustbalsams mit Thymian und Myrrhe. Ein Hustentee in der pflanzlichen Hausapotheke ist sehr praktisch.

Hustentee für Kinder und Säuglinge:

Zutaten:
Holunderblüten 20 g
Süßholzwurzel 20 g
Primelwurzel 20 g
Eibischwurzel 10 g
Königskerzenblüten 10 g
Huflattichblüten 10 g
Anisfrüchte 10 g

Zubereitung:
Übergießen Sie 1 Tl mit ca. 1 Tasse kochendem Wasser und lassen das Ganze 7 Minuten lang ziehen, bevor Sie den Tee abseihen. Mehrmals täglich können Sie Ihrem Kind 1 Tasse des frisch zubereiteten Tees mit etwas Honig gesüßt zu trinken geben.

Ruhige Zeiten: Lavendel und Melisse

An besonders unruhigen Tagen, wenn das Kind krank ist oder sich die Zähne durch das Zahnfleisch schieben, dürfen Lavendel und Melisse zeigen, was sie können. Als ätherisches Öl beruhigen ein paar Tröpfchen Lavendel in der Hautcreme. In 1 Teelöffel Milch gelöst sorgt Lavendelöl im Badewasser für eine angenehme Stimmung. Als Aromatherapie in der Duftlampe wirkt eine Mischung aus Lavendelöl und Orangenöl beruhigend.

Beruhigende Teemischung:

Zutaten:
Lavendelblüten 10 g
Melissenblätter 20 g
Baldrianwurzel 10 g
Kamillenblüten 10 g

Zubereitung:
Übergießen Sie 2 TL der Mischung mit 150 ml kochendem Wasser und lassen das Ganze 5 bis 10 Minuten ziehen. Vor allem abends können Sie Ihr Kind 1 Tasse trinken lassen.

Übelkeit und Schwäche: Ingwerwurzel

Ingwer ist nicht nur ein Gewürz für die asiatische Küche, sondern hat einige bemerkenswerte Eigenschaften.

Seine Scharfstoffe wirken gegen Brechreiz und Übelkeit. Ein Stückchen des frischen oder getrockneten Wurzelstockes kann in eine Suppe oder Tee gegeben und schluckweise getrunken werden. Ingwer heizt von innen und regt das Immunsystem an. So können auch anfängliche Erkältungen und Frösteln mit etwas Ingwer im Tee gelindert werden. Für ganz kleine oder sensible Kinder sollte nur ganz wenig Ingwer verwendet werden.

Magentee mit Ingwer:

Zutaten:
Süßholzwurzel 20 g
Kamillenblüten 20 g
Malvenblüten 10 g
Ingwerwurzel 5 g
Melissenblätter 5 g

Zubereitung:
1 TL der Mischung übergießen Sie mit einer Tasse kochendem Wasser,

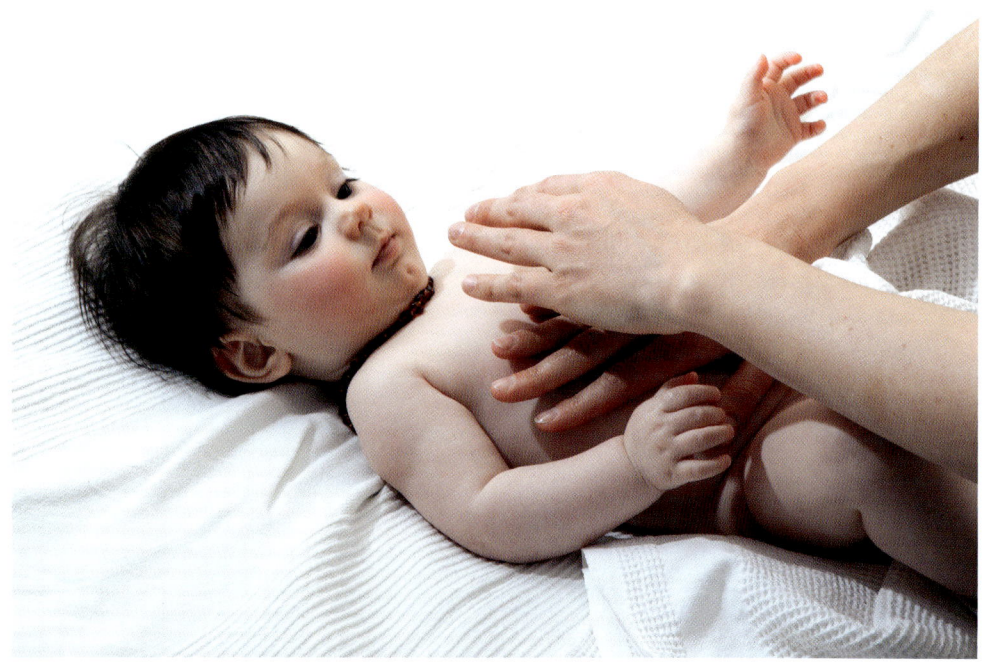

Auch für Säuglinge geeignet: Brustöl oder Windcreme

lassen ihn 5 Minuten lang ziehen und seihen ihn ab. Eventuell kann anstatt des getrockneten auch frischer Ingwer (1 Scheibe) verwendet werden.

· *Manche Kinder reagieren auf bestimmte Pflanzen mit Allergien. Sprechen Sie bei Verdacht mit dem Arzt Ihres Kindes darüber.*

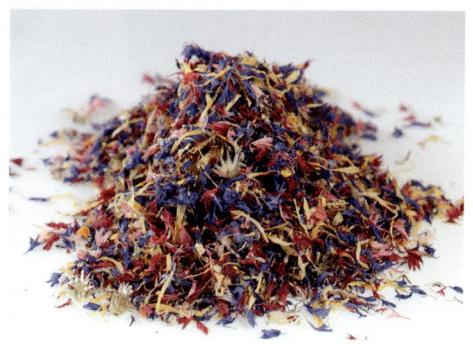

Aromatherapie – wohltuende Pflanzendüfte

Ätherische Öle sind der Grund, warum Pflanzen nach etwas riechen. Aus diesen wertvollen Inhaltsstoffen hat sich eine sehr angenehme Therapiemethode entwickelt: die Aromatherapie.

Unsere feine Nase nimmt den Duft auf und das Gehirn verarbeitet die angenehme Empfindung. Dadurch können indirekt das Immunsystem gestärkt oder verschiedene Nervensysteme angeregt werden. Ob beruhigend, aktivierend, durchblutungsfördernd oder desinfizierend, die Aromatherapie schafft Balance, damit bestimmte Beschwerden sanft gelindert werden.

· *Achten Sie auf die Qualität der Öle: Natürliche sind vor den künstlichen Aromamischungen zu bevorzugen.*
· *Verwenden Sie niemals mentholhaltige oder besonders intensiv riechende ätherische Öle für Kinder unter drei Jahren.*

Entspannendes Bauch-Massageöl

In 50 ml Mandelölbasis je 2 Tropfen Bergamotte, Fenchel, römische Kamille.

Im Uhrzeigersinn den Bauch in kreisenden Bewegungen und mit warmen Händen massieren. Dieses Öl wirkt entspannend und nicht nur bei Babys gegen Bauchkrämpfe und Blähungen.

Gute-Laune-Mischung für die Duftlampe

Bergamotte, Zitrone, Lavendel, Orange, Melisse.

Diese Mischung schmeckt frisch und fruchtig und schafft eine wohltuende Stimmung in der Wohnung.

Brustöl für Kinder

In 50 ml Mandelöl als Basis je 1 Tropfen Thymian, Myrte, Zirbelkiefer.

Das Brustöl sollte vor dem Auftragen angewärmt werden. Auch für Säuglinge ist diese schleimlösende und beruhigende Mischung geeignet und kann dünnflächig auf den Rücken aufgetragen werden.

· *Verwenden Sie zum Inhalieren nur milde Düfte und geben Sie nur 1 bis 2 Tropfen in das Wasser. Kinder unter drei Jahren sollten besser mit einem Inhaliergerät und einer Kochsalzlösung aus der Apotheke inhalieren.*
· *Auch beim Baden können Sie je nach Öl eine ganz bestimmte Stimmung schaffen Vermischen Sie das ätherische Öl mit etwas Milch, damit es sich im Badewasser leichter verteilt*
· *Wickel können generell mit 1 Tropfen Lavendelöl verfeinert werden.*
· *Behandeln Sie Ihr Kind unter drei Jahren nie mit mentholhaltigen Ölen, wie Pfefferminze oder Eukalyptus. Kleinkinder und Babys können mit lebensgefährlichen Krämpfen der Atemwege darauf reagieren.*

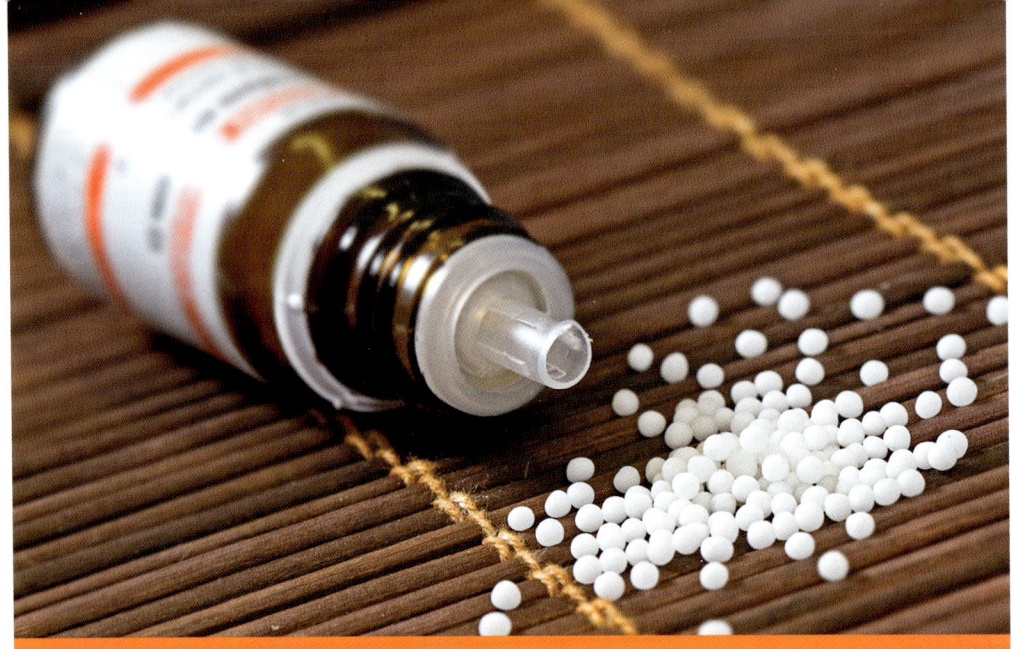

◆ Homöopathie in der Kinderheilkunde

Homöopathische Mittel sind vor allem in der Kinderheilkunde wertvolle Werkzeuge. Grundlegende Idee ist es nicht, Symptome zu unterdrücken, sondern das ursächliche Ungleichgewicht zu behandeln.

· *Gesundheit ist die Ausgewogenheit zwischen körperlichem, geistigem und sozialem Wohlbefinden.*

Ähnliches mit Ähnlichem behandeln

Samuel Hahnemann ist der Vater der Homöopathie und hat diese Heilmethode vor etwa 200 Jahren aufleben lassen. In der Homöopathie gilt das Ähnlichkeitsprinzip. Das heißt, der Wirkstoff erzeugt bei einem Gesunden ähnliche Beschwerden, die er in verdünnter, potenzierter Form bei einem Kranken heilt.

Beispiel: *Belladonna* (Tollkirsche): Die Tollkirsche verursacht Vergiftungserscheinungen, die in kurzer Zeit und sehr heftig auftreten. Dazu zählen: starke Unruhe, Halluzinationen, Herzklopfen, erweiterte Pupillen, Lichtempfindlichkeit, scharlachrote Haut und steigende Temperatur.

In der Homöopathie ist die sonst giftige Frucht durch das Potenzieren verdünnt und wird genau bei den vorher genannten Beschwerden eingesetzt: Heftig und plötzlich auftretende Symptome, Fieber, gerötetes Gesicht, starke Unruhe, Lichtempfindlichkeit, Herzklopfen.

· *Belladonna in homöopathischer Form ist ein wichtiges Kinderheilmittel bei Fieber, heftigen Ohrenschmerzen oder pulsierende roten Mandeln.*

Welches Mittel?

Zuerst ist es wichtig, das geeignete Mittel für die Beschwerden auszuwählen. In der Kinderheilkunde gibt es einige Mittel, die sich bewährt haben und gut eingesetzt werden können. Bücher oder Fachpersonen können bei der Wahl der Mittel eine große Hilfe sein. Ist die Erkrankung „ernster", ist es sinnvoll, einen Homöopathen zu fragen, um das geeignete Mittel zu wählen.

Die Auswahl der Mittel kann auf zwei verschiedenen Wegen erfolgen:

Je nach Beschwerden, Empfindungen und Symptomen wird das passende Mittel gewählt. Für Zuhause eignen sich meist Komplexmittel, in denen verschiedene Homöopathika enthalten sind, sehr gut.

Je nach Konstitution des Kindes. Die Konstitution ist die ganz persönliche Verfassung eines Menschen, je nach seinem Körper, Geist und seinen äußeren Einflüssen. Für alle Beschwerden wird dann immer dieses Konstitutionsmittel verwendet, um den Organismus wieder in Balance zu bringen. Das Konstitutionsmittel ist also sehr individuell und sollte von einem erfahrenen Homöopathen nach ausgiebiger Befragung ermittelt werden.

Welche Potenz?

Je höher die Potenz, desto stärker ist das Mittel verdünnt und geschüttelt. Erst durch diesen Vorgang der „Verschüttelung" kann sich die volle Heilkraft entfalten. So kann das Mittel gezielter eingesetzt werden und wirken. Der Vorteil der niederen, weniger stark verdünnten, Potenzen ist der, dass sie sich für die Verwendung zu Hause besser eignen.

Die niederen Potenzen werden im Allgemeinen für körperliche Beschwerden gegeben, die hohen Potenzen für seelisches Ungleichgewicht oder sehr rasch auftretende Beschwerden. Wie oben beschrieben ist es bei der Verwendung zu Hause sinnvoll, niedrige Potenzen zu geben, etwa D6 bzw. D12.

Bei rasch auftretenden Symptomen, wie einem akuten Infekt oder einer Verletzung, kann das homöopathische Mittel als einmalige Gabe so schnell wie möglich in einer höheren Potenz, wie D30, oder als niedrige Potenz alle 5 Minuten bis zur Besserung der Beschwerden, gegeben werden.

Hochpotenzen über D200 sollten nur auf Empfehlung eines erfahrenen Homöopathen verabreicht werden.

Dosierung und Gabe

Bei akuten Beschwerden, wie Ohrenschmerzen oder steigendem Fieber, kann das homöopathische Mittel bis D12 auch stündlich oder je nach Dringlichkeit alle 10 Minuten verabreicht werden. Die Standarddosis, wenn ein Mittel länger verabreicht wird, entspricht 3 mal 5 Globuli oder Tropfen. Bei Babys können auch nur je 3 Globuli gegeben werden. D30 sollte nur 1-mal in der Woche oder kann nach Rücksprache mit einem Homöopathen auch öfters gegeben werden.

Geben Sie das Mittel weniger häufig, wenn die Beschwerden nachlassen. Wiederholen Sie die Gabe erst, wenn die Wirkung wieder nachlässt.

Bei Babys können Tropfen auch auf die Fußsohle geträufelt und eingerieben werden.

Globuli sollten nicht in die Hand genommen, sondern auf einem Plastiklöffel (kein Metall) gegeben werden. Es ist sinnvoll, homöopathische Mittel getrennt vom Essen zu lutschen.

Für Ihr Baby können Sie die Globuli auch in ein wenig Muttermilch oder Wasser auflösen.

Erstverschlimmerung

Trotz der starken Verdünnung und aller Skepsis, die der Wirkung von Homöopathie entgegengebracht wird, kann

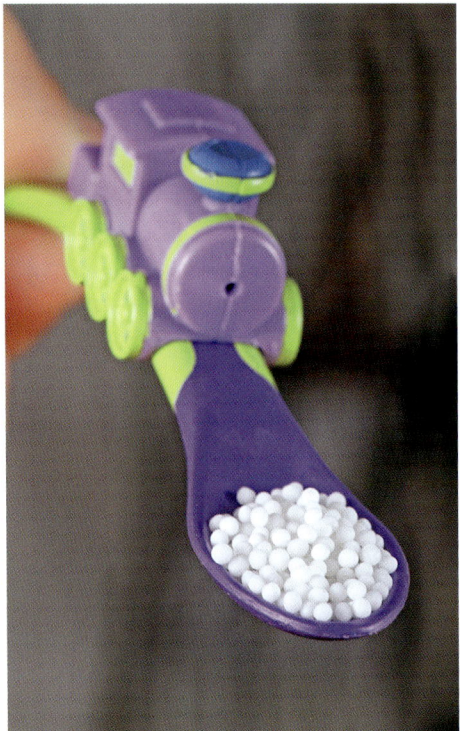

In der Kinderheilkunde gibt es bewährte homöopathische Mittel.

es manchmal zu Reaktionen auf ein Mittel kommen. Man spricht von der so genannten Erstverschlimmerung. Sie ist eigentlich ein „gutes" Zeichen, da der Körper eine Reaktion zeigt. Um die unangenehme Erstverschlimmerung zu vermeiden, sollte eine niedere Potenz gewählt und das Mittel nicht zu oft verabreicht werden.

Bewährte homöopathische Mittel

Fieber, grippaler Infekt:

Aconitum: Frösteln, erste Grippeanzeichen, rascher Fieberanstieg, Unruhe

Belladonna: plötzlicher Temperaturanstieg, rotes Gesicht, Durst, Lichtempfindlichkeit, Fieber,

Bryonia: trockene Schleimhäute, mitten im grippalen Infekt, Kind will Ruhe, hat großen Durst

Eupatorium perfoliatum: Fieber mit Glieder-, Kopf- und Halsschmerzen, schmerzhafter Husten, Trockenheit

Schnupfen:

Allium cepa: laufende Nase mit durchsichtigem Sekret, Tränenfluss

Cinnabaris: Schleim, Nasennebenhöhlenentzündung, belegte Zunge

Kalium bicromicum: zähflüssiger, gelber Schleim, Krustenbildung, chronisch

Sambucus nigra: Säuglingsschnupfen, verstopfte Nase

Halsweh:

Apis mellifica: stechende Schluckbeschwerden, Schwellung, Kühlung wird als angenehm empfunden

Belladonna: plötzliche Schmerzen, roter Hals

Phytolacca: dunkelrote Schleimhäute, Schlucken strahlt in die Ohren aus, geschwollene Lymphe

Hepar sulfuris: eitrige Entzündungen, Mundgeruch

Mercurius solubilis: bei Fieber, rot-bläulichen Mandeln, weißen Beläge

Husten:

Bryonia: trockener, schmerzhafter Husten

Coccus cacti: anfallsartige Symptome, Würgereiz, zähes Sekret

Drosera: trockener, bellender Husten, Verschlechterung beim Hinlegen

Ipecacuanha: trockener Husten mit hörbarem Schleimrasseln, Brechreizneigung

Spongia: Krupphusten, Heiserkeit

Ohrenweh:

Ferrum phosphoricum: Rötung, Entzündung

Arnica: Schmerzen

Dreimonatskoliken:

Belladonna: plötzlich auftretende Koliken

Carbo vegetabilis: Unruhe schon während des Trinkens, Aufstoßen

Cuprum metallicum: starke Krämpfe nachts, auch Durchfall und Erbrechen möglich

Lycopodium: Verschlechterung abends, Kind streckt sich

Magnesium carbonicum: wütendes Kind, saurer Schweiß, Beine angezogen

Magen-/Darmbeschwerden:

Nux vomica: Erbrechen, Verdauungsschwierigkeiten, Verstopfung

Aluminia: Verstopfung, schwere Entleerung

Tormentilla: breiig-wässriger Durchfall

Zahnen:

Belladonna: hochrotes Zahnfleisch, fiebrig

Chamomilla: starke Unruhe

Pulsatilla: Beginn oft gegen 2 Uhr morgens, weinerlich

Verletzungen:

Arnica: wichtiges Mittel für Wundheilung, bei Traumata und nach Operationen

Insektenstiche:

Apis: Schwellung, Rötung, Besserung durch Kühlung

Ledum: starker Juckreiz, punktförmig, auch zur Vorbeugung

Blasenentzündung:

Cantharis: starkes Brennen, Besserung durch Wärme

Berberis: wenn die Niere auch betroffen ist

Mittel gegen **Viren:** *Elaps*
Mittel gegen **Bakterien:** *Crotalus*
Wichtiges Mittel bei **Hautproblemen:** *Sulfur*

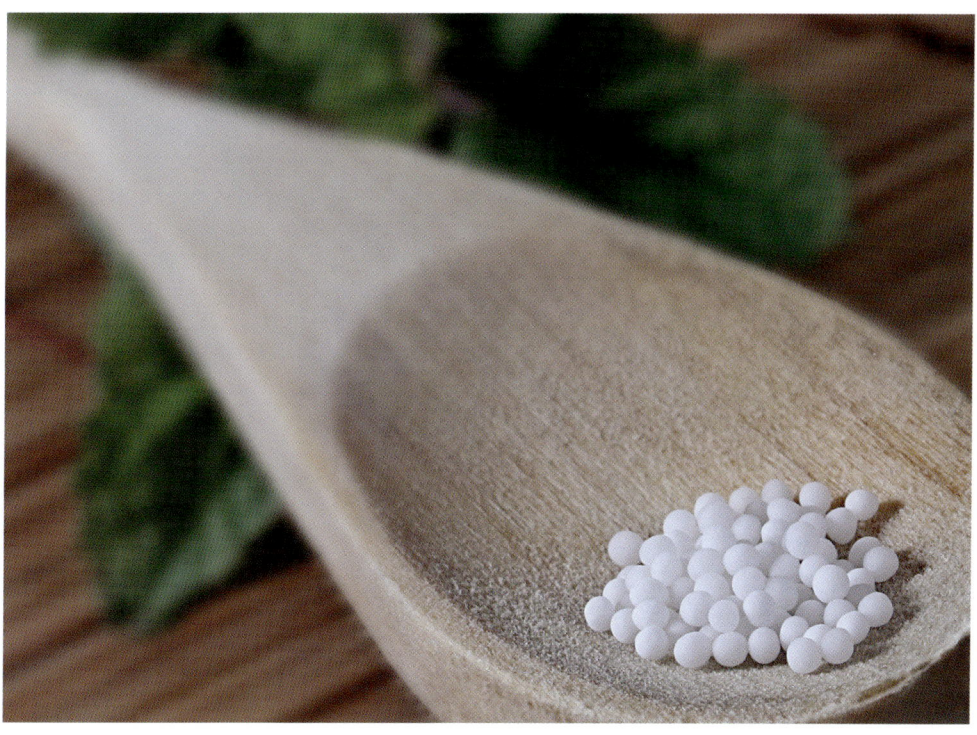

Die Homöopathie behandelt die Ursache der Erkrankung.

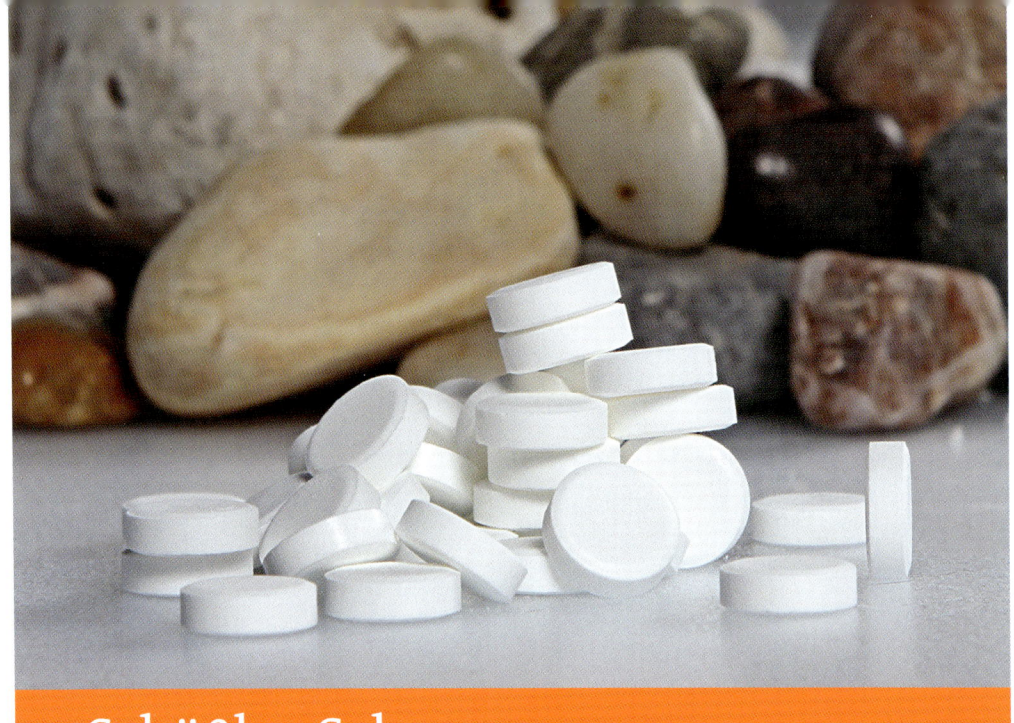

◆ Schüßler-Salze

Schüßler-Salze können vom Säuglingsalter bis ins hohe Alter eingenommen werden, auch für Schwangere eignen sie sich.

Die Behandlung mit Schüßler-Salzen ist eine sehr einfache und logische Methode. Genau das wollte Dr. Wilhelm Heinrich Schüßler, der Begründer dieser Heilmethode, erreichen. Mittlerweile sind Schüßler-Salze vor allem in der Kinderheilkunde als sanfte Heilmittel sehr beliebt.

· *Schüßler-Salze können sehr wirksam sein, vorausgesetzt das richtige Mittel wird gewählt und entsprechend oft verabreicht.*

Was sind Schüßler-Salze?

Schüßler-Salze sind verdünnte, potenzierte, körpereigene Mineralsalze, welche laut Dr. Schüßler die Selbstheilungskräfte des Menschen wieder anregen. Eine gesunde Zelle kann verlorene Mineralsalze aus der Umgebung wieder aufnehmen. Ist die Zelle krank, sind die Aufnahmefähigkeit und somit auch ihre Funktion gestört. Durch die Gabe der Mineralsalze nach Dr. Schüßler werden Reize gesetzt, welche die verloren gegangenen Mineralstoffe wieder aufnehmen lassen.

- Laut Dr. Schüßler ist eine Krankheit der Verlust an bestimmten Mineralstoffen, die die Zelle nicht mehr aus der Umgebung aufnehmen kann.

- Verschreibt ein Arzt Ihrem Kind ein Medikament, können Sie ohne Weiteres Schüßler-Salze unterstützend verabreichen.

Praktische Anwendung

Die Schüßler-Salze sind meistens in Milchzuckertabletten verarbeitet, die gelutscht werden. Weil Milchzuckertabletten süßlich schmecken, werden sie von den Kindern gut angenommen. Auch das ist ein wesentlicher Vorteil dieser Behandlungsmethode. Eine Überdosis an Schüßler-Salzen gibt es praktisch nicht. Würde das Kind die ganze Packung leer essen, kann es vom vielen Milchzucker natürlich Durchfall bekommen.

- *Da die Stoffe über die Mundschleimhaut aufgenommen werden, werden die Tabletten gelutscht. Ideal ist, wenn Sie Ihr Kind dazu ermutigen, die Tablette unter die Zunge zu legen.*
- *Nehmen Sie die Schüßler-Salze-Tabletten nicht in die Hand, verwenden Sie einen Plastiklöffel.*
- *Geben Sie die Schüßler-Salze getrennt von den Mahlzeiten, damit sie ihre optimale Wirkung entfalten können.*
- *Zerdrücken Sie die Tabletten für Ihr Baby oder lösen Sie die Milchzuckertablette in wenig Wasser oder Muttermilch auf, bevor Sie sie direkt in den Mund geben oder in den Wangen des Babys verstreichen.*

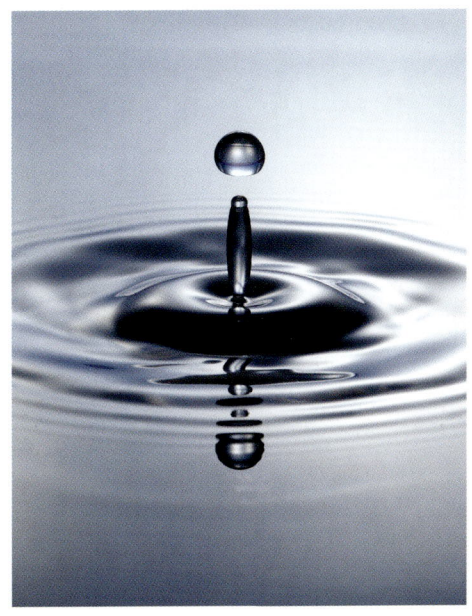

Das Salz des Wasserhaushaltes: *Natrium chloratum*

Individuelle Dosierung

Die Dosierung erfolgt je nach Dringlichkeit der Beschwerden. Sind die Symptome stark oder kommen rasch, kann z.B. alle 5 Minuten 1 Tablette gelutscht werden. Viele Tabletten auf einmal helfen nicht besser als 2 bis 3.

Bei rasch auftretenden, heftigen Beschwerden, wie ein Grippeanflug, krampfartigen Schmerzen, Ohren- oder Halsweh	Alle 5 Minuten kann bis zur Besserung der Symptome 1 Tablette gelutscht werden. Bessern sich die Beschwerden, reicht alle 1 bis 2 Stunden eine Gabe.
Bei intensiven Problemen, wie Verstopfung oder hartnäckigem Schleim in den Ohren.	1 Tablette jede halbe Stunde. Die Beschwerden sollten sich dann innerhalb von ein paar Stunden bessern. Zur Nachbehandlung kann ein paar Tage lang 5- bis 6-mal täglich 1 Tablette verabreicht werden.
Bei langsam verlaufenden Prozessen, wie unreiner Haut oder Heilung eines Knochenbruches.	3- bis 6-mal täglich 2 Tabletten lutschen lassen. Für Babys reicht 1 Tablette (zerbröckelt oder in wenig Wasser oder Muttermilch aufgelöst).

Dauer der Einnahme

Die Einnahme des geeigneten Salzes erfolgt so lange, bis sich die Beschwerden bessern. Damit die Wirkung nachhaltig ist, kann die Einnahme für ein paar weitere Tage erfolgen. Bei langen und chronischen Krankheitsprozessen oder zur Unterstützung von bestimmten Körperfunktionen, wie dem Wachsen, kann die Dauer der Einnahme auch über Monate erfolgen.

Die 11 Salze

· *Mit etwas Fingerspitzengefühl finden Sie sicher das „richtige" Salz für die Beschwerden Ihres Kindes. Wenn Sie unsicher sind, können Sie eine Fachperson zu Rate ziehen.*

Original nach Dr. Schüßler gibt es 11 (ursprünglich 12, denn eines wurde von Dr. Schüßler verworfen) verschiedene

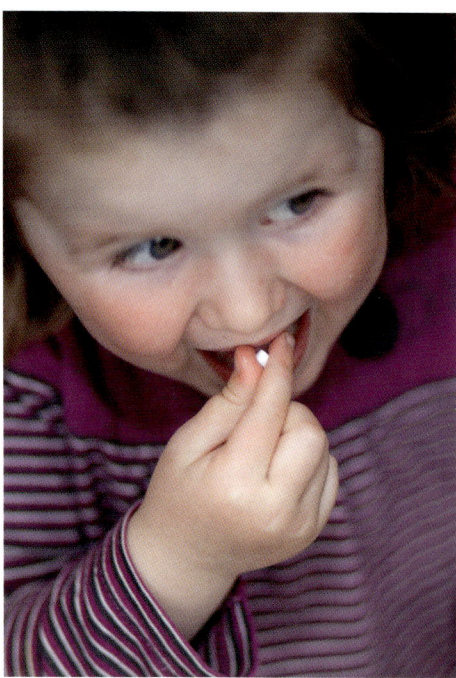

Schüßler-Salz-Tabletten werden normalerweise von Kindern sehr gut angenommen.

Salze, die entweder einzeln oder auch in Kombination miteinander eingesetzt werden können.

Calcium fluoratum:

Ist das Mineralsalz für Elastizität, stärkt den Zahnschmelz und die Zahnentwicklung, festigt Bindegewebe, Knochen und Sehnen, bei spröder, klüftiger Haut. Meistens ist eine Gabe über mehrere Wochen sinnvoll.

Calcium phosphoricum:

Wichtiges Aufbaumittel, hilft beim Aufbau von Knochen, Struktur der Zähne, Wachstumsschmerzen, Blutbildung, hilfreich bei zu langsamer Verdauung, Frostbeulen, Krämpfen mit Kribbeln und Taubheitsgefühl, nach jeder Erkrankung. Dieses Schüßler-Salz sollte einige Wochen lang verabreicht werden.

Ferrum phosphoricum:

Salz der „roten Farbe". Unterstützend bei allen Rötungen, Entzündungen, Schmerzen, wie Halsweh, Ohrenschmerzen, Fieber bis zu 38,5 °C, Blutungen, frischen Wunden und Verletzungen, Schatten unter den Augen. Diese Symptome und Erkrankungen sind meistens akut, deshalb sollte dieses Mittel oft eingenommen werden (Dosierung siehe Unterkapitel „Individuelle Dosierung", Seite 65).

Kalium chloratum:

Salz der „weißen Farbe". Weißer Schleim, Erkältungskrankheiten, Husten, Schnupfen, weiße Schuppen, hilft der Leberentgiftung. Salz der „zweiten Entzündungsstufe", wenn *Ferrum phosphoricum* nicht mehr hilft.

Kalium phosphoricum:

Nervenmittel der Schüßler-Salze, bei Erschöpfung, Müdigkeit, Konzentrationsschwäche in der Schule, Fieber über 38,5 °C. Dieses Salz wirkt aktivierend und wird hauptsächlich in der ersten Tageshälfte gebraucht.

Kalium sulfuricum:

Salz der „gelben Farbe". Chronischer Katarrh, Schnupfen, Husten mit gelbem Sekret, gelbliche Kopfschuppen, gelblicher Stuhl, Müdigkeit aufgrund einer längeren Erkrankung.

Magnesium phosphoricum:

Krämpfe, Schmerzen (z.B. im Bauch), Blähungen mit Abgang von Darmgasen, Verspannungen, Unruhe, Schlafprobleme, Kopfschmerzen. Bei Bedarf sollte das Mittel auch alle 5 Minuten verabreicht werden.

- *Sonderfall – die „Heiße Sieben": Lösen Sie 7 Tabletten in 1/4 l abgekochtem heißem Wasser auf. Geben Sie Ihrem Kind die noch warme (nicht zu heiße!) Lösung schluckweise zu trinken. So wird das Salz noch besser aufgenommen.*

Natrium chloratum:

Salz des Wasserhaushaltes. Unterstützend bei wässrigem Durchfall und Erbrechen, Schnupfen mit transparentem Sekret (laufende Nase), trockener Husten, trockene Haut und Schleimhäute, tränende Augen, Fieberbläschen mit wässrigem Inhalt.

Natrium phosphoricum:

Salz des Säure-Basen-Haushaltes. Kann eingesetzt werden bei Verdauungsproblemen, Verstopfung, zur Vorbeugung gegen Läuse und andere Parasiten, bei starkem Schwitzen, Magenschmerzen, Hautausschlägen, Wunden, die nicht heilen.

Natrium sulfuricum:

Hilfreich bei nässenden Ekzemen mit klebendem Sekret, Verdauungsproblemen, Entgiftung nach einer Grippe oder Impfung, bitterem Geschmack im Mund, Mundgeruch, grünlichen Absonderungen, als „Entschlackungsmittel".

Silicea:

Unterstützend für das Immunsystem, immer wiederkehrende Erkrankungen, hautreinigend, übelriechender Schweiß, Akne, schlecht heilende Wunden, unterstützend für Haut, Haare und Nägel.

Ferrum phosphoricum, *Magnesium phosphoricum, Kalium chloratum, Natrium chloratum* und *Kalium sulfuricum* sollten in keiner Schüßler-Salz-Hausapotheke fehlen.

Bewährte Kombinationen

Aufbaumittel für die Schule und bei Müdigkeit: *Ferrum phosphoricum, Calcium phosphoricum, Kalium phosphoricum*

Schnupfen, Erkältung, Zahnen: *Ferrum phosphoricum, Natrium chloratum, Kalium chloratum*

Stärkung für das Immunsystem, Heuschnupfen, Allergie: *Natrium chloratum, Silicea, Magnesium phosphoricum*

Tubenkatarrh, Nasennebenhöhlenentzündung: *Ferrum phosphoricum, Kalium chloratum, Kalium sulfuricum, Natrium chloratum*

Blähungen, Koliken: *Calcium phosphoricum, Magnesium phosphoricum, Natrium phosphoricum, Natrium sulfuricum*

Hautausschläge, Milchschorf, Babyakne: *Kalium chloratum, Kalium sulfuricum, Calcium sulfuricum, Silicea*

Für eine gesunde Zahnentwicklung: *Calcium fluoratum, Calcium phosphoricum, Ferrum phosphoricum, Magnesium phosphoricum, Silicea*

Übelkeit, Kopfschmerzen, die von der Verdauung ausgehen: *Kalium chloratum, Natrium phosphoricum, Natrium sulfuricum*

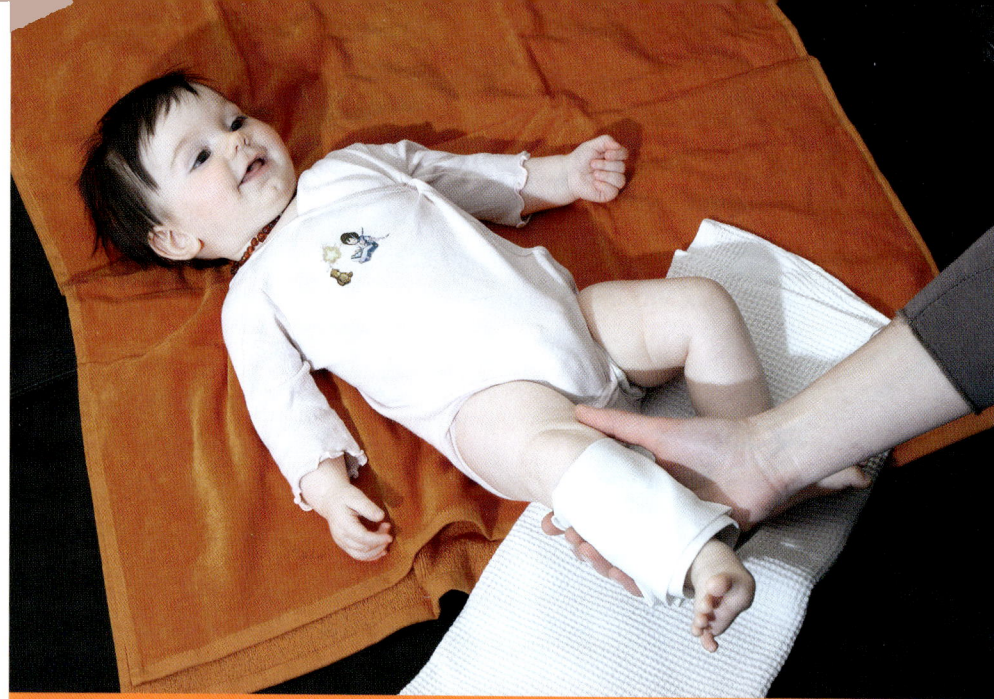

◆ Wohltuende Wickel

Wickel regen die Kräfte der Selbst-heilung an und vermitteln außerdem Zuneigung.

Schmerzlindernd und krampflösend

In der Kinderheilkunde sind Wickel-anwendungen als sanfte Behandlungs-methoden sehr wertvoll. Mit ihnen lassen sich wirksam Schmerzen lindern und Verkrampfungen lösen. Sie sind fan-tastische Sofortmaßnahmen und lassen so manche Medikamente einsparen. Oft-mals kann auch dank eines Wickels ein nächtlicher Arztbesuch vermieden wer-den. Sehr gut wirksam sind zum Beispiel der Wadenwickel gegen Fieber oder der Zwiebelwickel gegen Ohrenschmerzen.

· *Schenken Sie Ihrem Kind während der Einwirkzeit des Wickels die ungeteilte Aufmerksamkeit. Lesen Sie ihm etwas vor oder sprechen mit ihm.*

Wie Wickel wirken

Wickel beeinflussen die Durchblu-tung ganz bestimmter Körperzonen. Dadurch wird das Gewebe besser mit Abwehr- und Nährstoffen versorgt und Giftstoffe werden schneller abgeleitet. Durch den Reiz von Wasser, Wärme, Kälte und der verschiedenen Wickel-zusätze werden indirekt Organe angeregt, das Immunsystem wird gestärkt und die Heilung beschleunigt. Wickel schaffen Wohlbefinden. Sie bewirken Entspannung bestimmter Muskelgruppen und lassen die Atmung vertiefen. Der direkte Kontakt mit der Haut übermittelt das Gefühl von Gebor-genheit und seelischem Wohlbefinden. Das ist eine gute Voraussetzung zur Genesung.

· *Wickel und Auflagen sind spezielle Arten von Wasseranwendung, wie sie Pfarrer Kneipp damals schon kannte.*

Kindgerecht einsetzen

Ein Wickel soll immer angenehm sein. Verschlimmern sich die Schmerzen, muss er sofort entfernt werden. Ob Säugling oder Schulkind, Wickel sind in jedem Alter geeignet. Grundsätzlich gilt: Je jünger das Kind, desto temperierter muss der Wickel sein – also nicht zu kalt oder zu heiß. Ätherische Öle als Wickelzusätze, wie Menthol, sind erst für Kinder ab drei Jahren geeignet. Bei kleineren Kindern finden vor allem reines Wasser, Tee, Kartoffeln, Quark und fette Pflanzenöle als milde Zusätze ihren Einsatz.

- *Bekommt auch die Lieblingspuppe oder der Teddybär einen Wickel verpasst, wird auch Ihr Kind motivierter sein, den Wickel auszuprobieren.*

Bewährte Wickel

Wickel brauchen Zeit, um zu wirken – genauso wie das „Gesundwerden". Als Baumwolltücher können auch alte, zerschnittene Baumwoll-T-Shirts verwendet werden.

- *Beziehen Sie Ihr Kind, wenn möglich, in die Wickelvorbereitung ein. Viele Kinder übernehmen das Zerdrücken von Zwiebeln oder Kartoffeln lieber selbst.*

Fiebersenkende Wadenwickel (nur bei warmen Füßen!)

Ist die Körpertemperatur unter 39 °C, sollte sie nicht durch fiebersenkende Mittel oder Wadenwickel gesenkt werden. Fieber hilft, die Keime besser loszuwerden und die Bettruhe zu erleichtern. Leidet das Kind aber besonders unter dem Fieber oder neigt es zu Fieberkrämpfen, sollte die Temperatur schon gesenkt werden, sobald sie 38,5 °C überschreitet. Voraussetzung für den fiebersenkenden Wickel ist, dass Hände und Füße warm sind. Ist

das nicht der Fall, sollten diese vorher mit einer Bettflasche gewärmt werden. Nur so ist eine gute Blutzirkulation gewährleistet.

Material:
2 Baumwolltücher
2 Frottierhandtücher
1 Schüssel mit kühlem bzw. temperiertem Wasser
evtl. etwas Essig ins Wasser geben
Einwirkzeit: je 8 bis 10 Minuten, insgesamt 30 bis 60 Minuten

Umsetzung:
Tränken Sie 2 Baumwolltücher mit temperiertem Wasser und drehen Sie sie gut aus. Legen Sie 2 Frottierhandtücher unter die Waden, vom Knöchel bis zum Knie, nachdem Sie die Bettdecke vom Fußende her zurückgeschlagen haben. Bevor Sie jetzt die nassen Tücher um die heißen Waden wickeln, informieren Sie das Kind über den Kältereiz. Bei sehr kleinen Kindern soll das Wasser lauwarm sein, aber immer noch ein paar Grad unterhalb der Fiebertemperatur. Wechseln Sie die nassen Innentücher aus Baumwolle nach 8 bis 10 Minuten, indem Sie mit frischem Wasser die Wärme und die herausgezogenen Giftstoffe auswaschen. Stufenweise können die Wickel vorsichtig kälter werden. Setzen Sie die Behandlung eine halbe bis ganze

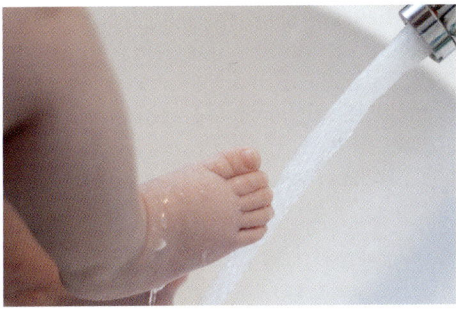

Falls nötig sollten die Füße vor der Wickelanwendung aufgewärmt werden.

Stunde lang fort, außer das Fieber sinkt sehr schnell. Verwenden Sie nie Plastik rund um den Wickel, höchstens als Bettschutz darunter. So verhindern Sie einen Wärme- und Feuchtigkeitsstau. Messen Sie vor und nach der Wickelanwendung die Temperatur. Mehr als um 1 Grad sollten Sie nicht auf einmal senken.

Kühlender Bauchwickel

Kriegen Sie aus irgendeinem Grund die Hände und Füße nicht warm oder muss das Senken der Temperatur schnell gehen, machen Sie einen kühlenden Wickel um den Rumpf. Dazu verwenden Sie ein feuchtes zimmerwarmes Tuch, das Sie um den Bauch schlagen und mit einem Handtuch umwickeln. Wechseln Sie nach ca. 10 Minuten das Innentuch. Schrittweise können Sie die Temperatur immer kühler werden lassen. Messen Sie sorgfältig immer wieder die Körpertemperatur!

Schmerzstillende Ohrenwickel mit Zwiebeln

Ohrenschmerzen können sehr stark sein. Gerade dann kann ein Ohrenwickel „wahre Wunder" bewirken und Schmerzmittel ersparen. Die Ursache von Ohrenschmerzen sollte aber trotzdem immer von einem Arzt abgeklärt werden.

Material:
1 Zwiebel, geschnitten
1 Gaze oder dünnes Tüchlein (25 x 30 cm)
1 handgroßes Stück Wolle oder Watte
zum Befestigen: altes Halstuch oder
   Mütze
Einwirkzeit: ca. 1 Stunde

Umsetzung:
Wärmen Sie die Mütze oder den alten Schal auf dem Ofen oder mithilfe einer Bettflasche an. Entfernen Sie die braune, äußere Schale einer Zwiebel und schneiden Sie diese in kleine Stücke. Legen Sie die Stückchen in die Mitte des Tüchleins und schlagen Sie die Enden so zusammen, dass ein Päckchen entsteht. Verkleben Sie die Enden mit einem Pflaster. Wärmen Sie nun auch das Päckchen an und drücken Sie es dann etwas zusammen, sodass der Zwiebelsaft austreten kann. Ist es etwas wärmer als handwarm, können Sie die Watte oder die Wolle darauf legen. Mit der Zwiebel zur Innenseite können Sie es nun leicht an das Ohr Ihres Kindes drücken und mit der Mütze oder dem Schal befestigen.

Bei Bedarf kann sich das Kind mit dem Ohr auf eine (nicht zu heiß!) gefüllte Wärmeflasche legen. Damit wird die Wirkung verstärkt.

Zwiebelsocken

Durch die Reflexzonen der Fußsohlen können so verschiedene Beschwerden, wie Blasenentzündung, Erkältung, Grippe, Schmerzen beim Zahnen, Fieber, Ohrenschmerzen, Nasennebenhöhlenentzündung und Husten, behandelt werden.

Material:
2 Zwiebeln (1 pro Fuß)
1 dünnes Baumwolltuch
1 Paar Wollsocken
Wärmeflasche

Umsetzung:
Schneiden Sie pro Fuß eine Zwiebel in grobe Stücke und schlagen Sie diese in ein dünnes Baumwolltuch, sodass ein längliches Päckchen entsteht. Wärmen Sie das Päckchen auf einem umgekehrten Pfannendeckel über kochendem Wasser. Nachdem Sie die Zwiebel etwas zerquetscht haben, legen Sie die Kompresse auf die Fußsohlen und ziehen Sie die Socken darüber. Eine Wärmeflasche kann die Füße zusätzlich wärmen. Diese Auflage kann ruhig über Nacht wirken.

Wärmende, beruhigende, krampflösende Bauchkompresse

Dieser Wickel eignet sich besonders gut bei Blähungen von Babys, Magen-/Darmschmerzen, Verstopfung, Durchfall und Unruhe. Bei nicht abgeklärten und fiebrigen Bauchschmerzen darf diese Behandlung nicht erfolgen.

Material:
1 zusammengefaltetes Baumwolltuch
   für ganz innen
1 Zwischentuch aus Baumwolle
1 Außentuch aus Flanell oder Frottee
   oder 1 Schal
1/2 l Kamillen-/Fencheltee
evtl. Lavendelöl
Einwirkzeit: ca. 10 Minuten

Umsetzung:
Wärmen Sie das Baumwolltuch für die Zwischenlage auf einer Bettflasche an. Tränken Sie das zusammengefaltete innere Baumwolltuch in warmem Kamillen-/Fencheltee. Wringen Sie das Tuch gut aus, sodass es nicht mehr tropft. Geben Sie 1 bis 2 Tropfen Lavendelöl auf das Tuch. Prüfen Sie auf der Haut des Kindes, ob die Wärme angenehm ist. **Je kleiner das Kind, desto temperierter muss die Kompresse sein.** Legen Sie nun die feuchte Kompresse auf den Bauch und überdecken Sie diese mit dem Zwischentuch. Anschließend wickeln Sie das Außentuch um den Bauch herum und befestigen Sie es. Auf keinen Fall dürfen Babys Plastikwindeln tragen, damit es keinen Hitzestau gibt. Legen Sie lieber während der Anwendung ein Baumwolltuch zwischen die Füßchen. Um die krampflösende Wirkung zu verstärken, können Sie vorher eine Bauchmassage mit einem 3-Winde-Öl machen.

Wärmender Halswickel mit Kartoffeln

Für Kinder, die frieren und unter einem kratzenden Hals leiden, eignet sich der

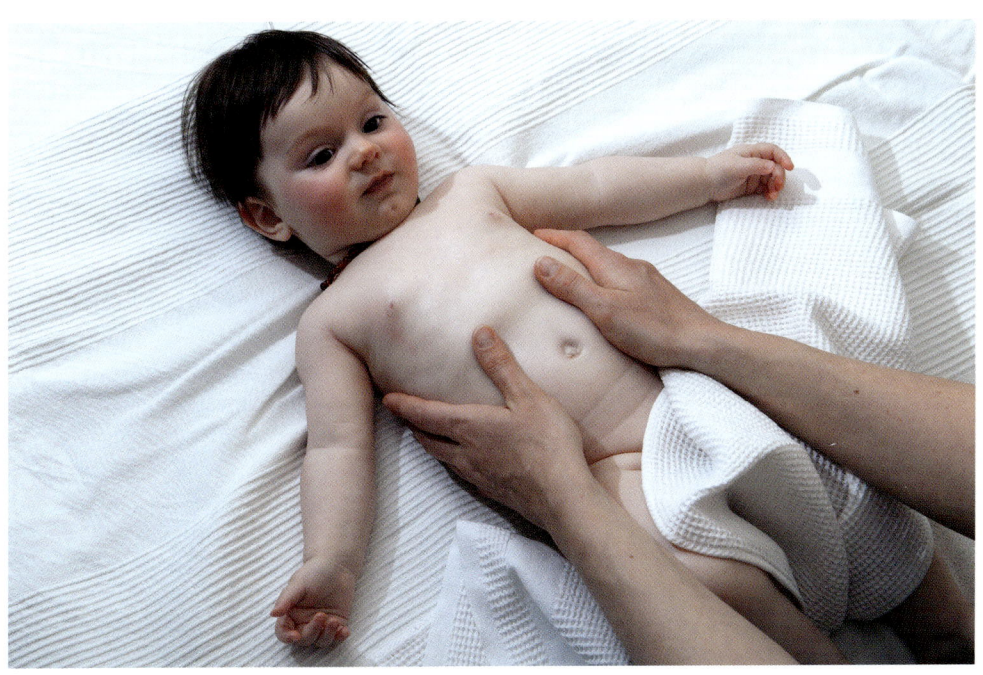

Wenn die Winde plagen: krampflösende Bauchmassage

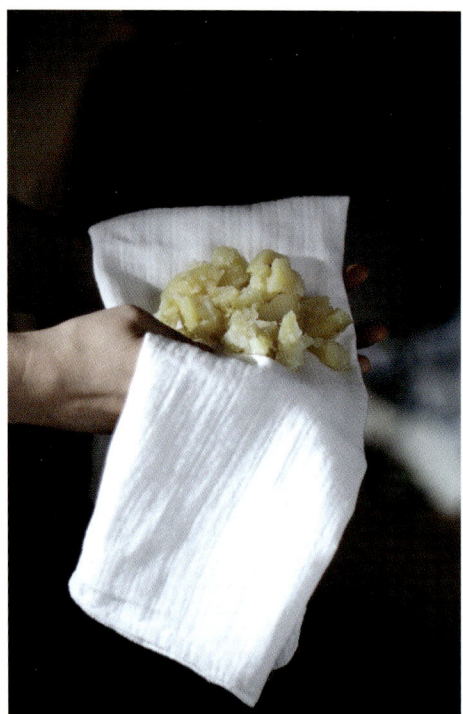

Der Kartoffelwickel eignet sich bei Frösteln und kratzendem Hals.

Kartoffelwickel sehr gut. Wichtig bei diesem Wickel ist, genau auf die Temperatur zu achten. Je kleiner das Kind, desto milder muss die Temperatur sein.

Material:
2 gekochte, geschälte Kartoffeln
1 Baumwolltuch, z.B. Geschirrtuch
1 Schal oder Handtuch
evtl. Olivenöl versetzt mit 1 Tropfen
    Lavendel- oder Thymianöl
Einwirkzeit: 5 Minuten

Umsetzung:
Geben Sie einige geschälte, gekochte Kartoffeln in ein längs gefaltetes Geschirrtuch, das mit einem Papierküchentuch ausgelegt wurde. Zerdrücken Sie dann die Kartoffeln. So warm wie möglich (nicht zu heiß!) legen Sie das Päckchen um den Hals und sparen

die Wirbelsäule aus. Umwickeln Sie den Wickel mit einem Wollschal oder Handtuch. Nachdem Sie den Wickel abgenommen haben, können die den Lymphfluss anregen, indem Sie den Hals mit Olivenöl von oben nach unten leicht einreiben.

Kühlender Halswickel mit Quark
Der Quarkwickel darf niemals bei frierenden Patienten mit kalten Füßen angewandt werden. Er wirkt besonders gut bei geschwollenen Mandeln mit oder ohne Fieber – immer dann, wenn ein kaltes Getränk angenehm erscheinen würde.

Material:
100 g Quark (zimmerwarm)
evtl. Olivenöl, ätherisches Lavendelöl
    oder Thymianöl
1 Baumwolltuch
1 Schal oder Handtuch
Einwirkdauer: 1 Stunde, die Haut
    darunter darf nicht kalt werden

Umsetzung:
Streichen Sie den zimmerwarmen Quark dünn auf das Baumwolltuch und falten ein rechteckiges Päckchen, das ungefähr der Länge des halben Halsumfangs entspricht. Legen Sie es auf den Hals und umwickeln Sie die Auflage mit einem Schal oder Handtuch. Nach dem Entfernen des Wickels können Sie den Hals mit etwas Olivenöl, das Sie mit einem Tropfen Thymian- oder Lavendelöl versetzt haben, von oben nach unten leicht massieren. Wärmen Sie den Hals mit einem Schal leicht nach.

Warmer Brustwickel mit Zwiebeln
Wärmende Brustwickel sorgen für eine bessere Durchblutung im Brustraum, wirken hustenlindernd und schleimlösend. Bei Fieber sollten jedoch keine warmen Brustwickel gemacht

werden. Zum Befestigen kann ein altes, anliegendes Hemdchen verwendet werden.

Material:
1 Zwiebel
1 Baumwolltuch
1 Handtuch
Etwas Olivenöl oder Brustbalsam
Einwirkzeit: etwa 1 Stunde

Umsetzung:
Zerschneiden Sie eine Zwiebel in Ringe und wärmen Sie sie in der Pfanne an. Schlagen Sie die Zwiebeln in ein Baumwolltuch ein und legen Sie sie auf die Brust, nachdem Sie die Temperatur geprüft haben. Umwickeln Sie die Auflage mit einem Handtuch, welches Sie um den ganzen Körper schlagen. Sie verstärken die Wirkung, indem Sie die Brust vorher mit Olivenöl oder Brustbalsam eincremen. Für besonders sensible und kleine Kinder können Sie anstatt der Zwiebeln auch lauwarme, zerdrückte Pellkartoffeln verwenden (nicht zu heiß!).

Bei Reizhusten können Sie das Baumwolltuch mit Fencheltee tränken und mit oder ohne Zwiebeln auflegen.

· *Auch zimmerwarmer Quark eignet sich als Zusatz für den Brustwickel sehr gut.*

Heilende Ringelblumenkompresse

Vor allem bei Bienen- oder Wespenstichen eignet dich diese Auflage hervorragend, aber auch bei Sonnenbrand und oberflächlichen Abschürfungen.

Material:
1 Glas zimmerwarmes Wasser versetzt mit 1 TL Ringelblumentinktur
oder 1 Tasse zimmerwarmer Ringelblumentee
Einwirkzeit: 5 Minuten

Umsetzung:
Tränken Sie eine Gaze oder ein dünnes Baumwolltuch mit dem Pflanzen-

auszug. Legen Sie die Auflage auf die betroffene Stelle und befestigen Sie diese mit einer Mullbinde.

Schmerzlindernde Arnikakompresse

Bei allen Arten von Gelenksschmerzen, Prellungen, Stauchungen oder Wachstumsschmerzen kann Arnika lindernd wirken.

Material:
1 Glas zimmerwarmes Wasser versetzt mit 1 TL Arnikatinktur
oder 1 Tasse zimmerwarmer Arnikatee
Einwirkzeit: 5 Minuten

Umsetzung:
Tränken Sie eine Gaze oder ein dünnes Baumwolltuch mit dem Pflanzenauszug. Legen Sie die Auflage auf die betroffene Stelle und befestigen Sie diese mit einer Mullbinde. Bei Wachstumsschmerzen können Sie ein wenig Zimtpulver oder -tinktur auf die Kompresse geben.

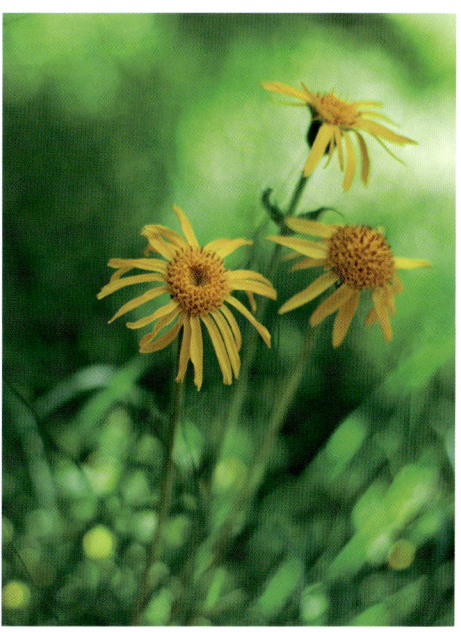

Bei Gelenkschmerzen: lindernde Arnikakompresse

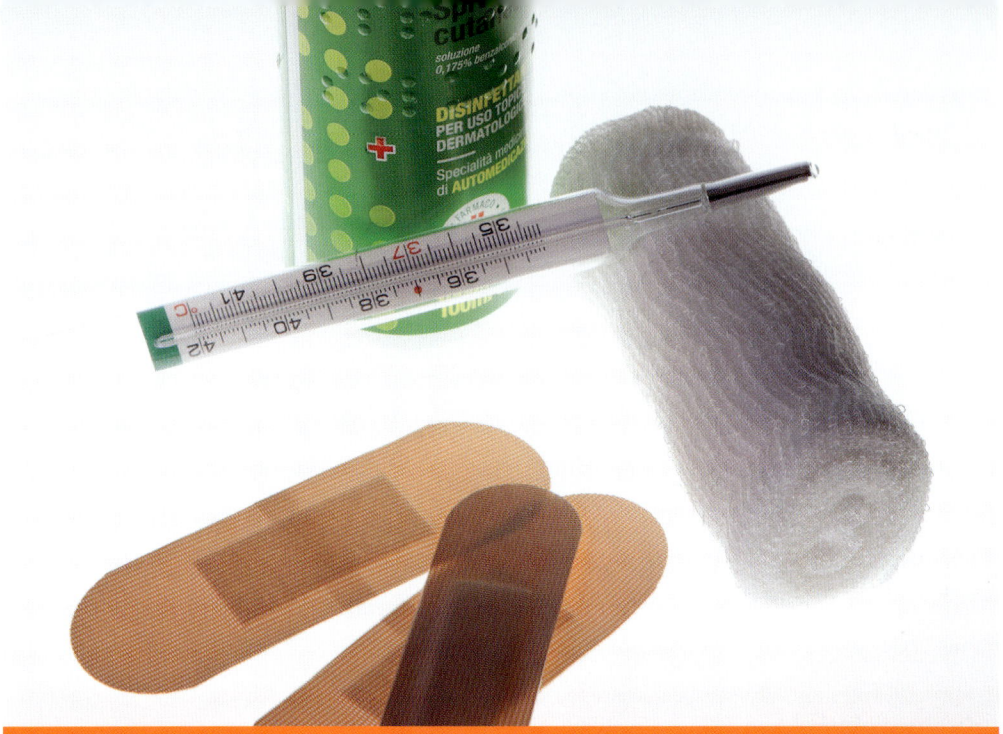

◆ Hausapotheke – für alle Fälle

Ein Haushalt mit Kindern muss im Alltag viel meistern. Da ist es sehr praktisch, wenn die Hausapotheke für „kleine Notfälle" ausgerüstet ist.

Was Sie immer zu Hause haben sollten

- Verbandsmaterial: sterile Gaze, Schere, Pinzette, Pflaster, Mullbinde
- Fieberthermometer
- Fieberzäpfchen oder -saft für den Notfall
- Elektrolytlösung
- Desinfektionsspray

Die wichtigsten homöopathischen Mittel

- *Aconitum C30:*
  Grippeanflug
- *Arnica C30:*
  alle Arten von Verletzungen

- *Apis D6:*
  Insektenstiche
- *Belladonna D6:*
  Fieber, geröteter Hals, Zahnen
- *Sambucus D6:*
  verstopfte Nase, schleimlösend
- *Chamomilla D6:*
  Unruhe
- *Nux vomica D6:*
  Magen-/Darmbeschwerden, Erbrechen

(Dosierung siehe Kapitel „Homöopathie in der Kinderheilkunde", Seite 61)

Die wichtigsten Schüßler-Salze

- *Ferrum phosphoricum:*
  Halsweh, Fieber, Zahnen
- *Magnesium phosphoricum:*
  Krämpfe, Blähungen, trockener Reizhusten, Unruhe

Sanfte Heilmittel und Behandlungsmethoden

- *Kalium chloratum:*
  weißer Schleim in Bronchien, Nase, Augen

(Dosierung siehe Kapitel „Schüßler-Salze", Seite 65)

Bachblüten

- **Notfallcreme und -tropfen:**
  für alle „kleinen Notfälle", wie Unruhe, Kopfschmerzen, Sonnenbrand, Verstauchungen usw.

Pflanzliche Mittel

- **Ringelblumensalbe:**
  Wunden, trockener Hautausschlag
- **Arnikasalbe:**
  Verletzungen, Muskel-, Gelenkschmerzen
- **Frische Zwiebel:**
  um Wickel herzustellen (siehe Kapitel „Wohltuende Wickel", Seite 70)
- **Fenchelfrüchte:**
  Blähungen, Reizhusten

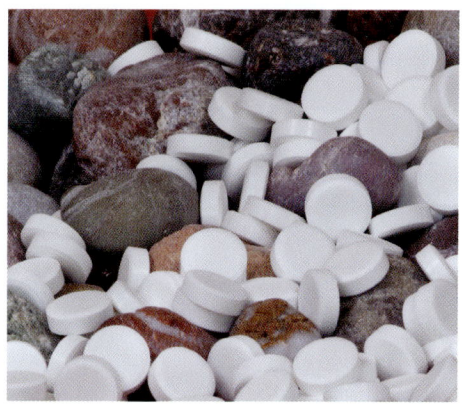

Schüßler-Salze können sehr vielseitig eingesetzt werden.

- **Holunderblüten:**
  Husten, Grippe
- **Propolistropfen:**
  Halsweh, Immunsystem

Mikronährstoffe

- **Zink:**
  akute Infekte, Fieberblasen, Halsweh, Immunstimulans

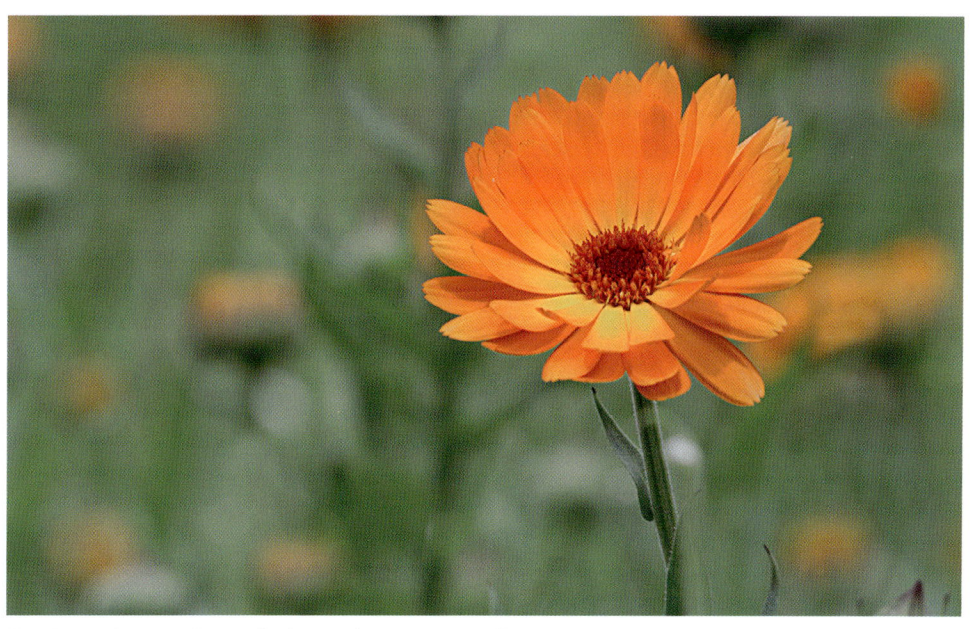

Eine Ringelblumensalbe gehört in jede Hausapotheke für Kinder.

Sanfte Heilmittel und Behandlungsmethoden

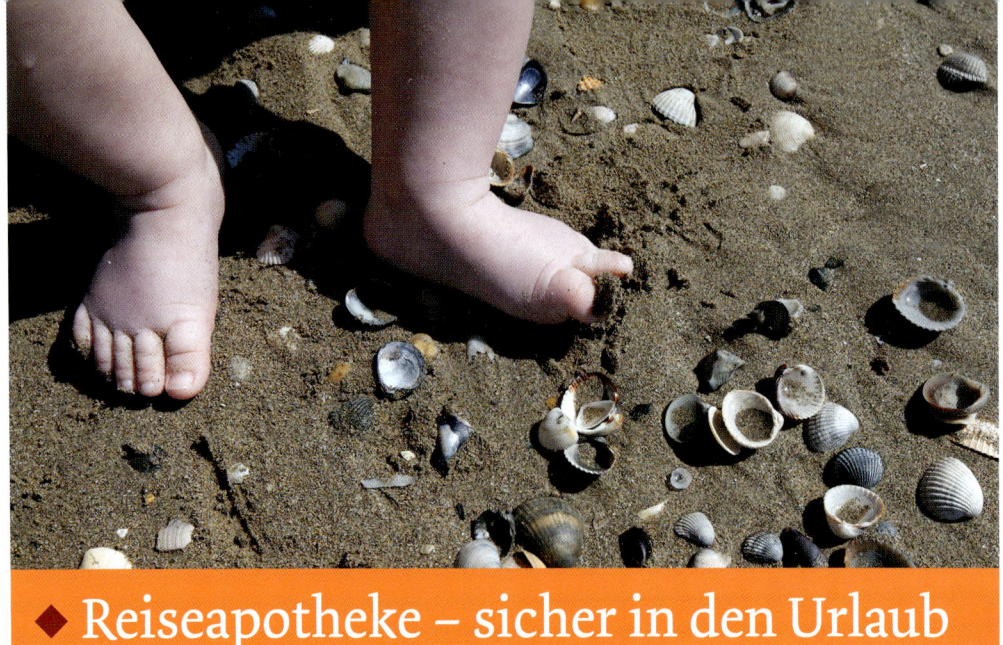

◆ Reiseapotheke – sicher in den Urlaub

Je nach Art, Dauer und Ziel der Reise kann im Vorfeld die geeignete Reiseapotheke zusammengestellt werden, um für kleine Zwischenfälle gewappnet zu sein.

Je nach Alter der mitreisenden Kinder und Urlaubsziel steht eine bestimmte Ausstattung der Reiseapotheke im Vordergrund. Bei anspruchsvollen Reisen können spezielle Medikamente vom Arzt verschrieben werden, wie Malariaprophylaxen und Antibiotika.

Fieber und Durchfall

Ein Mittel gegen Fieber, Schmerzen und Entzündungen und ein Fiebermesser sollten in keiner Reiseapotheke fehlen. Da Kinderzäpfchen schmelzen können, sollten Pulver, Tropfen oder Säfte bevorzugt werden. Vor allem für Kleinkinder können Durchfälle sehr gefährlich werden. Der massive Flüssigkeitsverlust sollte durch geeignete Elektrolytlösungen ausgeglichen werden. Unter

Luftwechsel kann die Darmflora leiden und ist anfälliger für Keime. Da Kinder häufiger unter Reisekrankheit leiden als Erwachsene, sollte auch dagegen ein geeignetes Mittel eingepackt werden.

· *Die Darmflora eines Kindes leidet häufig unter schnellem Klimawechsel. Sorgen Sie deshalb schon vor, indem Sie Ihrem Kind schon vor der Reise ein geeignetes Präparat für die Darmflora geben.*

Insektenschutz und Sonnencreme

Mücken kommen nicht nur am Meer, sondern auch an Seen oder in Wäldern vor. Insektenschutz für Kleinkinder sollte möglichst natürlich sein und ätherische Öle statt Chemikalien enthalten. Um Mückenstiche zu behandeln, kann die Bachblütennotfallcreme verwendet werden, die sich auch bei Sonnenbrand sehr gut eignet. Damit dieser erst gar nicht entsteht, ist es wichtig, auch im Schatten mit einem hohen Lichtschutzfaktor einzucremen. Für Kinder gibt es Cremes mit mineralischen statt chemischen Sonnenfiltern.

Augentropfen helfen bei gereizten Augen und können die Reiseapotheke nach Belieben bereichern.

- *Neigt Ihr Kind zu Allergien? Dann packen Sie auch ein Mittel gegen Allergien ein, das Ihnen der Kinderarzt empfiehlt.*

Verbandsmaterial und Wundsalbe

Heftpflaster und sterile Wundgazen sind besonders beim Aktivurlaub mit Wandern und Fahrrad fahren empfehlenswert. Desinfektionssprays, die nicht brennen, sind für Kinder angenehmer als andere. Bei eingestoßenen kleinen Holzsplittern in der Haut kann eine Zugsalbe verwendet werden, bei entzündeten Wunden eine antibiotische Wundsalbe. Bei kleinen Verstauchungen oder Verspannungen eignet sich ein kühlendes Gel mit Arnika sehr gut. Blasenpflaster erleichtern auch das Gehen mit den neuen Wanderschuhen.

> Nimmt ein Familienmitglied dauerhaft Medikamente ein? Wenn ja, sollte eine ausreichende Menge davon mitgenommen werden.
> Manche Medikamente sind wärmeempfindlich. Achten Sie auf die geeignete Lagerung, eventuell in einer Kühlbox.

Checkliste für die Reiseapotheke:

- Medikamente, die dauerhaft eingenommen werden
- Mittel gegen Fieber, Schmerzen und Entzündungen
- Fieberthermometer
- Elektrolyte- und Kohletabletten gegen Durchfall
- Mittel gegen Reisekrankheit
- Insektenschutzmittel
- Sonnencreme
- Salbe gegen Insektenstiche und Sonnenbrand
- Verbandsmaterial und Desinfektionsmittel

- Arnikasalbe, Zugsalbe, Antibiotikasalbe
- Augentropfen
- Mittel gegen Allergie
- Eventuell Breitbandantibiotika (verschreibungspflichtig)

Natürliche Reiseapotheke:

- *Ferrum phosphoricum:* Fieber, Entzündungen, Rötungen, Sonnenbrand, Insektenstiche, Sonnenallergie
- *Aconitum napellus C30:* um einen „Grippeanflug" abzuwehren
- *Magnesium phosphoricum:* Unruhe, Bauchweh, Schlafbeschwerden, Reizhusten
- *Nux vomica D6:* Reisekrankheit, Übelkeit, Erbrechen, Durchfall
- *Arnica D6:* Verletzungen, Verstauchungen
- *Apis D6:* Insektenstiche, vor allem Bienenstiche, geschwollene Mandeln

- *Bachblütensalbe oder -tropfen sollten in keiner Reiseapotheke fehlen, denn sie können für jeden kleineren „Notfall" verwendet werden, wie z.B. kleine Verletzungen, Insektenstiche, Sonnenbrand, Kopfschmerzen usw.*

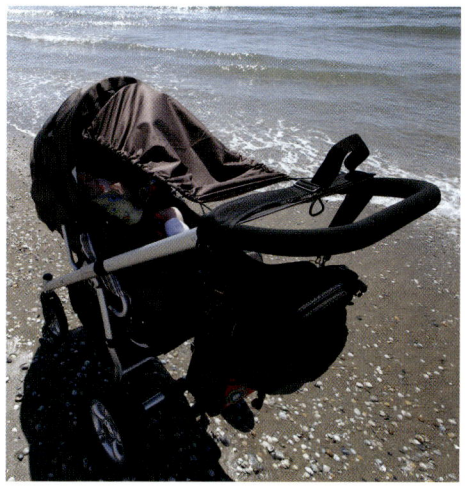

Für kleine Notfälle gewappnet: Reiseapotheke je nach Alter und Reiseziel ausstatten.

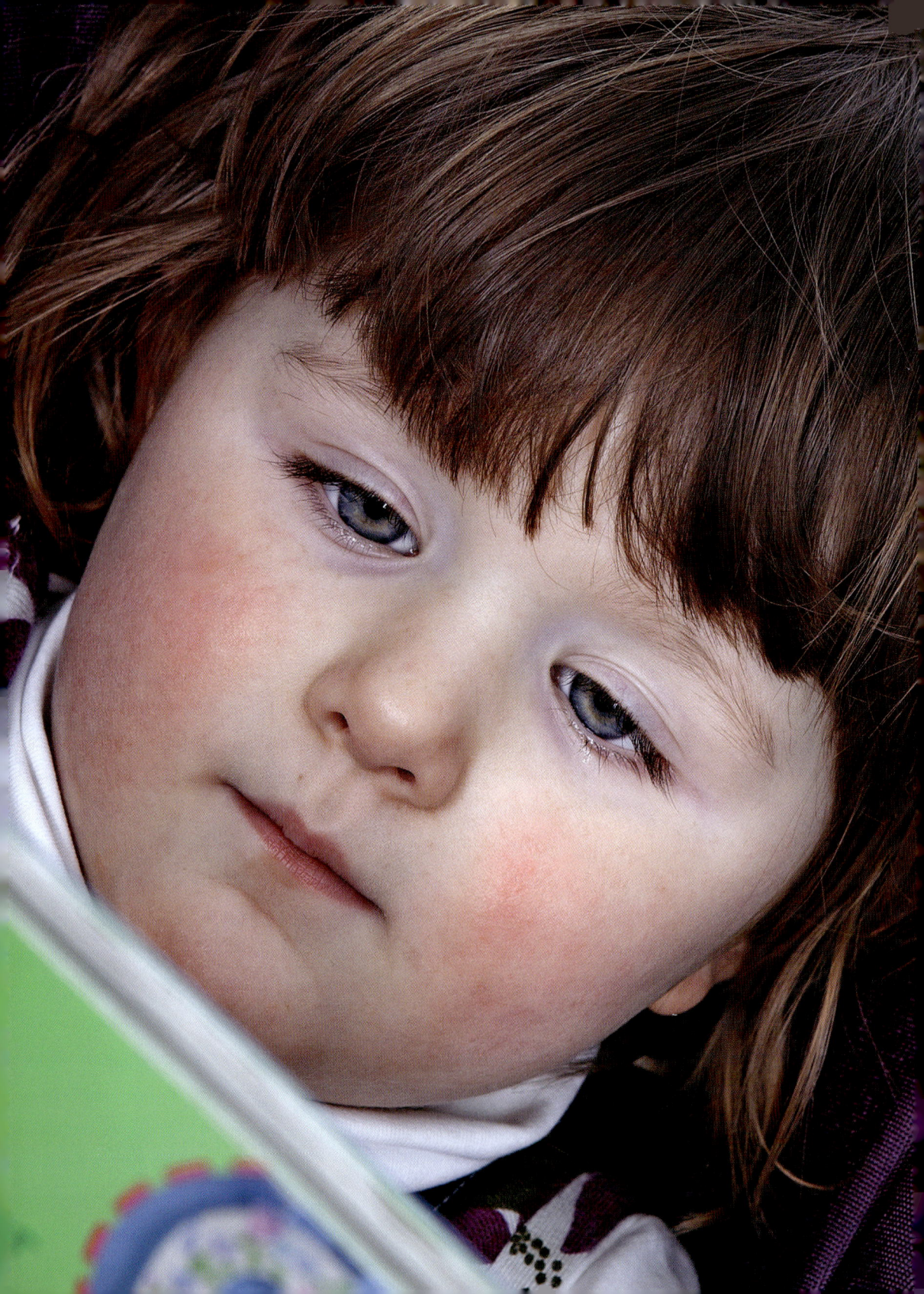

Beschwerden
und Krankheiten
von A bis Z

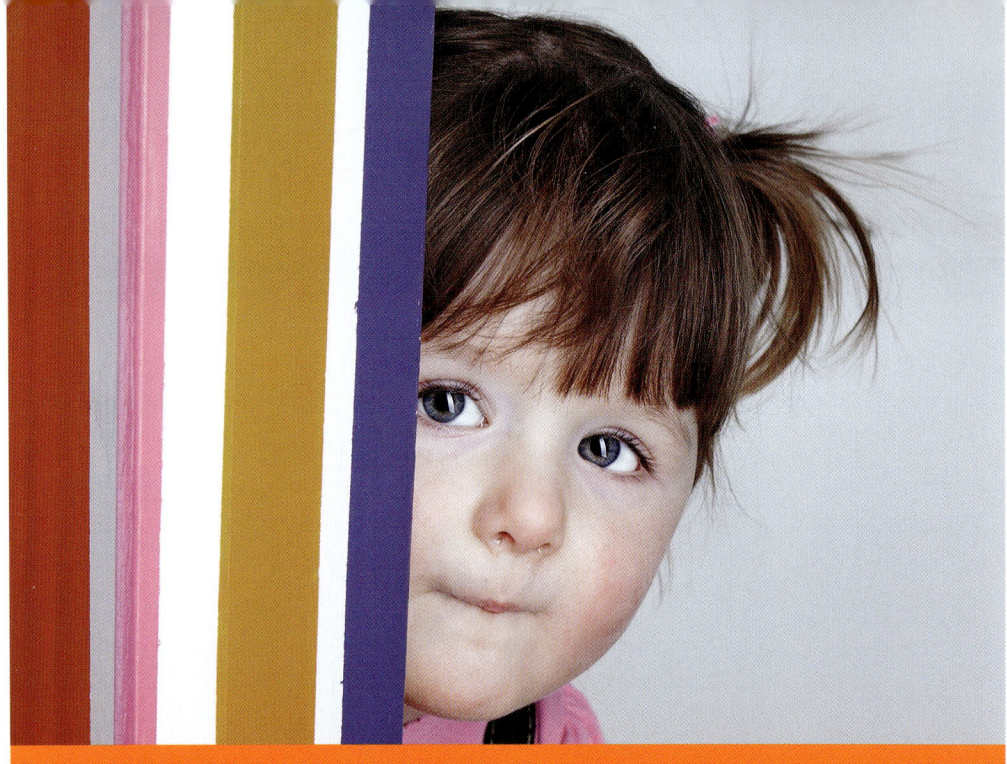

◆ ADHS – das „Zappelphilipp-Syndrom"

Kinder mit ADHS brauchen besonders viel Aufmerksamkeit und eine Behandlung auf mehreren Ebenen.

Was ist ADHS?

Hinter dem Wort „ADHS" steckt: Aufmerksamkeitsdefizit-/Hyperaktivitätsstörung. Vor allem Buben, die an ADHS leiden, fallen als „Zappelphilipps" auf. Sie sind unruhig, neigen zu impulsivem Verhalten und werden schnell aggressiv. Mädchen hingegen bleiben als „Traumsusen" eher unbeachtet. Sie wirken zerstreut, lernschwach und lassen sich leicht ablenken. Vielleicht ist dies einer der Gründe, warum ADHS 4-mal häufiger bei Buben entdeckt wird als bei Mädchen.

- *ADHS zeigt sich vor allem bei Kindern im Schulalter und kann in abgeschwächter Form mit ins Erwachsenenalter getragen werden.*
- *Nicht jedes Kind gilt als „hyperaktiv", nur weil es seinem natürlichen Bewegungsdrang folgt. Eine sichere Diagnose ist nötig.*
- *Eine gute Verhaltenstherapie und die liebevolle Begleitung der Eltern sollte die Grundlagen der ADHS-Behandlung darstellen, damit das Kind möglichst unbeschwert heranwächst.*

Bewegung, aber reichlich!

Das wirksamste Mittel, um den Energiehaushalt auszubalancieren, ist die Bewegung. Kinder mit ADHS können sich nur für kurze Zeit auf eine Sache konzentrieren. Umso wichtiger ist es, beim Lernen Zwischenpausen mit körperlicher Betätigung einzubauen. Ein geordneter Tagesablauf mit gewohnten

Ritualen, wie geregelten Mahlzeiten, genügend Schlaf sowie das Vermeiden von Fernsehen und Computerspielen sind sehr wichtig, um ein ruhiges Umfeld für die Kinder zu schaffen.

· *Kinder mit ADHS sind sehr kreativ und sollten in dieser Hinsicht gefördert werden, damit sie möglichst viele kleine Erfolge erleben.*

Ernährung, die nicht „aufputscht"

Kinder mit ADHS sind sehr sensibel und reagieren auf bestimmte Lebensmittel, wie z.B. zuckerhaltige Speisen, viel stärker als andere. Eine vollwertige Ernährung sollte deshalb in jedem Fall angestrebt werden (siehe Kapitel „Gesunde Ernährung – Vollwertkost", Seite 24).

· *Richten Sie Gemüsegerichte in lustiger Form an, denn das Auge isst mit.*
· *Vor allem so genannte „Kinderlebensmittel" können besonders viel aufputschende Zucker- und Farbstoffe enthalten.*

Darmschleimhaut aufbauen

Der Darm filtert Reizstoffe aus der Nahrung und spaltet sie. Bei Kindern mit ADHS kann es sein, dass die Darmschleimhaut dünn ist und zu wenig Stoffe aus der Nahrung filtert. Eine versteckte Lebensmittelunverträglichkeit ist nicht selten ein wichtiger Faktor bei ADHS.

· *Ein Darmaufbau kann die Darmflora stärken, so werden Nahrungsmittel besser aufgespaltet und gefiltert (siehe Kapitel „Der Darm im Gleichgewicht", Seite 22).*

B-Vitamine gleichen aus

Das menschliche Gehirn wandelt „aufputschende" Stoffe in „beruhigende" um – aber nur, wenn genügend B-Vitamine vorhanden sind. Kinder mit ADHS sollten mit genügend B-Vitaminen versorgt werden. Magnesium wirkt entspannend und beruhigend. Das Spurenelement Zink

Lebensmittel, welche vermieden werden sollten	Geeignete Lebensmittel
Geschmacksverstärker, wie Glutamat (E621), die unter anderem in Suppenwürfeln, Fertiggerichten und Wurstwaren vorkommen, können richtige Attacken auslösen.	Heimisches, ungespritztes Obst, Gemüsegerichte und Gemüsesäfte dürfen in großen Mengen den Speiseplan bereichern.
Zucker- und farbstoffhaltige Speisen und Getränke, wie süßes „Kinderjoghurt", Brioches und Limonaden	Hochwertige kaltgepresste Pflanzenöle, wie Lein- und Distelöl, enthalten viele gesunde Fettsäuren. Ein Löffel davon täglich kann ein warmes Gericht oder den Salat verfeinern.
Weißmehlgebäck und Weißbrot wandeln sich im Körper sehr schnell in Zucker um.	Nahrhafte Vollkornprodukte verursachen keinen so schnellen Blutzuckeranstieg wie Weißmehlprodukte.
Phosphatreichen oder gar koffeinhaltigen Nahrungsmitteln, wie Hart- und Schmelzkäse, Schokolade, Cola oder Eistee, sollte unbedingt die rote Karte gezeigt werden.	Haferflocken, Hirse und Weizenkeime wirken beruhigend und kräftigen das Nervenkostüm.

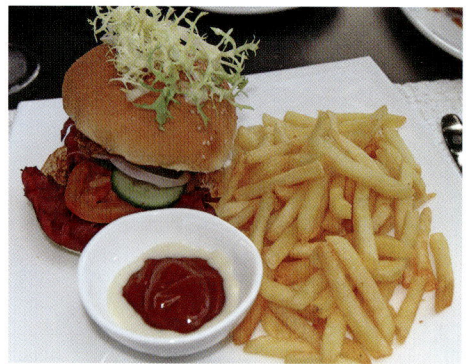

Fast Food wirkt wie „Aufputschmittel".

verstärkt die Wirkung der B-Vitamine. Reagieren die Kinder vor allem auf Zucker mit Unruhe und Konzentrationsproblemen, stehen neben B-Vitaminen, Zink und Magnesium auch die Nährstoffe Chrom und Mangan im Vordergrund. Alle Mikronährstoffe sollten für mindestens 3 Monate eingenommen werden, damit sie die Körperfunktionen nachhaltig unterstützen.

· *Fragen Sie eine Fachperson nach der geeigneten Dosierung der Mikronährstoffe je nach Alter Ihres Kindes.*
· *Geben Sie Ihrem Kind B-Vitamine und Magnesium, um die „beruhigenden" Körperfunktionen zu unterstützen.*
· *Vitaminsäfte sind oft zucker- und farbstoffhaltig! Achten Sie bei der Gabe von Vitaminen und Mineralstoffen darauf, dass möglichst wenige Zusatzstoffe enthalten sind.*

Schüßler-Salze

Magnesium phosphoricum ist das „Entspannungssalz" der Schüßler-Salze. Bei Bedarf kann die „Heiße Sieben" schluckweise verabreicht werden (Zubereitung siehe Kapitel „Schüßler-Salze", Seite 67). *Magnesium phosphoricum* kann generell vorsorglich gelutscht werden. Für eine bessere Konzentration kann in der ersten Tageshälfte zusätz-

lich *Kalium phosphoricum* zusammen mit *Ferrum phosphoricum* gegeben werden (Dosierung siehe Kapitel „Schüßler-Salze", Seite 65).

Homöopathie

Da ADHS eine sehr komplexe Störung ist, sollte bei der Wahl des persönlichen Konstitutionsmittels des Kindes ein erfahrener Homöopath zu Rate gezogen werden (siehe Kapitel „Homöopathie in der Kinderheilkunde", Seite 61).

Um das „aufbrausende" Kind mit Komplexmitteln zu unterstützen, kann man zu beruhigenden homöopathischen Mischungen greifen, welche es in verschiedener Form im Handel gibt.

· *Da eine Schwermetallbelastung als Auslöser für ADHS infrage kommt, kann ein ausleitendes homöopathisches Lymphmittel den kleinen Körper entlasten. Tropfenmischungen dieser Art gibt es schon fertig im Handel.*

Bachblütenmischung

Vervain und *Scleranthus* sorgen für innere Ruhe.
Clematis hilft, aus der Traumwelt in die Realität zu gelangen.
Chestnut Bud unterstützt bei Lernschwäche.

(Einnahme siehe Kapitel „Bachblüten für Körper und Seele", Seite 41)

Rezepttipp fürs Frühstück:

1/8 l Bio-Frühstücksfrucht-Dicksaft ohne Zusätze mit 1 TL geschroteten Weizenkeimen vermischen, dazu 1 TL Distel- oder Leinöl mit 1 TL Lecithingranulat verrühren. Schmeckt lecker und enthält alle nötigen Nährstoffe für einen ruhigen, konzentrierten Start in den Tag.

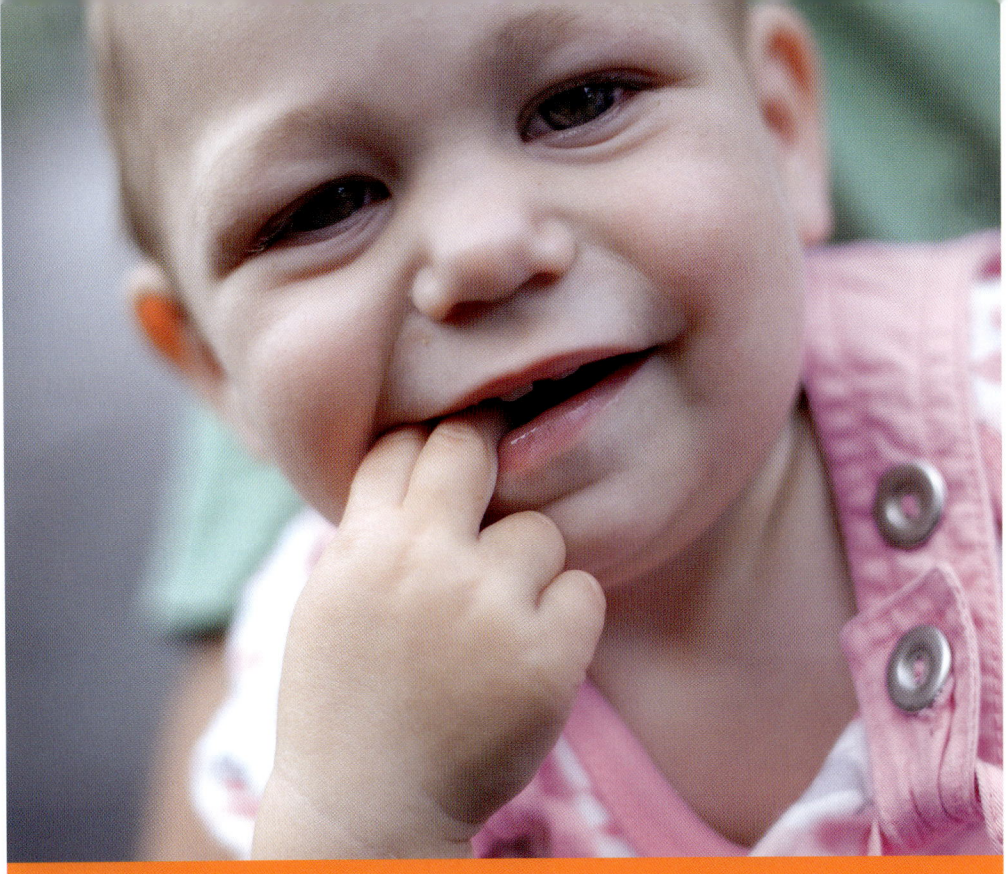

◆ Akne bei Babys und Jugendlichen

Da Akne mit dem Darm, der Ernährung und Entgiftung zu tun hat, kann einiges dagegen unternommen werden.

Akne ist eine Art Hautausschlag mit roten, kleinen Punkten, die eitrig sein können.

Bei Babys sind häufig die Wangen betroffen, bei Jugendlichen auch das ganze Gesicht, der Rücken und das Dekolleté.

Babyakne

Da bei Babys die Darmflora noch nicht ganz ausgereift ist, sollten vor allem eiweißhaltige Speisen vermieden werden. Milch und Milchprodukte sind sehr eiweißreich und können daher Akne fördern. Babyakne kann auch durch Hormone, welche die Mutter dem Kind mit der Muttermilch weitergibt, entstehen.

* *Drücken Sie auf keinen Fall die Pickel aus, da sie sich sonst entzünden könnten!*

Juvenile Akne

Akne im Jugendalter hat vor allem hormonelle Gründe. Die Talgproduktion der Hautdrüsen ist erhöht, so verstopfen und entzünden sich die Poren leichter.

- *Vorsicht vor zu aggressiven Reinigungs-gels, sie zerstören die Hautbarriere! Besser ist es, die betroffenen Stellen mit Teebaumöl zu betupfen, es wirkt desinfizierend und austrocknend.*
- *Sonnenlicht lindert Akne. Ermutigen Sie Ihre/n Jugendliche/n, ins Freie zu gehen.*

Speisen, die juvenile und Babyakne fördern

- Tierische Produkte, wie Käse, Joghurt, Vollmilch und Wurst (v.a. Rohwürste, wie Salami), Schweinefleisch, frittierte Nahrungsmittel, Speisefette, wie Butter und Margarine
- Fertiggerichte, Fast Food
- Schokolade, Süßigkeiten, süße Teigwaren
- Tomaten, Zitrusfrüchte, Thunfisch in Dosen

- *Wird das Kind gestillt, sollte die Mutter auf diese Lebensmittel verzichten. Mit der Muttermilch werden bestimmte Reizstoffe weitergegeben.*

Vermehrte Hautausschläge können Zeichen für zu viel Säure im Körper sein. Eiweiße sind Säurebildner, genauso wie Süßigkeiten. Basenbildner sind vor allem Gemüse und Kartoffeln (siehe Kapitel „Warum Basen so wichtig sind", Seite 30).

- *Achten Sie darauf, dass der/die Jugendliche 1-mal täglich etwas ohne tierische Eiweiße isst. Gemüserisotto, Wokgemüse mit Nudeln oder Kürbis-Kartoffel-Cremesuppe ohne Sahne sind einige Beispiele.*
- *Geben Sie Ihrem Jugendlichen für 6 Wochen jeden Abend vor dem Schlafengehen 1 TL Basenpulver aufgelöst in etwas Wasser zu trinken.*
- *Wenn Sie stillen, trinken Sie das Basenpulver selbst.*

Umschläge mit Stiefmütterchentee

Die Inhaltsstoffe von Stiefmütterchen haben eine heilende und reinigende Wirkung auf die Haut. Täglich können die betroffenen Hautstellen mit Stiefmütterchentee abgetupft werden.

- *Überbrühen Sie 1 TL Stiefmütterchenkraut mit ca. 150 ml kochendem Wasser und lassen Sie den Tee etwa 10 Minuten lang ziehen.*

Hautreinigende Schüßler-Salze

Natrium sulfuricum ist bei Akne ein wichtiges Schüßler-Salz. Es unterstützt die Ausleitung der Haut – vor allem, wenn gelbliche Punkte sichtbar sind. *Silicea* unterstützt den Stoffwechsel der Haut. *Natrium phosphoricum* ist ein „Entsäuerungsmittel" und hilft, das Säure-Basen-Gleichgewicht der Haut in Balance zu bringen (Dosierung siehe Kapitel „Schüßler-Salze", Seite 65).

- *Da die Haut 1 Monat braucht, um sich komplett zu erneuern, sollten auch die Schüßler-Salze mindestens 1 bis 2 Monate lang gegeben werden.*

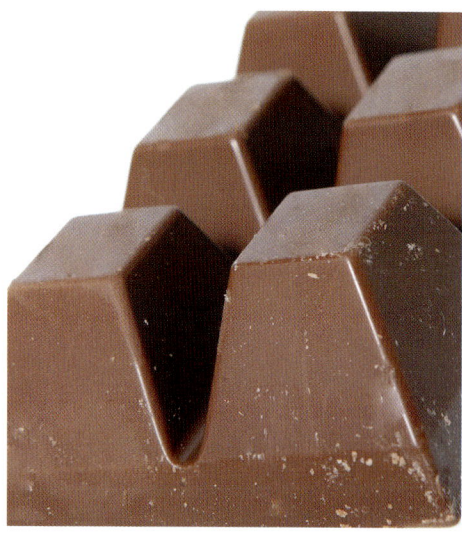

Schokolade kann Aknebildung fördern.

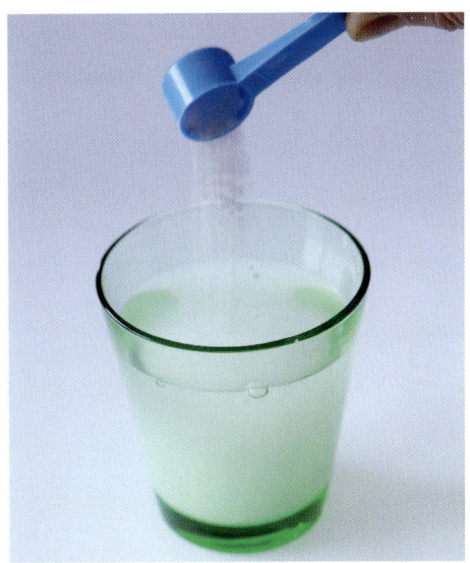

Basenpulver hilft, die Haut zu „entsäuern".

Ungesättigte Fettsäuren und Zink

Zink ist ein wichtiges Spurenelement für die Haut. Es fördert die Wundheilung, stärkt die Abwehrkräfte, unterstützt dem Säure-Basen-Haushalt und die Zuckerverdauung. Außerdem wird es bei der hormonellen Regulation gebraucht. 1-mal täglich 15 mg Zink über mindestens 1 Monat können das Hautbild eines Jugendlichen merklich verbessern. Stillende können täglich 30 mg Zink am Abend – getrennt von den Mahlzeiten – vor dem Schlafengehen einnehmen. Ungesättigte Fettsäuren, wie jene aus kaltgepressten Pflanzenölen, wirken entzündungshemmend und beeinflussen den Fettstoffwechsel auf positive Weise.

· *Mischen Sie täglich 1 TL Leinöl in das Essen Ihres Kindes. Die ungesättigten Fettsäuren sind nicht nur gut fürs Gehirn, sondern wirken auch entzündungshemmend auf die Haut.*
· *Buntes Gemüse, wie Karotten und Kürbisse, enthalten Farbstoffe, welche positiv auf die Haut wirken.*

· *Geben Sie etwas Zinkcreme auf die betroffenen Stellen, Zink wirkt basisch, austrocknend und heilend.*

Darmaufbau und Bitterstoffe bei hartnäckiger Akne

Bei hartnäckiger Akne sollte an einen Darmaufbau gedacht werden. So werden die Speisen besser verdaut und es bilden sich weniger Fäulnisprodukte, die den Körper belasten. Ein gutes Darmflorapräparat kann schon bei Babys mindestens 1 Monat lang verwendet werden, um die Darmflora zu stärken (siehe Kapitel „Der Darm im Gleichgewicht", Seite 22).

· *Geben Sie Ihrem Kind oder Jugendlichen täglich Bitterstofftropfen, damit auch Leber und Galle unterstützt werden. Lassen Sie sich von einer Fachperson beraten und ein homöopathisches Leber-Galle-Mittel für Ihr Baby empfehlen.*

Spezialform: Mallorca- oder Sonnenakne

Diese Spezialform äußert sich durch kleine, rote, blasige Knötchen. Schützen Sie Ihr Kind vor zu intensiver Sonneneinstrahlung und benützen Sie spezielle Sonnenschutzmittel, die nicht zu fett sind.

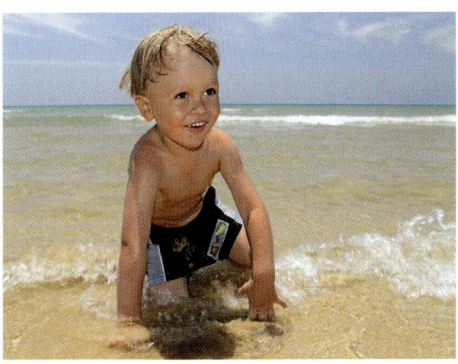

Die ideale Sonnencreme: hoher Lichtschutzfaktor und wenig fettend

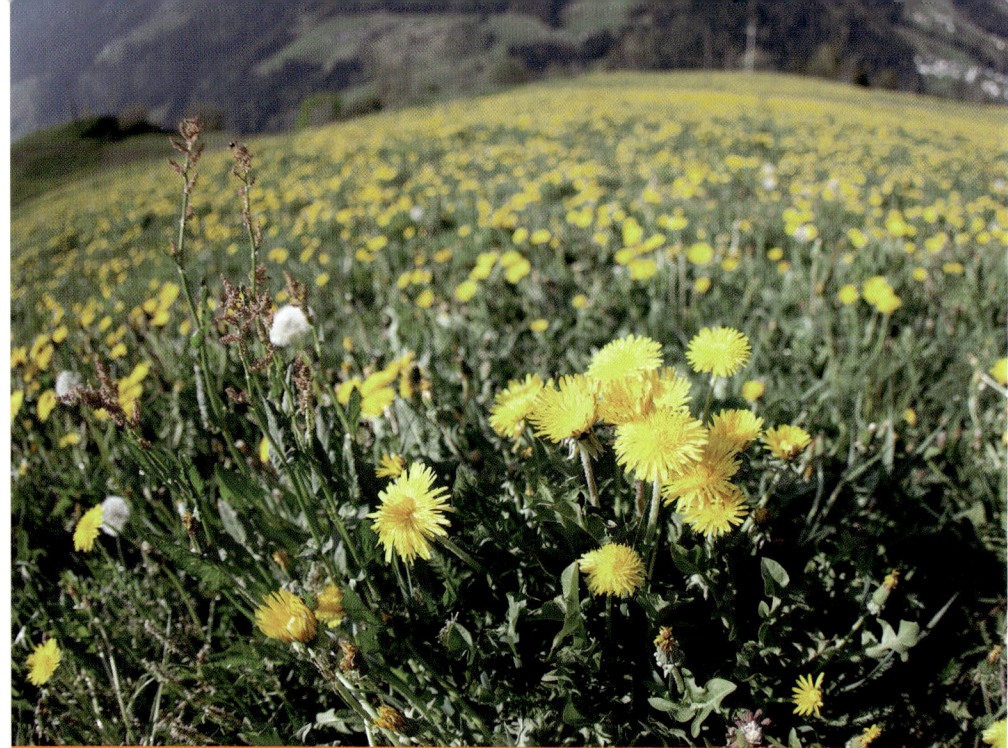

◆ Allergien: Schnupfen und Jucken

Juckende Hautausschläge, Schnupfen, allergisches Asthma oder Neurodermitis: Bei allergischen Reaktionen schlägt das Immunsystem Alarm.

Eine Allergie entsteht, wenn die Abwehrkräfte einen Stoff plötzlich vehement bekämpfen. Vom Körper werden Botenstoffe ausgeschüttet, die Schwellung, Rötung, Juckreiz, Schnupfen oder Husten verursachen. Eine Allergie kann „von heute auf morgen" auftreten.

· *Ist die allergische Reaktion sehr stark oder tritt Atemnot auf, sollte sofort ein Arzt kontaktiert werden.*
· *Spülen Sie die laufende Nase Ihres Kindes täglich mit einer Meersalzlösung.*
· *Behandeln Sie juckende Hautausschläge mit kühlenden Umschlägen.*

„Antiallergene Nahrung"

Schadstoffe fördern Allergien. Um diese zu vermeiden, ist es wichtig, ungespritztes Gemüse und Obst aus der Saison und der Region zu verwenden (siehe Kapitel „Gesunde Ernährung – Vollwertkost", Seite 26). Kinder mit Allergien können davon profitieren, wenn Milch und Milchprodukte vermieden werden. Histamin ist ein Botenstoff, der im Körper ausgeschüttet wird, wenn er „allergisch reagiert". Manche Lebensmittel enthalten besonders viel Histamin oder fördern dessen Ausschüttung im Körper und sollten für Allergiker tabu sein.

· *Wussten Sie, dass gestillte Kinder in ihrem gesamten Leben weniger häufig an Allergien leiden als nicht gestillte?*

- *Milch und seine Produkte sowie Soja-milchprodukte im Baby- und Kleinkind-alter können Allergien fördern.*
- *Der Darm und die Ernährung Ihres Kindes spielen eine große Rolle bei der Entstehung von Allergien.*
- *Leeren Sie täglich 1 TL Leinöl über das Essen Ihres Kindes. Die ungesättigten Fettsäuren wirken bei Allergien positiv.*
- *Manchmal werden bei bestimmten Pollen-allergien automatisch auch bestimmte Nahrungsmittel nicht vertragen: Z.B. werden bei Birken- oder Beifußallergie manchmal Sellerie, Oregano und andere Kräuter auch schlecht vertragen. Dieses Phänomen nennt man Kreuzallergie.*

Vermeiden, was den Organismus „stresst"

Seelischer Stress und Hektik fördern Allergien. Ein geregelter, rhythmischer Tagesablauf mit Ruhepausen schafft Ausgleich. Nicht zuletzt werden auch Impfungen als Verstärker von Allergien diskutiert.

Darmaufbau

Ist die Schleimhaut im Darm zu dünn, passieren vermehrt Fremdstoffe diese Barriere und reizen das Immunsystem. Diese wichtige Barriere sollte bei Aller-gikern gestärkt werden. Ein Darmauf-bau über mindestens 2 Monate mit einem guten Präparat für die Darmflora ist sehr sinnvoll (siehe Kapitel „Der Darm im Gleichgewicht", Seite 22).

- *Bei Pollenallergie im Frühjahr sollte der Darmaufbau schon im Winter davor gemacht werden.*

Mikronährstoffe zur Vorsorge und Behandlung

Zink, B-Vitamine, Vitamin C und Kup-fer sind wichtige Mikronährstoffe, um Allergien in der Akutphase zu lindern. Vorsorglich können die Mikronähr-stoffe täglich mindestens 2 Monate lang geben werden. Bei Nahrungs-mittelallergien sollten diese auch mit Glutamin kombiniert werden. Die

Speisen, die Allergien fördern:	Stattdessen:
Ketchup, Schokolade, Kakao	
Gereifter Käse (Parmesan)	Frischkäse, Quark
Salami und andere Rohwürste	Frisches Fleisch
Hefe	Speisenatron
Weizenkeime, Hülsenfrüchte (Soja)	Reis, Kartoffel
Tomaten (auch gekocht), Pilze, Spinat, Peperoni, Melanzani, Sauerkraut	Zucchini, Karotten, Feldsalat
Erdbeeren, Zitrusfrüchte, Ananas, Kiwis, Bananen, Birnen, Himbeeren, Nüsse, Avocados	Apfel, Quitten
Fertiggerichte	Frische Speisen
Rotweinessig, „Balsamico"	Apfelessig
Meeresfrüchte, Dosenfisch	Frischer Fisch

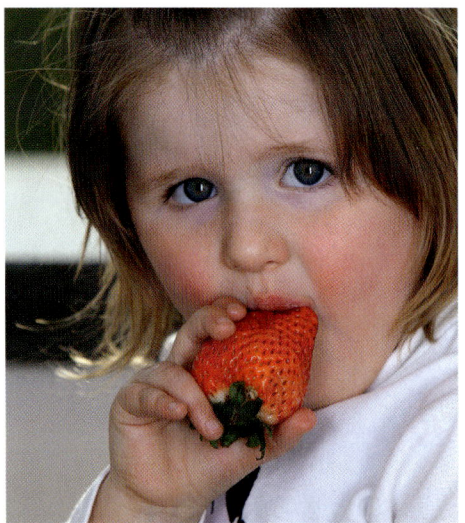
Histaminhaltige Lebensmittel fördern Allergien.

Galphimia glauca D6 am nächsten Tag gegeben werden.

· Histaminum D6 *eignet sich bei rotem, juckendem Hautausschlag.*

Gefährliche Allergien – z.B. auf Bienenstiche

In seltenen Fällen können sehr schwere Allergien auftreten. Bekommt ein Kind Schwellungen im Bereich der Atemwege oder Atemnot, ist es wichtig, schnell zu reagieren und sofort einen Notarzt zu rufen. Beim Bienenstich zeigt sich beim zweiten Stich, ob jemand allergisch darauf reagiert. Ist das der Fall, sollte das Kind besonders bei Ausflügen in die freie Natur mit einem Notfallset versorgt sein. Dieses kann vom Arzt verschrieben werden.

Dosierung wird je nach Alter gewählt, eine Fachperson kann dabei helfen (siehe Kapitel „Mikronährstoffe gezielt einsetzen", Seite 47).

Geben Sie zur Linderung der Allergie über den Tag verteilt immer wieder 1 Messerspitze Vitamin C als Pulver in etwas Wasser gelöst. Der Stuhl wird bei hohen Dosen weicher, was unbedenklich ist.

Schüßler-Salz *Natrium chloratum* bei laufender Nase

Magnesium phosphoricum, Natrium chloratum und *Silicea* stärken indirekt das Immunsystem. Sie können vorsorglich und während der ganzen „Heuschnupfenzeit" gegeben werden. *Natrium chloratum* ist das Mittel der Wahl, um laufende Nasen und tränende Augen zu behandeln (Dosierung siehe Kapitel „Schüßler-Salze", Seite 65).

Homöopathie zur Vorbeugung

Zur Vorbeugung gegen Heuschnupfen können abwechselnd je 5 Globuli von *Acidum formicicum D12* an einem und

Tipps bei Pollenallergie:
· Finden Sie heraus, auf welche Pollen Ihr Kind allergisch reagiert. Mithilfe eines Pollenflugkalenders können Sie die Flugzeit gezielt meiden.
· Halten Sie tagsüber und in der Nacht die Fenster geschlossen. Wohnen Sie in einer Stadt, lüften Sie ganz früh am Morgen, am Land besser abends.
· Tägliches Staubsaugen verhindert, dass Pollen in Teppichen, Polstermöbeln und Vorhängen haften bleiben.
· Nach einem Tag im Freien sollten Kleider und Haare gewaschen werden. Legen Sie gebrauchte Kleidungsstücke nie im Kinderzimmer ab.
· Verzichten Sie auf blühende Pflanzen im Kinderzimmer.
· Vermeiden Sie blühende Wiesen. Machen Sie mit Ihrem Kind lieber einen Spaziergang nach dem Regen, denn dann ist die Luft nahezu pollenfrei.
· Am Berg und am Meer ist die Pollenbelastung generell geringer als in den Tälern.

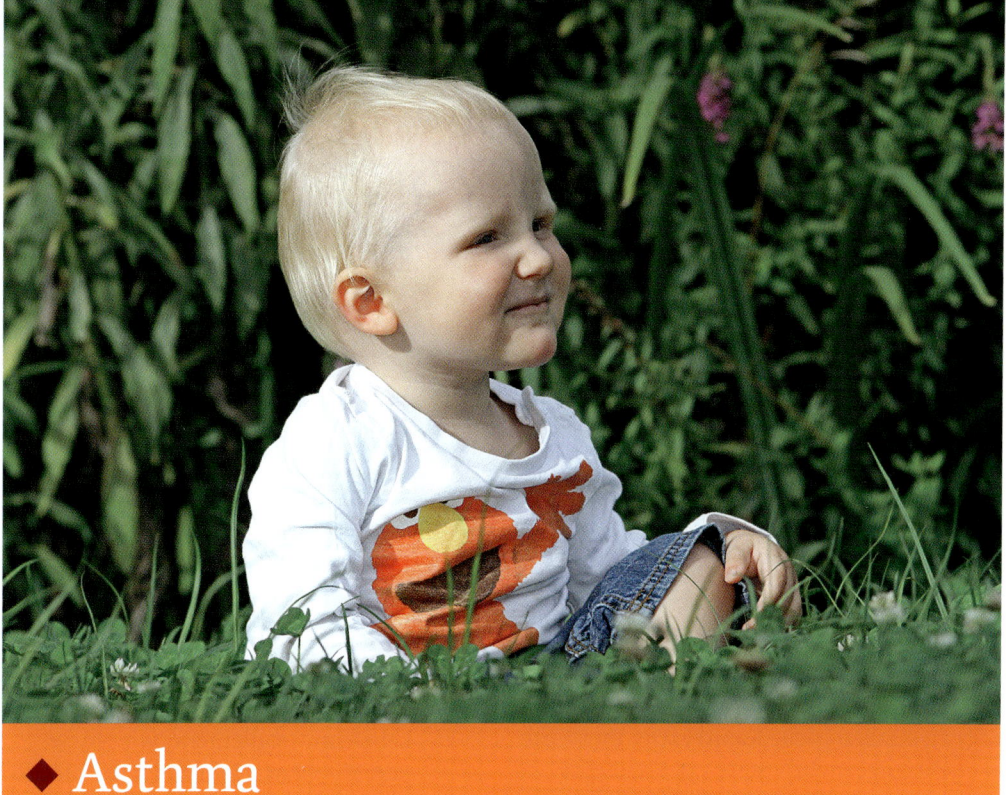

◆ Asthma

Bei Asthma bronchiale reagiert die Schleimhaut der Bronchien extrem empfindlich auf Reize.

Asthma bronchiale äußert sich in so genannten Anfällen. Die Bronchien verengen sich krampfartig, die Schleimhaut schwillt an und zäher Schleim wird gebildet. Typisch für Asthma ist das erschwerte Ausatmen mit hörbaren Geräuschen. Leidet ein Kind unter Asthma bronchiale, muss es dringend unter ärztlicher Aufsicht stehen.

Anzeichen für Asthma bronchiale

- Anfallsartiger, trockener Reizhusten
- Erschwertes Ausatmen mit pfeifendem Geräusch
- Atemnot
- Blaufärbung der Lippen möglich

Was tun bei einem Anfall
- Beim ersten Anfall muss dringend ein Arzt verständigt werden. Geben Sie Ihrem Kind das Notfallmedikament (nach Anweisung des Arztes).
- Wirken Sie beruhigend auf das Kind ein. Ihr Kind kann besser atmen, wenn es aufrecht sitzt und die Arme ausgestreckt auf die Oberschenkel stützt.
- Lippenbremse: Erst einatmen, dann Lippen locker schließen und so langsam als möglich gegen den Druck der geschlossenen Lippen ausatmen. Die Wangen des Kindes sollten sich ein wenig aufblähen.
- Befreien Sie das Kind von beengender Kleidung.

Auslöser für Asthma

Die Auslöser und Ursachen für Asthma sind manchmal sehr schwer voneinander zu trennen. Meistens liegt eine „Asthmaneigung" in der Familie vor. Häufig verursachen allergische Reaktionen auf Pollen, Hausstaub oder Tiere die Attacken. Eine Entzündung der Bronchien, ausgelöst durch Viren oder Bakterien, kann Asthma auslösen. Bei manchen Kindern reicht ein Wärme- oder Kältereiz, körperliche Belastung oder Zigarettenrauch aus. Auch seelische Belastungen können Asthma fördern.

Schleimhaut stärken mit Darmaufbau

Nach naturheilkundlicher Auffassung hängen die Schleimhaut der Atemwege und jene des Darms indirekt zusammen. Deshalb ist es wichtig, bei Erkrankungen der Atemwege die Darmflora zu stärken (siehe Kapitel „Der Darm im Gleichgewicht", Seite 22). Steht eine allergische Komponente im Vordergrund, sollte das Kind mindestens 2 Monate lang täglich mit den Mikronährstoffen Zink, Glutamin und einem B-Komplex versorgt werden. Eine Fachperson kann helfen, je nach Alter die geeignete Dosierung der Mikronährstoffe zu finden.

Inhalationen, viel trinken

Die Schleimhaut der Atemwege feucht zu halten ist bei Asthma sehr wichtig. Schon vorsorglich können Inhalationen mit Kochsalzlösung gemacht werden. Das Kinderzimmer sollte nicht überheizt sein und mit einem Luftbefeuchter oder Lappen am Heizkörper versehen werden.

- *Vorsicht mit ätherischen Ölen bei Inhalationen. Ihr Kind könnte allergisch auf manche Pflanzen sein. Bei Babys und Kleinkindern können mentholhaltige ätherische Öle sogar Atemnot verursachen.*

Magnesium phosphoricum als Krampflöser

Magnesium phosphoricum wirkt krampflösend auf die Muskulatur der Bronchien. Schon vorsorglich kann dieses Schüßler-Salz gegeben werden. Um den zähen Schleim zu lösen, können mehrmals täglich *Kalium chloratum* bei weißem und *Kalium sulfuricum* bei gelbem Schleim gegeben werden (Dosierung siehe Kapitel „Schüßler-Salze", Seite 65).

Vorsorge für den Alltag

- Vermeiden Sie histaminhaltige Lebensmittel (siehe Kapitel „Nahrungsmittelunverträglichkeiten", Unterkapitel „Histaminunverträglichkeit", Seite 141).

- Lebensmittelallergene, wie Nüsse und Milcheiweiße, sollten vermieden werden. Milch und Milchprodukte belasten die Schleimhäute und fördern die Schleimproduktion.

- Leeren Sie täglich 1 TL Leinöl über das Essen Ihres Kindes.

- Viel Bewegung an der frischen Luft trainiert auf natürliche Weise die Bronchien Ihres Kindes.

- Motivieren Sie Ihr Kind dazu, ein Blasinstrument zu spielen oder im Chor zu singen.

- Halten Sie Ihr Kind fern von jeglichem Zigarettenrauch.

- Lehren Sie Ihr Kind, wie es sich bei einem Anfall zu verhalten hat.

- Beachten Sie auch die seelische Komponente und stellen Sie, wenn nötig, eine Bachblütenmischung für Ihr Kind zusammen. Lesen Sie nach im Kapitel „Bachblüten – für Körper und Seele" auf Seite 40.

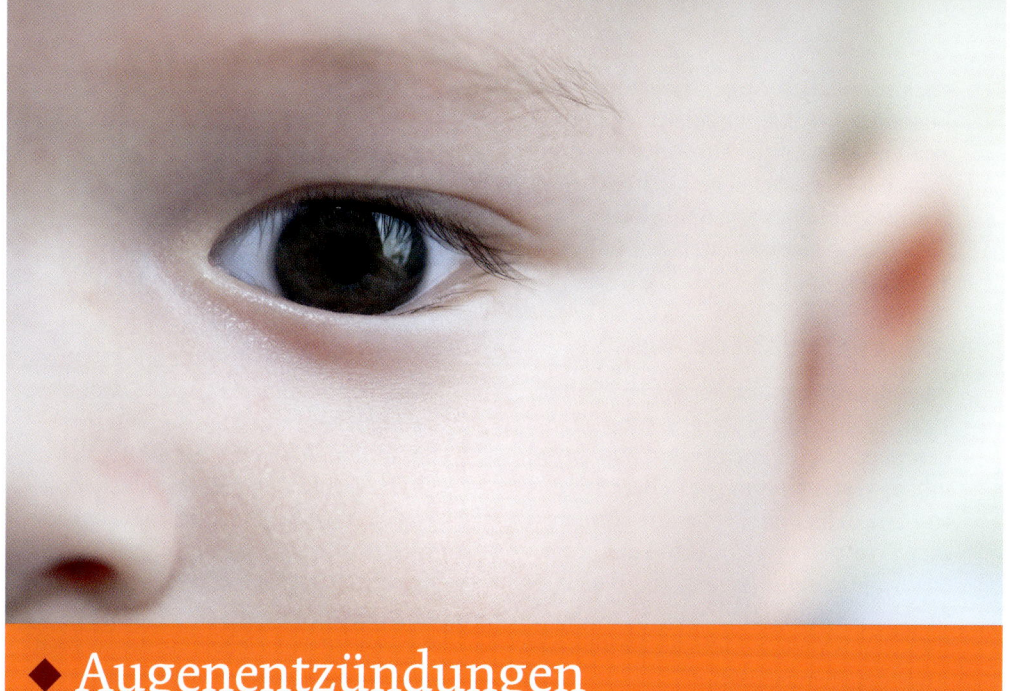

◆ Augenentzündungen

Entzündungen der Augen können bei Babys und Kleinkindern recht häufig auftreten.

Augenpflege bei Neugeborenen

Bei Säuglingen in den ersten Lebensmonaten bilden sich manchmal kleine Krusten an den Augen. Am besten können diese entfernt werden, indem man sie mit einer Gaze, getränkt in physiologischer Kochsalzlösung, vorsichtig wegwischt. Dabei sollte immer in Richtung Nase geputzt werden.

Verwenden Sie keine abgeseihten Tees, um das Auge zu behandeln, denn die unsichtbaren kleinen Fasern können das Auge reizen.

Bindehautentzündung

Ist der Augapfel gerötet oder sondert er weißen oder gelben Schleim ab, kann es sich um eine Bindehautentzündung handeln.

Bindehautentzündungen können durch Reizungen, Bakterien oder Viren hervorgerufen werden. Wegen der Ansteckungsgefahr, auch von einem Auge zum anderen, sollten die benutzten Handtücher ausgewechselt werden. Die Hände können ebenfalls Keime übertragen.

- *Ist die Augenentzündung eitrig oder dauert sie länger als 2 Tage, sollte unbedingt ein Kinder- oder Augenarzt zu Rate gezogen werden.*
- *Beidseitig rinnende, juckende und gerötete Augen können auf eine Allergie hinweisen.*

Ferrum phosphoricum bei der ersten Rötung

Tritt eine erste Rötung auf, ist es ratsam, so rasch wie möglich und zu jeder Viertelstunde *Ferrum phosphoricum* zu geben.

Schüßler-Salze je nach Art der Absonderung: *Natrium chloratum* bei stark tränendem Auge, transparente Absonderung, *Kalium chloratum* bei weißer, schleimiger Absonderung, *Kalium sulfuricum* bei gelblichem Sekret, gelblicher Krustenbildung (Dosierung: siehe Kapitel „Schüßler-Salze", Seite 65).

Augentrost beruhigt das Auge

Euphrasia D6 kann in Form von Globuli 3-mal täglich zur Unterstützung gegeben werden. Augentrost (lat. *Euphrasia*) gibt es verarbeitet in speziellen Augentropfen zu kaufen. Bei Bedarf können diese Tropfen verwendet werden, um das Auge zu reinigen und zu pflegen. Bei einer anfänglichen Augenentzündung kann auch stündlich 1 Tropfen ins Auge gegeben werden.

- Achten Sie darauf, dass Sie mit der Öffnung des Tropffläschchens nicht direkt ans Auge kommen. Besser eignen sich einzeln dosierte Tropfenbehälter.

Gerstenkorn

Das Gerstenkorn ist eine rote Schwellung am Augenlid, auf der sich langsam ein gelblicher Eiterpunkt bildet. Drücken Sie auf keinen Fall das Gerstenkorn aus! Beschleunigen Sie den Austritt des Eiters, indem Sie auf die betroffene Stelle warme Augenkompressen auflegen. Verwenden Sie dazu abgekochtes Wasser und eine sterile Gaze. Ist noch kein Eiter zu sehen, ist es besser, kühle Kompressen zu verwenden, sobald die Rötung auftritt. Geben Sie Ihrem Kind stündlich *Euphrasia-D6*-Globuli.

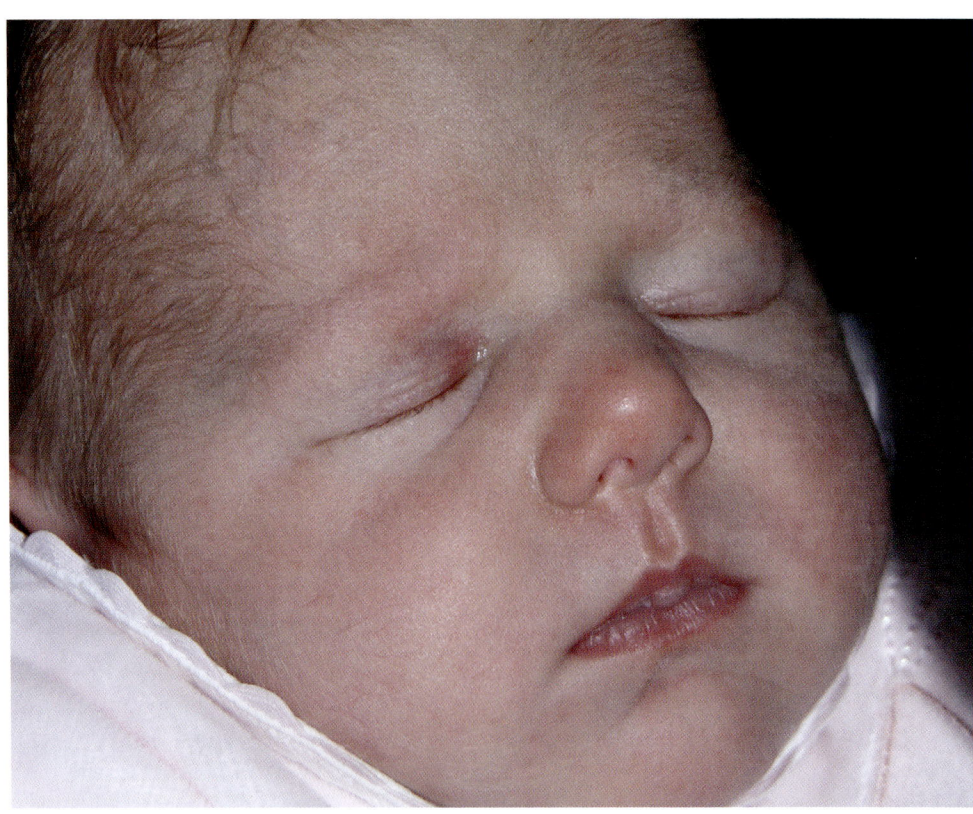

Augenentzündungen können bei Babys häufig auftreten.

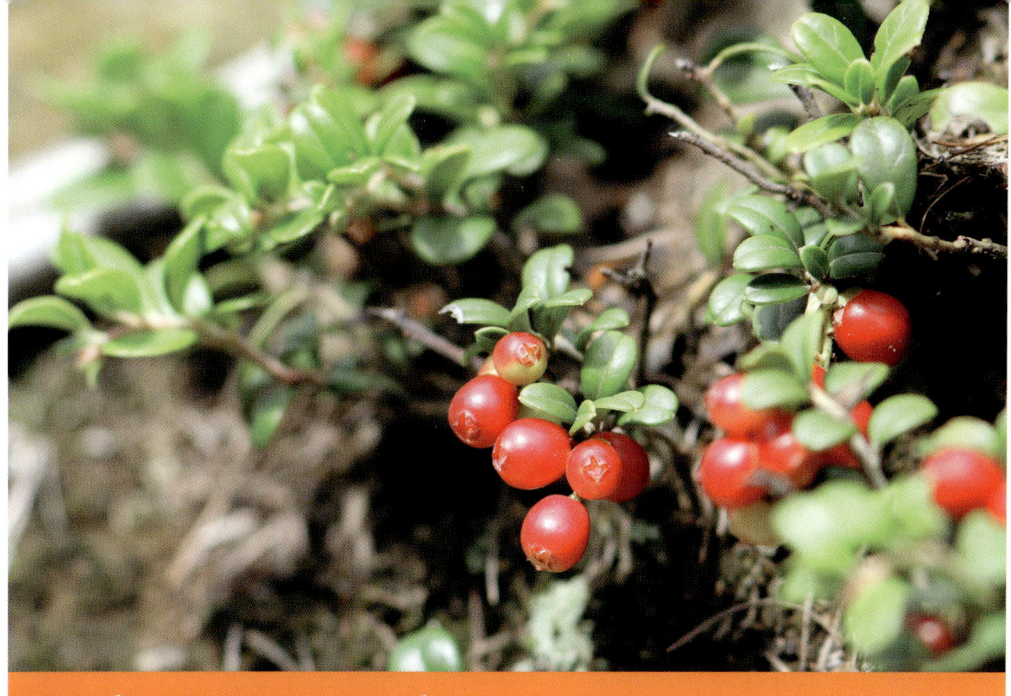

◆ Blasenentzündung

Viel Flüssigkeit zu trinken und die Füße warm zu halten, sind „oberste Gebote" bei einer Blasenentzündung.

Kinder, die den Toilettengang verweigern oder auffällig oft auf die Toilette gehen, trüben Urin haben, beim „Wasserlassen" weinen oder über Brennen klagen, sollten von einem Arzt untersucht werden. Fieber ohne erkennbaren Grund oder Bauchweh können auch von einer Entzündung der Harnwege verursacht sein.

Bei einer Blasenentzündung mit Fieber, starkem Brennen oder Blut im Urin sollte ein Arzt aufgesucht werden.

Schleimhautschwäche?

Blasenentzündungen wiederholen sich manchmal immer wieder. Meistens bedeutet dies, dass die vorhergehende noch nicht ganz ausgeheilt ist oder die Schleimhäute und das Immunsystem geschwächt sind.

· *Geben Sie Ihrem Kind keine Milch und Milchprodukte während einer Blasenentzündung. Sie können die Schleimhäute belasten.*
· *Streuen Sie Ihrem Kind so oft wie möglich frische Brunnenkresse über das Essen. Bauen Sie auch Rettich in den Speiseplan ein. Seine Wirkstoffe besitzen eine antibakterielle und stimulierende Wirkung auf das Immunsystem (siehe Schwarzer-Rettich-Saft, Kapitel „Husten", Seite 113).*

Warme Füße mit Zwiebelsocken

Warme Füße sind Voraussetzung bei der Behandlung von und der Vorbeugung einer Blasenentzündung. Festes Schuhwerk, eine Wärmeflasche oder ein warmes Fußbad sind gute Hilfsmittel, um die Füße warm zu halten oder zu erwärmen. Zwiebelsocken (siehe Kapitel „Wohltuende Wickel", Seite 70) stärken nicht nur das Immunsystem, sondern über die Reflexzone auch die Blase.

Blase putzen: viel trinken, Blasentee verabreichen

Auf jeden Fall sollte das Kind viel trinken. Damit werden Blase und Niere besser durchblutet, angeregt und gereinigt. Immer wieder sollte dem Kind ein Glas Wasser, ein stark verdünnter Obstsaft oder ein Tee angeboten werden.

Blasentee für Kinder:

Zutaten:
Orthosiphonblätter 20 g
Holunderblüten 20 g
Löwenzahnblätter 10 g
Fenchelfrüchte 20 g
Himbeerblätter 10 g
Kamillenblüten 20 g

Zubereitung:
1 TL der Mischung wird mit 150 ml kochendem Wasser übergossen und 5 Minuten ziehen gelassen. Nach dem Abseihen kann 3- bis 4-mal täglich 1 frisch zubereitete Tasse des Tees gegeben werden.

Nachdem die Blasenentzündung ausgestanden ist, kann für mehrere Wochen täglich 1 Glas Preiselbeersaft getrunken werden. Die Wirkstoffe der kanadischen Preiselbeere stärken die Schleimhaut der Blase, um Bakterien leichter abzuwehren.

Schüßler-Salze

Bei den ersten Symptomen sollte im Abstand von einer halben Stunde je 1 Tablette von *Ferrum phosphoricum*, *Natrium chloratum* und *Kalium chloratum* gelutscht werden. Für Kleinkinder werden die Tabletten zerbröckelt oder aufgelöst. Bei krampfartigen Bauch-

schmerzen wird *Magnesium phosphoricum* dazugegeben, welches alle 5 Minuten gelutscht werden kann, bis sich die Beschwerden bessern (Dosierung siehe auch Kapitel „Schüßler-Salze", Seite 65).

Zink und Vitamin C

Vitamin C verändert das Urinmilieu so, dass sich fremde Keime nicht mehr wohlfühlen. Über den Tag verteilt kann immer wieder 1 Messerspitze Vitamin-C-Pulver in etwas Wasser aufgelöst gegeben werden. Hohe Dosen an Vitamin C können den Stuhl etwas weicher machen, was unbedenklich ist. Zink stärkt die Schleimhäute und das Immunsystem und kann einige Wochen lang täglich gegeben werden. Ein Schulkind bekommt z.B. 15 mg abends vor dem Schlafengehen.

· *Bei einer bakteriellen Blasenentzündung kann der Eiweißbaustein L-Methionin unterstützend dazugegeben werden. Eine Fachperson kann Ihnen die geeignete Dosierung empfehlen.*

Crotalus bei Bakterienbelastung

Crotalus D6 wird unterstützend bei bakterieller Blasenentzündung gegeben – auch, wenn ein Arzt zusätzlich ein Antibiotikum verschreibt (3 mal 5 Globuli oder Tropfen).

Cantharis D6 und *Berberis D6* können bei Bedarf zu jeder Stunde verabreicht werden, um die Symptome der Blasenentzündung zu lindern sowie Blase und Niere zu stärken. In weiterer Folge können je 3 mal 5 Globuli täglich verabreicht werden.

· *Stress und Überforderung können auch „auf die Blase schlagen". Geben Sie Ihrem Kind täglich ein paar Tröpfchen der unverdünnten Bachblütenessenz Elm ins Getränk.*

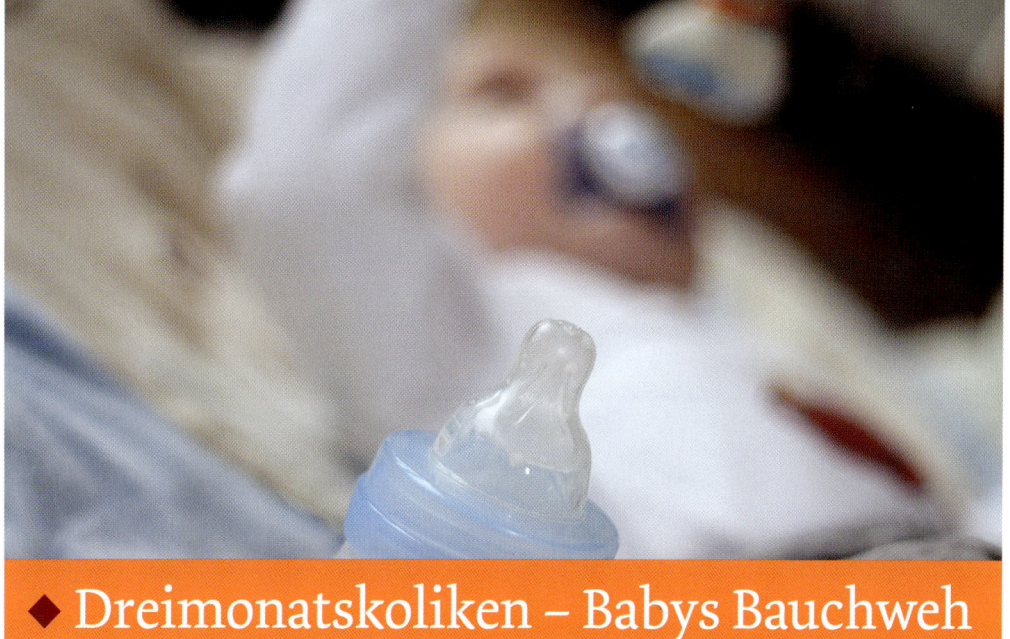

◆ Dreimonatskoliken – Babys Bauchweh

Die so genannten „Dreimonatskoliken" können ganz schön nervenaufreibend sein. Zur Linderung gibt es einige krampflösende Maßnahmen und Mittel.

Meistens ziehen die Säuglinge die Knie in Richtung Brust, weinen viel oder strecken und winden sich – und das vor allem zwischen 16 und 24 Uhr. Buben leiden häufiger an Dreimonatskoliken als Mädchen.

· *Vor allem in den ersten drei Lebensmonaten kann es bei Säuglingen häufig zu starken Blähungen kommen.*
· *Bei massiven Krämpfen und langen Schreiattacken ist es ratsam, zum Arzt zu gehen, damit abgeklärt wird, ob es sich wirklich um die „harmlosen" Dreimonatskoliken handelt.*

Das richtige Trinkverhalten

Beim Stillen oder Fläschchengeben sollte das Kind nicht weinen, denn sonst schluckt es automatisch mehr Luft. Die frisch zubereitete Folgemilch wird kurz stehen gelassen, damit die Schaumblasen verschwinden.

Die stillende Mutter sollte möglichst keinen Kaffee trinken und nichts essen, was Blähungen fördert. Manchmal hilft es, wenn die Mutter den Verzehr von Milchprodukten reduziert. Vor allem bei „Kaiserschnittkindern" kann an die Gabe von Darmbakterien gedacht werden, damit die Darmflora gestärkt wird (siehe Kapitel „Der Darm im Gleichgewicht", Seite 22).

· *Vermeiden Sie blähende Lebensmittel, wie z.B. Schokolade, Kohlgemüse, Zwiebel und Hülsenfrüchte, wenn Sie stillen.*

Bauchmassage und Bauchwickel

Krampflösend und beruhigend wirkt eine Bauchmassage (kreisende Bewegungen im Uhrzeigersinn) mit einer „Windcreme" oder einem „3-Winde-Öl". Dabei wird nicht nur das Band zwischen Eltern und Kind gefestigt, sondern auch der Darm unterstützt.

Anschließend kann ein krampflösender, wärmender Bauchwickel gemacht werden (siehe Kapitel „Wohltuende Wickel", Seite 71).

Der „Windtee"

Die ätherischen Öle von Fenchel-, Kümmel- und Anisfrüchten wirken krampflösend und entspannend. Auch der „Windtee" hat sich bewährt:

Zutaten:
Kamillenblüten 20 g
Fenchelfrüchte 30 g
Kümmelfrüchte 20 g
Anisfrüchte 10 g
Pfefferminzblätter 15 g
Orangenschalen 5 g

Zubereitung:
2 TL dieser Mischung werden mit ca. 150 ml kochendem Wasser übergossen und 5 bis 10 Minuten lang überdeckt stehen gelassen. Für Säuglinge empfehlen sich 50 bis 100 ml im Fläschchen, am besten ungesüßt. Die Früchte werden vorher etwas zerquetscht.

Die stillende Mutter kann zusätzlich Angelikawurzeltee trinken. Die Wurzel wird etwa 5 Minuten lang mitgekocht, bevor der Tee zieht, und anschließend abgeseiht.

Magnesium phosphoricum bei Krämpfen

Das Schüßler-Salz *Magnesium phosphoricum* kann bei akuten Krämpfen alle 5 Minuten gegeben werden. Vor jedem Stillen können zur besseren Verdauung *Natrium phosphoricum*, *Calcium phosphoricum* und *Natrium sulfuricum* gegeben werden. Für Babys werden die Tabletten etwas zerdrückt und in wenig Wasser oder Muttermilch gelöst (Dosierung siehe auch Kapitel „Schüßler-Salze", Seite 65).

Homöopathische Mittel gegen Blähungen

Belladonna: plötzlich einsetzende Krämpfe, hochrotes Gesicht
Carbo vegetabilis: Unruhe und Schreien bereits während des Trinkens, Verschlechterung durch Milch
Cuprum metallicum: starke Krämpfe
Lycopodium: Schreiattacken zwischen 16 und 20 Uhr, Kinder strecken sich
Magnesium carbonicum: säuerlich riechender Schweiß, zornig, abweisendes Schreien

Wenn nötig, kann alle 5 Minuten eine Niederpotenz (D6) des ausgewählten Mittels gegeben werden. 3 mal 5 Tropfen oder Globuli können auch vorsorglich gegeben werden.

Bachblütenmischung gegen Unruhe

Star of Bethlehem: um den Geburtsschock besser zu verarbeiten
Impatiens: für innere Ruhe
Walnut: hilft, besser mit neuen Eindrücken umzugehen

Ein paar Tröpfchen der Mischung können täglich direkt in den Mund des Babys gegeben werden.

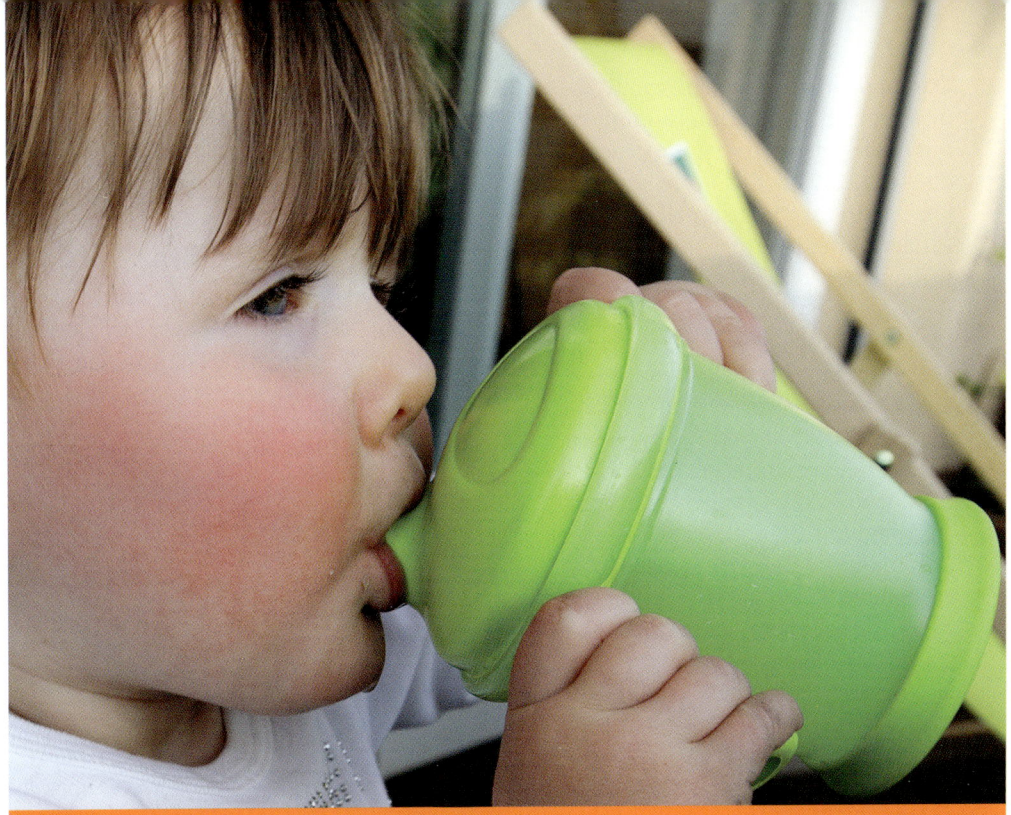

◆ Durchfall, Erbrechen

Viel Flüssigkeit zu trinken, ist die wichtigste Maßnahme bei Durchfall und Erbrechen.

Kinder mit Durchfall und Erbrechen sollten viel trinken und Mineralstoffe zu sich nehmen, damit das sensible Elektrolytgleichgewicht des Körpers nicht kippt. In der Regel ist eine akute Magen-Darm-Grippe nach einigen Tagen überstanden.

- *Bei chronischem Durchfall, der über 1 Woche andauert, oder bei Durchfall mit Fieber muss unbedingt ein Arzt zu Rate gezogen werden. Das gilt auch für heftiges oder gar blutiges Erbrechen.*
- *Eine Magen-Darm-Grippe ist bei Säuglingen und Kleinkindern ernst zu neh-*

men, da sie sehr schnell unter dem Flüssigkeitsverlust leiden. In diesem Fall ist es sinnvoll, gleich einen Arzt aufzusuchen.

Säuglingserbrechen

Wenn ein Säugling direkt nach der Mahlzeit erbricht, kann das daher kommen, dass der Schließmuskel des Magens noch nicht vollständig ausgeprägt ist. Deshalb ist es sinnvoll, das Baby nach dem Füttern nicht sofort wieder hinzulegen, sondern aufrecht umherzutragen.

Viel Ruhe und ein „Teetag"

Ein Krankheitserreger oder schlechtes Essen können Gründe für plötzlichen

Durchfall oder Erbrechen sein. Wird die körpereigene Darmreinigung sofort mit Medikamenten gestoppt, bleiben der Keim und die Giftstoffe länger im Bauch. Ein Brech-Durchfall ist für einen Kinderkörper ein Ausnahmezustand. Jegliche Anstrengung sollte vermieden werden – das gilt auch für Magen und Darm. Deshalb sollte am ersten Tag ein „Tee- und Suppentag" eingelegt werden. Getrunken werden sollte reichlich und „schlückchenweise", am besten Tee oder eine Elektrolytlösung aus der Apotheke. Verdünnte Fruchtsirups sind sinnvoller als stark zuckerhaltige Getränke, wie Cola. Wenn das Kind Hunger verspürt, kann es kleine Mengen an Reisschleim- oder Karottensuppe zu sich nehmen (Zubereitung siehe nachfolgend im Text).

· *Ein gestillter Säugling sollte nicht mehr als 2 Mahlzeiten auslassen.*

· *Bei Erbrechen: Das Trinken soll vor allem „schlückchenweise" erfolgen. Pfefferminztee eignet sich bei Kindern über drei Jahren besonders gut.*

Tees mit Gerbstoffen bei Durchfall

Gerbstoffhaltige Tees, wie Brombeerblätter- und Schwarztee (ohne Koffein!), stärken die Darmschleimhaut und wirken entzündungshemmend. Getrocknete Heidelbeeren enthalten Gerbstoffe, Kinder können mehrmals täglich einige getrocknete Beeren essen. Für Kleinkinder und Babys eignet sich der Tee besser. Alle gerbstoffhaltigen Tees sollten so lange ziehen, bis sie bitter schmecken, damit möglichst viele Wirkstoffe vorhanden sind. Bei Bauchkrämpfen kann etwas frischer Fencheltee dazugemischt werden (Zubereitung siehe Kapitel „Pflanzenheilkunde", Seite 54).

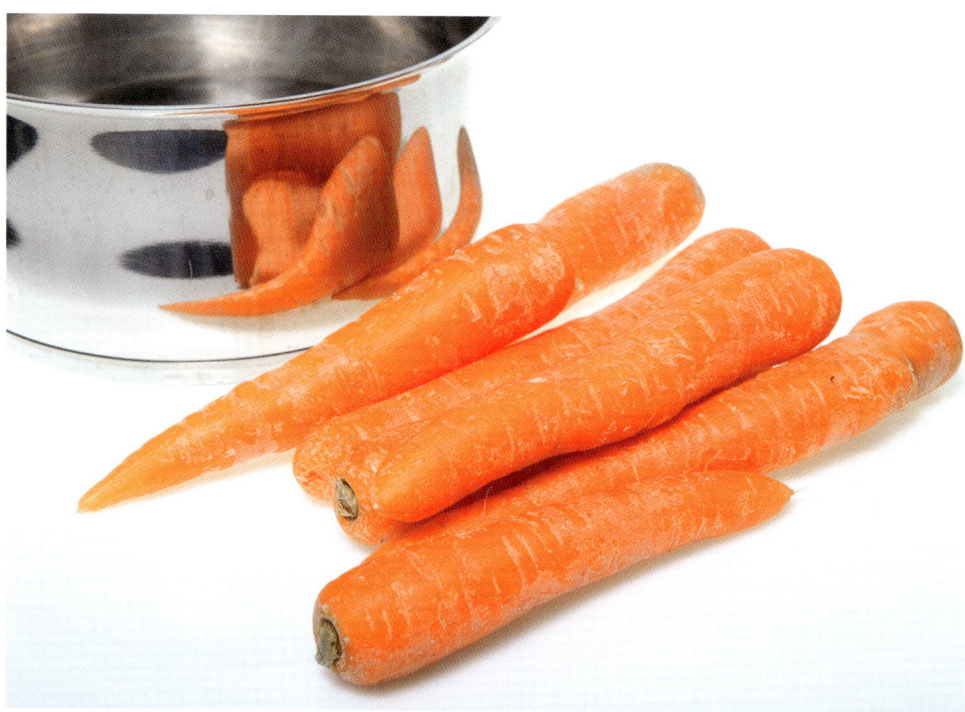

Gegen Durchfall: Karottensuppe nach Moro

Teemischung bei Durchfall:

Zutaten:
10 getrocknete Heidelbeeren
1 TL zerstoßene Fenchelfrüchte

Zubereitung:
Geben Sie die Heidelbeeren in 250 ml kochendes Wasser. Gießen Sie den Tee nach 10 Minuten Kochzeit über 1 TL mit zerquetschten Fenchelfrüchten. Lassen Sie das Ganze 10 Minuten lang ziehen, bevor Sie es abseihen.

Karottensuppe nach Moro:

Lindert den Durchfall, auch für Säuglinge ab 6 Monaten geeignet:

500 g geschälte, zerkleinerte Karotten in 1 l Wasser **mindestens 1 ¹/₂ Stunden** lang kochen lassen. Die Masse durch ein Sieb drücken und mit Wasser auf 1 l auffüllen. Anschließend mit ca. 1 gestrichenen TL Kochsalz abschmecken. In kleinen Mengen geben.

Langsamer Kostaufbau

Um die Genesung zu unterstützen, sollten die Essensportionen am Anfang klein ausfallen. Bei Säuglingen kann mit Reisschleimsuppe die Nahrung langsam wieder aufgebaut werden. Geriebener Apfel, der etwas stehen gelassen wurde, sodass er bräunlich gefärbt ist, wirkt „stopfend" und kann bei Durchfall in kleinen Mengen zugefüttert werden. Kinder können weißen Reis oder Zwieback essen. Auf Milchprodukte sollte einige Tage gänzlich verzichtet werden. Dasselbe gilt für Süßigkeiten und fette Speisen.

Reisschleimsuppe:

Zutaten:
70 g Reis
1 l Wasser

Zubereitung:
Der Reis wird im Wasser kurz aufgebrüht, dann gewaschen und mit Küchenrolle abgetupft. Nachdem die Körner fein zerstoßen wurden (z.B. mit dem Schnitzelklopfer), werden sie samt dem Wasser zum Kochen gebracht und immer wieder umgerührt, sodass sich eine dickflüssige Suppe bildet (ca. 2 Stunden). Die Suppe wird abgeseiht, etwas gesalzen und kann warm oder lauwarm gegessen werden.

Darmaufbau

Ein gutes Präparat, um die Darmflora wieder aufzubauen, ist sinnvoller als ein Mittel, um den Durchfall sofort zu stoppen. Damit der Darm auch nachhaltig gestärkt wird, sollte ein Darmaufbau – unabhängig vom Alter – mindestens 2 Wochen lang erfolgen. Leidet ein Kind öfters unter Durchfall, dann auch noch länger.

Schüßler-Salze gegen Erbrechen und Durchfall

Das wichtigste Schüßler-Salz gegen wässrigen Durchfall und Erbrechen ist *Natrium chloratum*. Es ist das Salz für den Wasserhaushalt und kann bei Bedarf auch im Abstand von zehn Minuten gegeben werden. Bei übel riechendem, gelblichem Stuhl können *Natrium phosphoricum* zum Entsäuern, *Kalium chloratum* und *Natrium sulfuricum* zum Entgiften verabreicht werden. Wird Galle erbrochen, ist *Kalium sulfuricum* das geeignete Schüßler-Salz (Dosierung siehe Kapitel „Schüßler-Salze", Seite 65).

Crotalus D6 bei Darmgrippe

Crotalus D6 ist ein homöopathisches Mittel gegen Keime. Liegt der Verdacht einer Ansteckung nahe, können 3 mal 5 Tropfen oder Globuli *Crotalus D6* gegeben werden. *Nux vomica D6* kann bei akutem Erbrechen alle 5 Minuten gegeben werden.

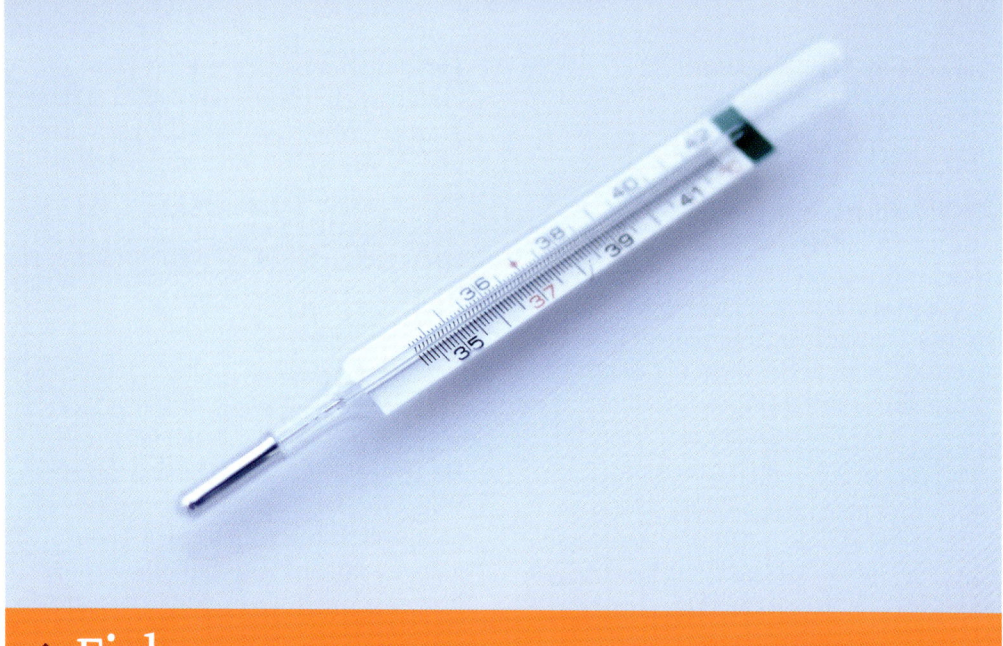

◆ Fieber

*Fieber ist eine Reaktion des Körpers,
die dazu dient, die Heilung zu unterstützen.*

Schutzmechanismus des Körpers

Kinder bekommen sehr viel häufiger
Fieber als Erwachsene. Ihr Immunsystem reagiert schneller und intensiver als das schon „abgestumpfte" der
Erwachsenen. Bei einer Körpertemperatur von über 38 °C werden vermehrt
körpereigene Abwehrstoffe gebildet,
die Bakterien und Viren abtöten und
deren Gifte abtransportieren. Das
erklärt, warum das Fieber nicht voreilig
gesenkt werden soll.

· *Kinder bekommen oft hohes Fieber, das
  muss nicht immer alarmierend sein.
  Fieber erleichtert bei Kindern das Ruhen
  im Bett – von den Erwachsenen ganz zu
  schweigen …*
· *Von Fieber spricht man bei einer Körpertemperatur von über 37,5 °C.*

· *Denken Sie daran, bei der rektalen Mes-
  sung 5 Punkte abzuziehen.*

Wann das Fieber senken?

Als grober Anhaltspunkt gilt, das
Fieber über 39 °C zu senken. Generell
ist es wichtig zu sehen, wie das Allgemeinbefinden des Kindes ist. Fühlt
es sich einigermaßen gut und verträgt
es das Fieber, sollte dieses nicht sofort
gesenkt werden. Geht es dem Kind
bei Fieber unter 39 °C schon schlecht
oder neigt es zu Fieberkrämpfen, sollte
die Temperatur schon vorher gesenkt
werden.

Rufen Sie einen Arzt, wenn
· das Fieber 39 °C übersteigt.
· es länger als 3 Tage dauert.
· Nackensteife oder andere zwingende
  Beschwerden hinzukommen.
· das Kind zu Fieberkrämpfen neigt.
· Sie unsicher sind.

Fiebersenkende Wadenwickel

Die kühlen Wadenwickel lassen so manches Fieberzäpfchen einsparen und belasten den Organismus nicht mit chemischen Stoffen (siehe Kapitel „Wohltuende Wickel", Seite 69).

Voraussetzung für einen Waden-wickel ist, dass das Kind warme Hände und Füße hat. Ist das nicht der Fall, müssen sie vorher aufgewärmt wer-den. Funktioniert das aus irgendeinem Grund nicht oder muss das Fieber sehr schnell sinken, kann ein kühler Bauchwickel gemacht werden. Dazu werden feuchte, vorsichtig tem-perierte Tücher um den Bauch gelegt (siehe Kapitel „Wohltuende Wickel", Seite 70).

Lindenblütentee und leichte Kost

Viel zu trinken, ist bei Fieber sehr wichtig, da Kinder bei einer hohen Körpertemperatur sehr schnell viel Flüssigkeit verbrauchen.

Um den Organismus nicht zu belasten, sollte Schonkost gegessen werden. Gemüsesuppen eignen sich besonders gut, da sie basisch sind und dem sauren Zustand während des Fieberns entgegenwirken. Tierische Produkte, wie Milchprodukte, Eier und Fleisch, sowie Süßes sollten ver-mieden werden.

Teemischung bei Fieber

Zutaten:
20 g Lindenblüten
20 g Holunderblüten
10 g Kamillenblüten
10 g Melissenblätter

Zubereitung:
2 TL mit ca. 150 ml kochendem Wasser übergießen und 5 Minuten lang ziehen lassen, bevor der Tee abgeseiht wird.

Den Fieberverlauf unterstützen

Fieberanstieg:

Wenn die Körpertemperatur steigt, fröstelt das Kind. Mit wärmenden Maßnahmen wird der Organismus unterstützt. Warmer Tee oder Suppe mit ein wenig frischem Ingwer gewürzt und eine Bettdecke mit Wärmflasche unterstützen den fröstelnden Körper. In dieser Phase kann das Schüßler-Salz *Ferrum phos-phoricum* alle 5 Minuten zusammen mit *Aconitum D6* (je 5 Globuli) gegeben werden.

Hohes Fieber:

Bryonia D6 kann 3-mal täglich zusam-men mit dem Schüßler-Salz *Kalium phosphoricum*, das jede halbe Stunde gelutscht wird, gegeben werden. In dieser Phase sollte das Abwehrsystem

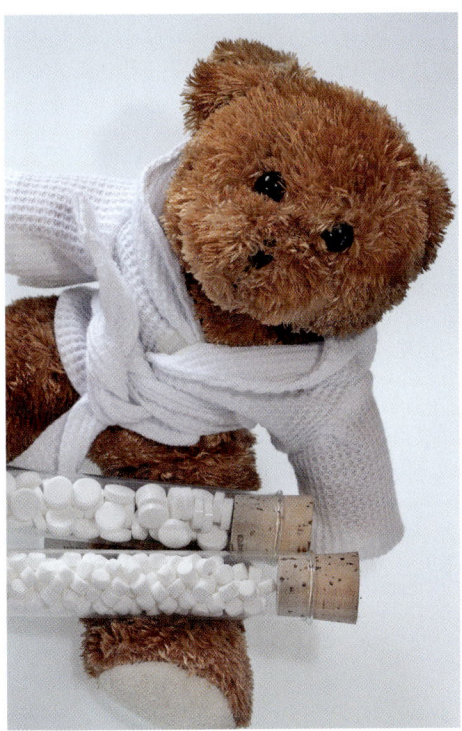

Mit Schüßler-Salzen kann der Fieberverlauf unterstützt werden.

nicht mit speziellen, das Immunsystem stimulierenden Mitteln, wie Echinacea, angeregt werden, da es sowieso schon auf Hochtouren läuft. Wenn nötig, kann das Fieber mit Wadenwickeln gesenkt werden.

Fieberabfall:

Das Schüßler-Salz *Natrium sulfuricum* kann während und nach dem Abklingen des Fiebers 1 Woche lang 3-mal täglich gegeben werden. Auch Immunstimulantien, wie Echinacea, können in dieser Phase wieder das Immunsystem unterstützen.

Erholungsphase:

Nach einer Krankheit muss sich der Körper erholen. Das Kind sollte 1 bis 2 Tage frei von Fieber sein, bevor es das Haus verlässt. In dieser Phase können B-Vitamine und Zink für neue Kraft sorgen. *Calcium phosphoricum* ist das „Aufbaumittel" der Schüßler-Salze und kann zur Stärkung gegeben werden (Dosierung siehe Kapitel „Schüßler-Salze", Seite 65).

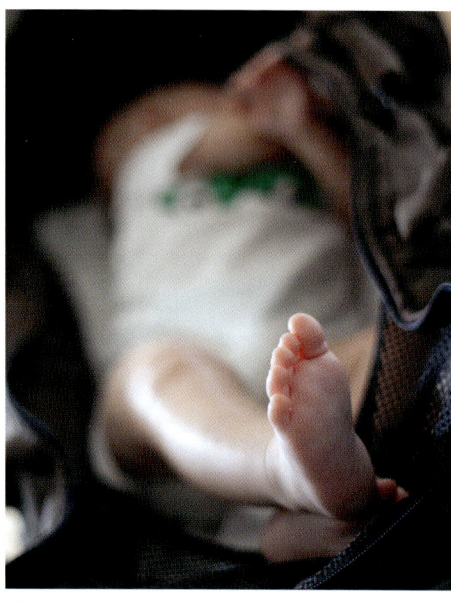

Viel Ruhe beschleunigt das „Gesundwerden".

Dreitagesfieber

Das Dreitagesfieber ist in der Regel eine harmlose Erkrankung im frühen Kindesalter. Dreitagesfieber wird von einem Virus verursacht, der durch Niesen, Husten und Sprechen übertragen wird. Nach der Erkrankung ist das Kind ein Leben lang immun dagegen. Typisch für diese Erkrankung ist hohes Fieber, das ca. 3 Tage andauert. Anschließend zeigt sich vor allem am Rumpf des Kindes ein kleinfleckiger roter Ausschlag.

- *Fragen Sie bei hohem Fieber in jedem Fall einen Kinderarzt um Rat, um sicher zu gehen, dass es sich wirklich um das harmlose Dreitagesfieber handelt.*
- *Das Schüßler-Salz Natrium sulfuricum hilft, die Giftstoffe nach der Erkrankung besser abzuleiten. Es kann 2 Wochen lang 3- bis 4-mal täglich verabreicht werden.*

Fieberkrampf

Fieberkrämpfe können vor allem bei Kindern zwischen sechs Monaten und vier Jahren auftreten, wenn das Fieber schnell steigt. Typische Zeichen sind Zuckungen von Armen und Beinen, verdrehen der Augen, blaue Lippen.

Erste Hilfe:
- Lockern Sie die Kleidung Ihres Kindes.
- Achten Sie darauf, dass sich das Kind bei den Zuckungen nicht verletzt.
- Versuchen Sie, das Fieber so bald wie möglich mit einem Fieberzäpfchen zu senken.
- Rufen Sie den Notarzt, wenn der Fieberkrampf länger als 10 Minuten andauert, sich wiederholt oder das Kind Atemnot entwickelt.
- Wenn Ihr Kind zu Fieberkrämpfen neigt, achten Sie darauf, dass das Fieber nicht über 38,5 °C steigt.

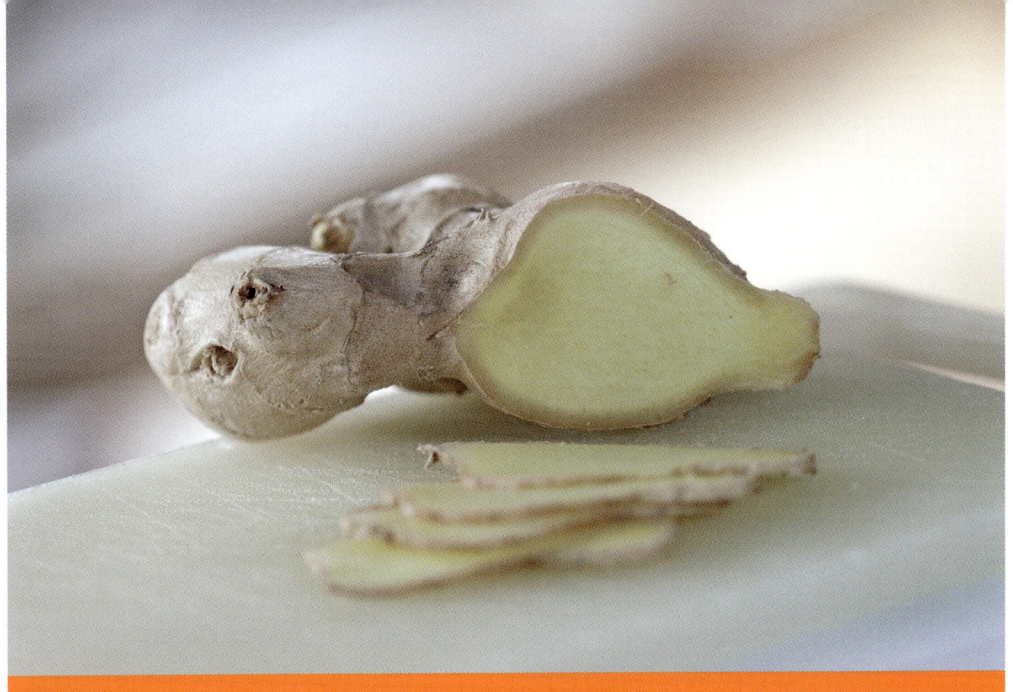

◆ Grippe (echte) – grippaler Infekt

Eine Grippe wird von Viren verursacht. Bettruhe und Flüssigkeitszufuhr können das „Gesundwerden" beschleunigen.

Echte Grippe und grippaler Infekt

Während die echte Grippe viel schwerwiegender abläuft, ist ein grippaler Infekt in der Regel harmlos. Im Grunde ist dies eine Erkältung mit oder ohne Fieber. Eines haben beide gemeinsam: Viren sind daran schuld.

Impfen lässt sich nur gegen die echte Grippe. Das ist dann zu diskutieren, wenn das Kind schon von vornherein an einer schweren Krankheit leidet und sein Immunsystem äußerst schwach ist. Der Kinderarzt kann diesbezüglich beraten.

* *Befragen Sie einen Arzt, wenn Ihr Kind plötzlich Fieber über 39 °C hat.*

Bettruhe und Flüssigkeitszufuhr

Eine Grippe geht meistens mit Fieber einher. Das Fieber bedeutet, dass das Immunsystem aktiv ist, um Keime zu bekämpfen, und sollte deshalb nicht sofort gesenkt werden (siehe Kapitel „Fieber", Seite 100). Um den Krankheitsprozess zu unterstützen, sollte das Kind seine Ruhe haben, ausreichend schlafen und viel Flüssigkeit trinken.

* *Husten, Schnupfen, Halsweh, Fieber, Kopf- und Gliederschmerzen sind die häufigsten Symptome einer Grippe (siehe auch Kapitel „Halsschmerzen", Seite 106, „Husten", Seite 111, und „Schnupfen", Seite 157).*

Ausheilen statt unterdrücken

* Geben Sie nicht sofort abschwellende Nasentropfen, Hustenblocker, Fieberzäpfchen, Antibiotika oder gar Korti-

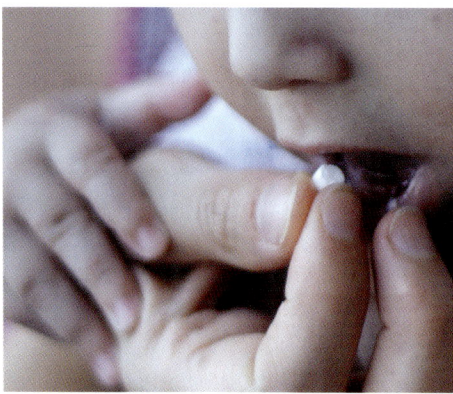

Bei Fieber bis 38,5 °C: *Ferrum phosphoricum*,
bei Fieber über 38,5 °C: *Kalium phosphoricum*

son. Sprechen Sie mit dem Kinderarzt darüber.

- Ruhe ist sehr wichtig – das heißt, kein Fernsehen, keine Hektik oder Betriebsamkeit im Kinderzimmer. Bettruhe ist ideal.
- Bieten Sie Ihrem Kind immer wieder etwas zu trinken an. Tee und Wasser eignen sich besonders gut.
- Geben Sie Ihrem Kind nur etwas zu essen, wenn es auch Hunger hat – z.B. Reis oder Kartoffeln mit dampfgegartem Gemüse sind der tierischen Kost vorzuziehen. Säuglinge sollten jedoch nicht mehr als 2 Mahlzeiten auslassen.
- Vermeiden Sie die Gabe von Milch und Milchprodukten.
- Geben Sie Ihrem Kind Mineralstoffe und Vitamine, die das Immunsystem unterstützen.
- Stimulieren Sie die Schleimhautabwehr mit einem guten Präparat für die Darmflora.
- Bei niedrigem Fieber können Sie Ihrem Kind pflanzliche Stoffe, wie Echinaceatropfen, zur Stärkung der Abwehrkraft geben.
- Bei geschwollenen Lymphdrüsen kann zusätzlich ein homöopathisches Mittel für das Lymphsystem gegeben werden (verschiedene

Präparate im Handel erhältlich; siehe auch Kapitel „Immunsystem stärken", Seite 18).

Grippetee:

Zutaten:
Lindenblüten 20 g
Holunderblüten 20 g
Fenchelfrüchte 20 g
Hagebutten 20 g
Kamillenblüten 20 g

Zubereitung:
1 TL mit kochendem Wasser übergießen und 5 Minuten lang ziehen lassen. Der Tee sollte nach dem Abseihen warm getrunken werden. Er wirkt schweißtreibend – also kühlend und ausleitend – auf den Körper.

- *Achten Sie darauf, dass sich Ihr schwitzendes Kind mit einer Decke vor Zugluft schützt.*

Bei den ersten Anzeichen: Ingwer und Zwiebelsaft

Bei den ersten Anzeichen einer Grippe sollte das Kind zugedeckt werden und sich mit einem warmen Getränk oder einer Suppe gewürzt mit Ingwer aufwärmen. Ob frisch, als Pulver oder Tee – die Wirkstoffe dieses Wurzelstockes regen das Immunsystem an und wärmen von innen. Bei besonders sensiblen Kindern sollte nicht zu viel Ingwer verwendet werden. Die kalten Füße des Kindes sollten unbedingt, notfalls mit einer Wärmeflasche, gewärmt werden. Zwiebelsocken (siehe Kapitel „Wohltuende Wickel", Seite 70) eignen sich hervorragend bei den ersten Grippeanzeichen. Sie wirken wärmend und unterstützen das Immunsystem. Der selbst gemachte Zwiebelsirup (siehe Kapitel „Pflanzenheilkunde", Seite 56) lässt so manche Grippe schneller vorbeiziehen. Er wirkt gegen Keime und unterstützt das Immunsystem.

Zink und Vitamin C

Zink und Vitamin C regen die Abwehrkräfte an und stärken die Schleimhäute. Zink besitzt auch eine leichte Wirkung gegen Viren.

Am ersten Tag der Grippe kann eine hohe Dosis dieses Spurenelementes gegeben werden. Eine Fachperson kann die geeignete Dosierung je nach Alter des Kindes empfehlen. Auch Vitamin C kann etwas höher dosiert werden. Werden die Brause- oder Lutschtabletten zerbröckelt und stündlich, „stückchenweise", verabreicht, wird das Vitamin besser aufgenommen.

· *Bei einer Grippe befindet sich der Körper in einem sehr „sauren" Zustand. Um diesen schneller auszugleichen, kann jeden Tag abends 1 Messerspitze Basenpulver ins Getränk gemischt werden.*

Homöopathische Grippemittel

Bryonia D6 und *Elaps D6* sind die Mittel der Wahl bei einer handfesten Grippe mit Fieber. Sie können 3-mal täglich gegeben werden. Wird der Grippeanflug sofort bemerkt, kann *Aconitum D6* als Erste-Hilfe-Maßnahme alle 10 Minuten gelutscht werden.

Schüßler-Salze bei Grippe

Ferrum phosphoricum wirkt gegen Entzündungen und leichtes Fieber. *Kalium phosphoricum* wird bei Fieber über 38,5 °C gegeben (Dosierung siehe Kapitel „Schüßler-Salze", Seite 65).

· *Geben Sie Ihrem Kind zur Nachbehandlung der Grippe* Natrium sulfuricum D6 *und* Thuja D6 *etwa 2 Wochen lang, um Abfallstoffe aus dem Lymphsystem „hinauszukatapultieren".*

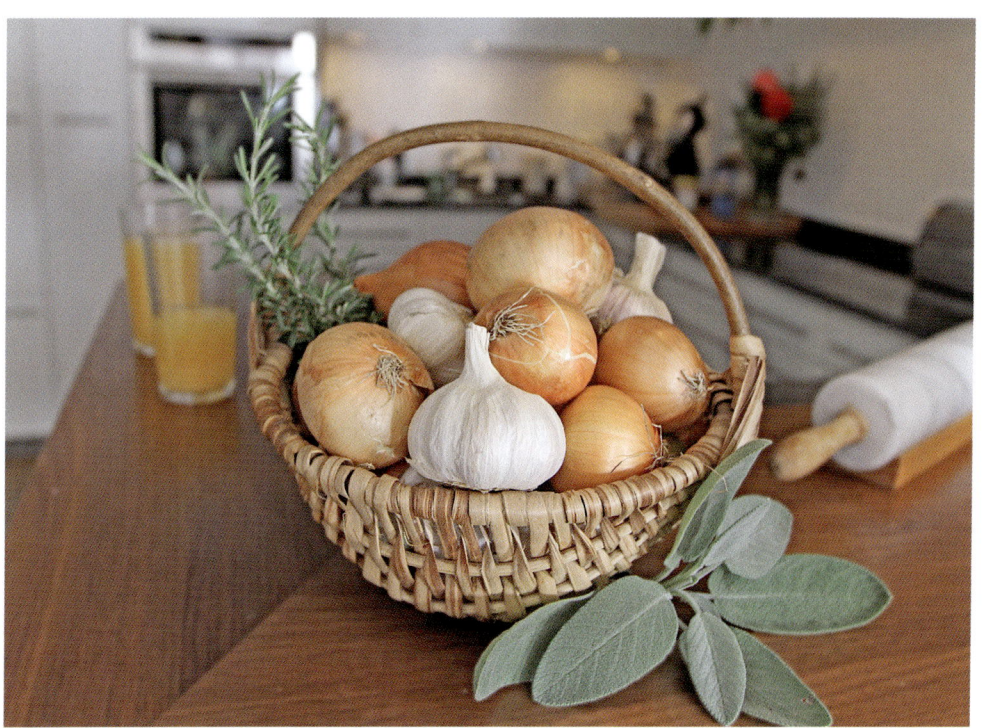

Natürliches Grippemittel: Zwiebelsaft

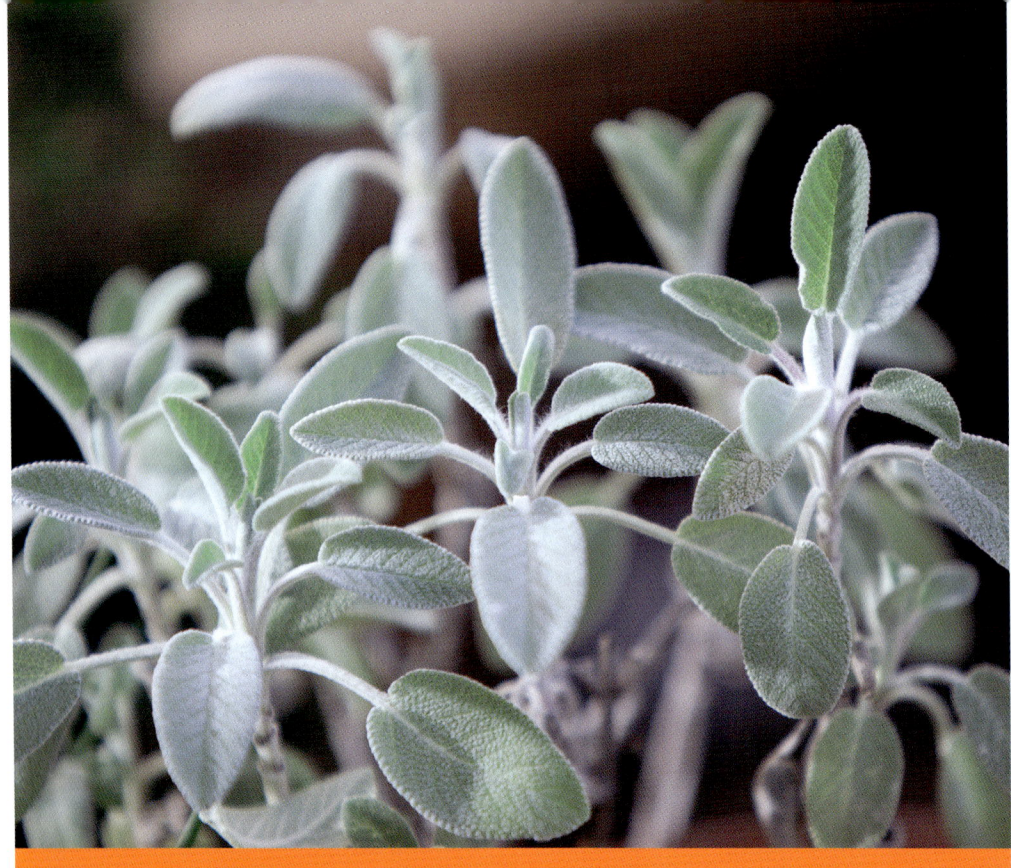

◆ Halsschmerzen

Mit natürlichen Mitteln kann Halsweh bei Kindern sehr gut behandelt werden.

Kleinere Kinder können schlecht mitteilen, dass sie Halsschmerzen haben. Sie verweigern plötzlich Essen und Trinken oder hören sich heiser an. Größere Kinder beschreiben einen „Kloß" im Hals oder klagen über Kratzen und Brennen.

Harmlos oder doch zum Arzt?

Für die meisten Arten von Rachen- und Mandelentzündungen (Angina) sind Viren verantwortlich. Halskratzen und Schluckbeschwerden, die von nur schwachem Fieber begleitet werden, sind in der Regel nach einigen Tagen ausgeheilt.

Bei starker Lymphknotenschwellung und hohem Fieber könnte es sich um Pfeiffer'sches Drüsenfieber handeln – eine Viruserkrankung, die den ganzen Körper betrifft (siehe Kapitel „Pfeiffer'sches Drüsenfieber [Mononukleose]", Seite 147).

Auch von Bakterien verursachte Mandelentzündungen gehen häufig mit hohem Fieber einher.

Feuerroter Rachen, leichter Hautausschlag und Fieber können auf Scharlach hindeuten, weiß gepunktete Mandeln auf spezielle Bakterien namens Streptokokken.

Bei diesen schwereren Formen von Halsentzündungen sollte unbedingt ein Arzt aufgesucht werden. Das gilt auch für Kehlkopfentzündungen mit Atembeschwerden.

- *Der Waldeyer-Rachenring mit den Rachen-, Gaumen- und Mundmandeln ist Teil des Immunsystems. Diese sollten nie leichtfertig entfernt werden.*

Lindernde Wickel

Umschläge und Wickel am Hals eignen sich bei Kindern sehr gut, um Schmerzen und Entzündungen wirksam zu lindern. Bei stark geröteten und geschwollenen Mandeln, wenn das Kind nicht fröstelt oder Fieber hat, kommt der kühlende Quarkwickel zum Einsatz (siehe Kapitel „Wohltuende Wickel", Seite 72).

Ein warmer Kartoffelwickel hingegen eignet sich bei Kältegefühl, Frösteln und Halskratzen (siehe Kapitel „Wohltuende Wickel", Seite 68).

- *Entfernen Sie den Wickel unverzüglich, wenn die Schmerzen während der Einwirkzeit stärker werden.*

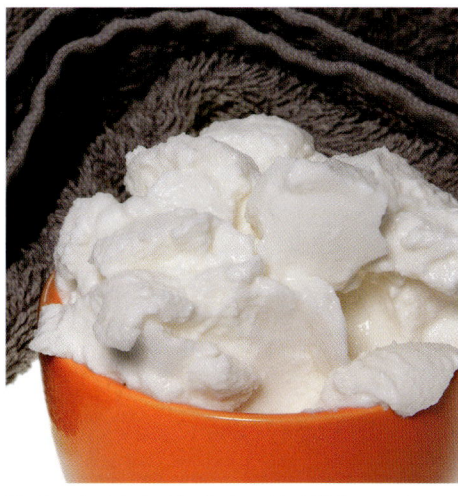

Ein Quarkwickel wirkt lindernd bei Fieber und geschwollenen Mandeln.

- *Damit die Wickelanwendungen auch Spaß machen, darf auch die Lieblingspuppe einen Wickel um den Hals bekommen.*

Entzündungshemmendes Naturmittel: Propolis

Für Kinder im Schulalter ist das „Bienenprodukt" Propolis sehr wertvoll gegen alle Entzündungen im Mund- und Rachenraum. Es wirkt aktivierend auf das Immunsystem, gegen Viren, Bakterien und Pilze, ist entzündungshemmend und schmerzstillend.

Mehrmals täglich können 20 Tropfen der Tinktur in ein wenig lauwarmem Wasser verdünnt schlückchenweise getrunken werden. Bei sehr sensiblen oder kleineren Kindern sollte statt der Tinktur ein kindgerechter Halsspray verwendet werden.

Pflanzliche Helfer

Salbeitee ist ein altbewährtes Hausmittel zum Gurgeln bei Halsentzündungen. Seine zusammenziehenden Stoffe stärken die Schleimhäute und wirken desinfizierend. Der etwas bittere Geschmack kann mit Kamillentee verfeinert werden.

Bei Kehlkopfentzündung mit oder ohne Schleimbildung kann Isländisch-Moos-Tee getrunken werden.

Tees und Gurgellösungen sollten niemals heiß, sondern lauwarm verabreicht werden! (Zubereitung siehe Kapitel „Pflanzenheilkunde", Seite 54).

- *Bei Brennen, Kratzen und Heiserkeit: Setzen Sie Malvenblüten und Eibischwurzel in abgekochtem kalten Wasser an und lassen Sie das Ganze 1 Stunde lang ziehen. Für den Geschmack können Sie Kamillentee oder Honig dazugeben, nachdem Sie den Tee abgeseiht und kurz aufgekocht haben. Geben Sie den lauwarmen Kräuterauszug Ihrem Kind schlückchenweise zu trinken oder zu gurgeln.*

· *Halten Sie die Schleimhäute Ihres Kindes möglichst feucht: Inhalieren mit Kamillen- oder Salbeitee und das oftmalige Trinken lauwarmer Flüssigkeit sind sehr sinnvoll, damit die Schleimhäute Ihres Kindes gut durchblutet werden.*

Schnelle Hilfe: Schüßler-Salz *Ferrum phosphoricum*

Bei Halsschmerzen und Rötung im Hals kann schon Säuglingen das Schüßler-Salz *Ferrum phosphoricum* gegeben werden. Bei starken Schmerzen wird alle 5 Minuten bis zur Besserung der Symptome 1 Lutschtablette gegeben. Sind graue oder weiße Punkte zu sehen, kann es mit *Kalium chloratum* kombiniert werden.

Mehrmals täglich können diese Schüßler-Salze bis ein paar Tage nach dem Abklingen gegeben werden (Dosierung siehe auch Kapitel „Schüßler-Salze", Seite 65).

Homöopathie für Hals und Rachen

Hat das Kind stark geschwollene Lymphknoten, ist ein homöopathisches Mittel, welches das Lymphsystem unterstützt, sehr sinnvoll.

Zu diesem Zweck gibt es verschiedene Tropfenmischungen im Handel, die mehrmals täglich unterstützend gegeben werden können.

Bei geschwollenen Mandeln und rotem Rachenraum können *Apis D6*, *Belladonna D6* und *Mercurius D6* lindernd wirken. *Spongia D6* kommt bei Engegefühl im Kehlkopf zum Einsatz.

Crotalus D6 wirkt unterstützend, wenn eine bakterielle Infektion mit Fieber vorherrscht.

Die ausgewählten Mittel können 3-mal täglich bis zum Abklingen gegeben werden.

· *Kehrt die Halsentzündung oder Lymphknotenschwellung immer wieder, sollte schon vorsorglich das Immunsystem gestärkt werden (siehe Kapitel „Immunsystem stärken", Seite 18).*

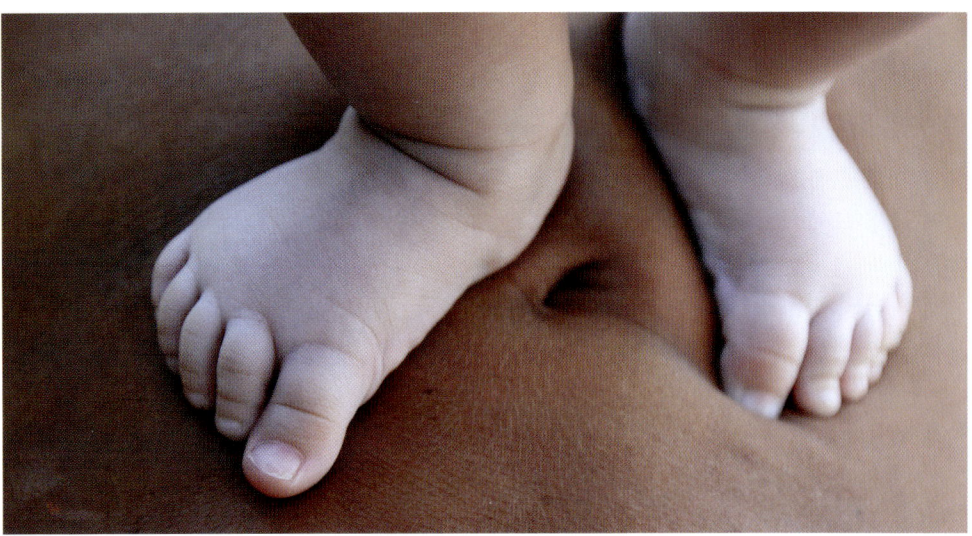

Kalte Füße sollten unbedingt angewärmt werden, so wird durch die Reflexzone auch das Immunsystem angeregt.

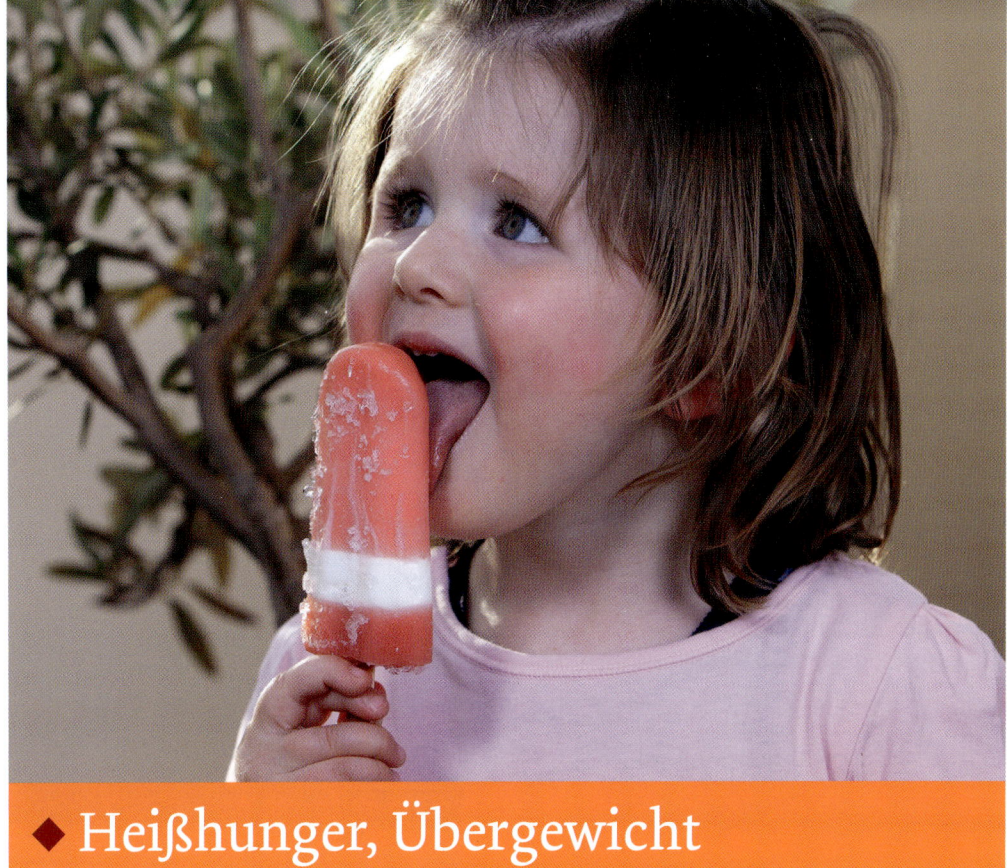

◆ Heißhunger, Übergewicht

Die Anzahl übergewichtiger Kinder nimmt in Europa stetig zu – und auch die damit verbundenen Erkrankungen, wie z.B. Diabetes Typ 2.

Neigt ein Kind zu Übergewicht, gibt es entweder eine genetische Veranlagung dazu oder die tägliche Lebensweise fördert dies. Vor allem für Kinder im Schulalter kann ihr Übergewicht zur seelischen Belastung werden. Fingerspitzengefühl ist dabei gefragt.

Bewegung und Ernährung

Diäten sind manchmal sehr frustrierend. Sinnvoller ist es, eine dauerhafte Umstellung des Lebensstils und der Ernährung anzustreben.

- *Sorgen Sie vor: Stellen Sie die ganze Familie schrittweise auf Vollwertkost um (siehe Kapitel „Gesunde Ernährung – Vollwertkost", Seite 24).*
- *Gesunde Ernährung entsteht beim Einkaufen. Kaufen Sie bewusst nur wenig süße Dinge, wie Kinderjoghurts, Kekse und Limonaden.*

Bewegung ist genauso wichtig wie eine ausgewogene Ernährung. Bewegung sollte möglichst Spaß machen und nicht mit Stress verbunden sein (siehe Kapitel „Wie viel Bewegung braucht ein Kind?", Seite 10).

Magnesium phosphoricum und Lycopodium

Manche Kinder essen aus Langeweile oder Nervosität. Dagegen kann das

Schüßler-Salz *Magnesium phosphoricum* unterstützend wirken. 3 mal 2 Tabletten können täglich gegeben werden.

Fragt das Kind immer wieder nach Süßigkeiten, sollte noch öfter 1 Tablette dieses Schüßler-Salzes verabreicht werden.

Beim Genuss vieler Süßigkeiten wird im Körper vermehrt Säure gebildet. *Natrium phosphoricum* unterstützt den Säure-Basen-Haushalt (Dosierung siehe Kapitel „Schüßler-Salze", Seite 65).

Das homöopathische Mittel *Lycopodium D6* regt nicht nur die Leber-Galle-Tätigkeit an, sondern soll auch gegen die Lust auf „Süßes" helfen. 3-mal täglich 5 Globuli können gegeben werden.

Abends keine Kohlenhydrate

Bei besonders übergewichtigen Kindern sollten vor allem abends so wenig Kohlenhydrate wie möglich gegessen werden. Diese bewirken, dass in der Nacht die Fettverbrennung reduziert wird. Kohlenhydrate sind in Brot, Reis, Nudeln und Kartoffeln enthalten. Am besten ist es, zum Abendessen viel Gemüse mit etwas Fleisch, Fisch, Eiern oder Käse zu kombinieren.

Entschlacken ohne Abführmittel

Auf keinen Fall sind Abführmittel zum Abnehmen sinnvoll. Sie entziehen dem Körper wichtige Mikronährstoffe.

Verschiedenen Pflanzen regen den Stoffwechsel und die Verdauung an, ohne den Körper zu belasten. 3 mal 5 Tropfen Löwenzahntinktur können zu diesem Zweck täglich vor dem Essen in ein wenig Wasser oder Saft gegeben werden.

Bachblütenmischung

Chestnut Bud hilft, nicht in „alte Essgewohnheiten" zurückzufallen. *Larch* und *Mimulus* stärken das Selbstbewusstsein. *Gorse* hilft, Rückschläge besser zu verkraften. *Impatiens* hilft gegen innere Anspannung.

Mehrmals täglich können einige Tropfen dieser Mischungen verabreicht werden.

Fragen Sie den Kinderarzt, wenn Ihr Kind plötzlich zunimmt, ohne dass sich seine Lebensgewohnheiten ändern. Eine Unterfunktion der Schilddrüse oder eine andere Stoffwechselerkrankung könnten dahinterstecken.

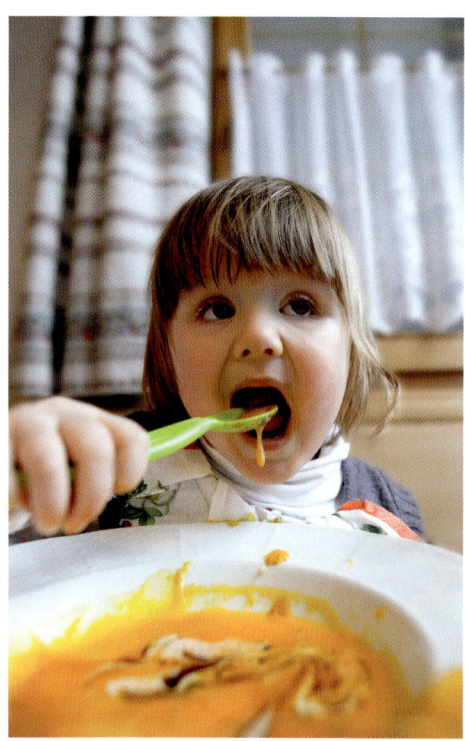

Magnesium phosphoricum hilft bei Heißhungerattacken.

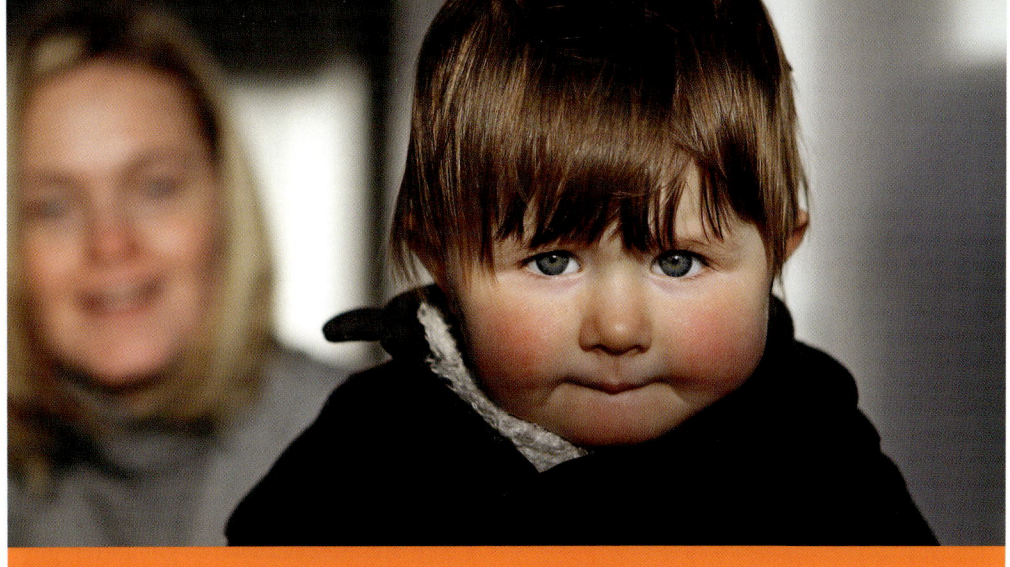

◆ Husten

Husten ist ein natürlicher Reflex, um Fremdes aus der Lunge zu schleudern.

Wenn Keime, kalte oder verschmutzte Luft die Atemwege reizen, reagiert der Körper mit einem Reflex, um alles wieder sauber zu kriegen: Er hustet. Der anfängliche trockene Husten sollte nach 1 bis 2 Tagen weich und schleimig werden.

Wann zum Arzt?

Dauert der Husten bei Säuglingen länger als 3 Tage, sollte ein Kinderarzt befragt werden. Kleinkinder und Kinder haben ein schon etwas ausgereifteres Immunsystem als Babys, weshalb sie den Schleim besser abhusten können. Bessert sich ihr Husten nach einer Woche nicht, sollten sie vom Kinderarzt abgehört werden. Das gilt ebenso für anfallartigen Husten oder Husten mit hohem Fieber.

· *Gehen Sie sparsam mit chemischen Hustenstillern um. Sie blockieren den Auswurf von Sekret und so auch den von Krank-heitserregern. Geben Sie Ihrem Kind höchstens abends oder bei starkem Reizhusten ohne Schleim einen Hustenblocker.*

Inhalieren und viel trinken

Inhalieren ist bei Entzündungen der Atemwege immer sinnvoll. So werden die Schleimhäute feucht gehalten, besser durchblutet und gereinigt. Zusätzlich kann im Kinderzimmer mit einem in Wasser getränkten Lappen an der Heizung oder einem Luftbefeuchter die trockene Luft feucht gehalten werden. Kleinkinder und Babys können mit einem Inhaliergerät inhalieren. Die Maske kann unterhalb des Kinns gehalten werden, sodass der Dampf nach oben steigt und durch Mund und Nase eingeatmet wird. Da sich in der Folge der Schleim verflüssigt und abgehustet werden muss, ist es wichtig, das Baby nicht gleich wieder ins Bettchen zu legen, sondern etwas zu tragen. Größere Kinder können auch über einer Schüssel dampfender Kamillentee inhalieren. **Achtung vor Verbrühungen!** Der Abstand zwischen Kopf und Schüssel sollte nicht zu gering sein. Viel zu trinken, ist besonders wichtig, damit die Schleimhäute feucht bleiben. Auf Milch und Milchprodukte sollte verzichtet werden, denn sie belasten die Schleimhäute und machen den Schleim zähflüssig.

- *Schalten Sie das Inhaliergerät im Vorraum des Kinderzimmers an und gewöhnen Sie so das Baby an den monotonen Lärm.*
- *Lassen Sie auch die Lieblingsspielfigur mitinhalieren. So macht es gleich mehr Spaß.*
- *V.a. im Winter sollte das Kind bei starkem Husten möglichst im Haus bleiben.*

Starke Pflanzen bei Husten

Der Hustentee hat sich in mehrerlei Hinsicht bewährt: Er ist besonders für Kinder geeignet, heilt durch seine Wirkstoffe und sorgt für Flüssigkeitszufuhr. Einige Pflanzen sind dabei besonders „stark" und wirken schleimlösend und reizlindernd.

Hustentee für Kinder und Säuglinge:

Zutaten:
Holunderblüten 20 g
Süßholzwurzel 20 g
Primelwurzel 20 g
Eibischwurzel 10 g
Königskerzenblüten 10 g
Huflattichblüten 10 g
Anisfrüchte 10 g

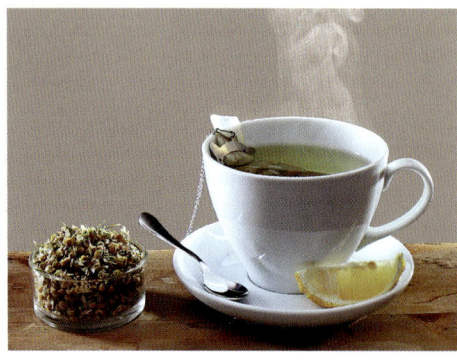
Hustentee heilt und sorgt für Flüssigkeitszufuhr.

Zubereitung:
Übergießen Sie 1 TL mit ca. 150 ml kochendem Wasser und lassen Sie das Ganze 7 Minuten lang ziehen, bevor Sie den Tee abseihen. Mehrmals täglich können Sie Ihrem Kind 1 Tasse des frisch zubereiteten Tees mit etwas Honig gesüßt zu trinken geben.

Schleimstoffe bei Reizhusten

Bei trockenem Reizhusten eignet sich ein kalter Auszug aus Malvenblüten, Eibischwurzel und Isländischem Moos. Zu diesem Zweck wird 1 gehäufter Esslöffel der Pflanze in einem halben Liter Wasser 1 Stunde lang angesetzt und nach dem Abseihen kurz aufgekocht. Schlückchenweise wird der noch warme Auszug getrunken, damit die Schleimstoffe die Schleimhaut benetzen. In diesen Auszug kann ein wenig frischer Tee – zubereitet aus Thymian und Fenchel – gemischt werden. Thymian regt die Drüsentätigkeit an und wirkt gegen Keime. Fenchel wirkt krampflösend auf die Bronchialmuskulatur.

Brustwickel und Brustbalsam

Bei Kindern unter drei Jahren sollten keine starken mentholhaltigen ätherischen Öle als Brustbalsam verwendet werden. Besser eignen sich auch für Säuglinge milde Balsame mit Wacholder und Myrrheöl oder leichte Thymiancremes, die abends unter dem Hemdchen eingerieben werden können (siehe auch Brustöl für Kinder im Kapitel „Pflanzenheilkunde", Seite 59). Um Schleim zu lösen, eignet sich ab einem Jahr ein warmer Zwiebelwickel. Für Kinder unter einem Jahr werden statt der Zwiebeln Kartoffeln verwendet (siehe Kapitel „Wohltuende Wickel", Seite 72).

Schüßler-Salze gegen Husten

Je nach Dringlichkeit der Beschwerden ist es sinnvoll, die gewählten Schüßler-Salze auch alle 5 Minuten nach Bedarf zu geben, damit sie ihre Wirkung zeigen. Bessern sich die Beschwerden, können sie mehrmals täglich verabreicht werden (Dosierung siehe auch Kapitel „Schüßler-Salze", Seite 65).

Magnesium phosphoricum: bei krampfartigem Reizhusten alle 5 Minuten 1 Tablette

Natrium chloratum: bei trockener Schleimhaut

Ferrum phosphoricum: bei entzündeter Schleimhaut: also bei allen Arten von Husten

Kalium chloratum: bei weißem Schleim

Kalium sulfuricum: bei gelbem, zähflüssigem Schleim

Silicea: bei empfindlichen Schleimhäuten und Hustenreiz bei Temperaturwechsel von innen nach draußen

· *Zerdrücken Sie die Schüßler-Salz-Tablette für Ihren Säugling und lösen Sie sie in etwas Wasser auf.*
· *Ist mehr als nur ein Schüßler-Salz passend, können Sie die ausgewählten kombinieren.*

Homöopathie bei Husten

Cinnabaris: die Schleimhaut stärkendes Mittel, wenn auch Schnupfen dabei ist

Bryonia: trockener, schmerzhafter Husten ohne Auswurf, Fieber, großer Durst

Drosera: bellender, trockener, hohl klingender Husten, Hustenanfälle mit Brechreiz

Ipecacuanha: trockener Husten mit hörbarem Rasseln und Giemen, mit Brechreiz

Spongia: Husten, der vom Kehlkopf ausgeht, Heiserkeit, trockene Schleimhäute

Tartarus stibiatus: Bronchitis mit zähflüssigem Schleim, feuchter Husten, Müdigkeit 3 mal 5 Globuli täglich. In Akutfällen können alle 5 Minuten 3 Globuli einer Niederpotenz (D6) gegeben werden.

Immer wiederkehrender Husten: Schleimhäute stärken

Ist ein Kind besonders anfällig und bekommt immer wieder Husten, sollten das Immunsystem und seine Schleimhäute unterstützt werden. Ein Darmaufbau mit einem guten Darmflorapräparat stärkt die Abwehrkräfte und die gesamten Schleimhäute. Über einen längeren Zeitraum können 3 mal 20 Tropfen aus *Pelargonium sidoides* gegeben werden. Diese Pflanze stärkt die Abwehrkräfte und die Bronchien (siehe auch Kapitel „Immunsystem stärken", Seite 18).

· *Trainieren Sie die Lunge Ihres Kindes vorsorglich mit viel Bewegung an der frischen Luft.*
· *Fragen Sie bei immer wiederkehrendem Husten einen Arzt. Es könnte auch eine Allergie dahinterstecken.*

Pseudokrupp (siehe auch Seite 151)
Keuchhusten (siehe auch Seite 122)

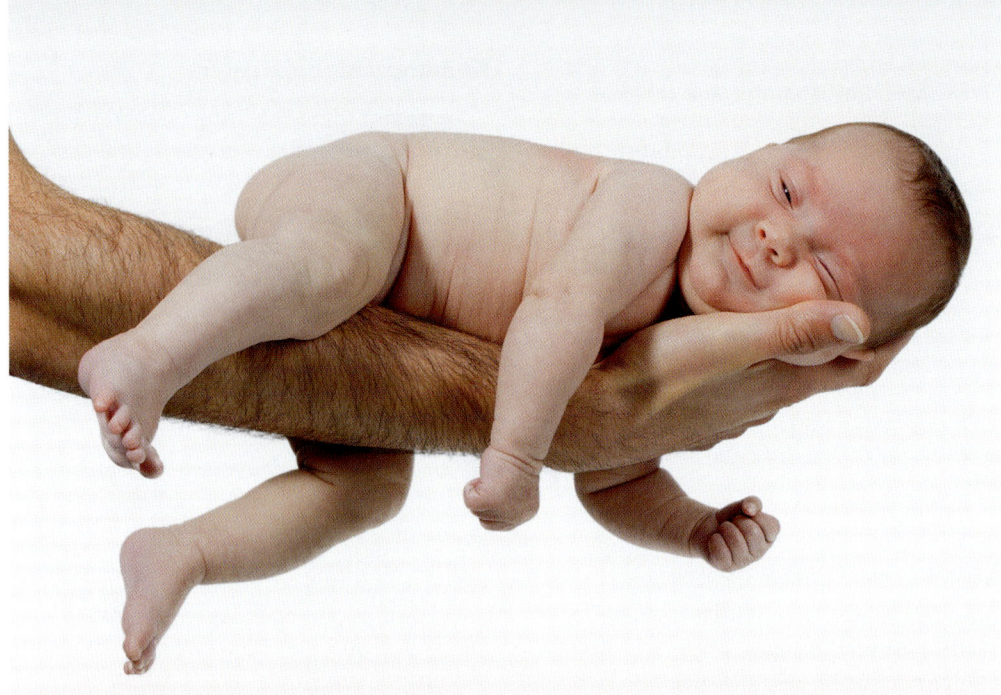

◆ Impfungen

Der starke Reiz einer Impfung ist eine wahre Herausforderung für das Immunsystem.

Laut Standardplan beginnen die Impfungen im frühen Säuglingsalter. Geimpft wird im Laufe der Kindheit in der Regel bzw. je nach Land und Alter des Kindes gegen Rotaviren, Diphtherie, Keuchhusten, Tetanus, Haemophilus influenzae Typ B, Kinderlähmung, Hepatitis B; Masern, Mumps, Röteln, Pneumokokken, Hepatitis A, Windpocken, Meningokokken und Frühsommer-Meningoenzephalitis (FSME).

Impfen: sinnvoll oder nicht?

Impfungen sind nicht ohne Nebenwirkungen, das gilt vor allem für sehr kleine Kinder. In manchen Ländern gibt es eine Impfpflicht, in anderen eine Impfempfehlung. Krankheiten wie Kinderlähmung treten dank der konsequenten Impfungen in den vergangenen Jahrzehnten in Europa kaum noch auf. Über den Sinn des „vollen Programms" an Impfungen lässt sich streiten. Der Kinderarzt kann zu diesem Thema ausführlich beraten, damit jeder zusammen mit dem Kinderarzt entscheiden kann. Manchmal kann auch ein Aufschub, bis das Kind ein wenig älter ist, sinnvoll sein, denn das Immunsystem eines Säuglings ist noch nicht vollständig ausgereift.

· *Nehmen Sie sich Zeit, um das „Impfthema" sorgfältig zu überdenken. Besprechen Sie Ihre Entscheidung mit dem Kinderarzt, von dem Sie sich ausführlich beraten lassen können.*

Unterstützend nach der Impfung

Damit das Immunsystem mit den Impfstoffen leichter zurechtkommt, ist es sinnvoll, direkt nach der Impfung eine einmalige Gabe von *Thuja C30* zu verabreichen. Um Giftstoffe auszuleiten, kann 3 Tage nach der Impfung mit der Gabe des Schüßler-Salzes *Natrium sulfuricum* begonnen werden. 3-mal täglich für 2 Wochen wird dieses Schüßler-Salz zur Entgiftung gegeben.

Gerötete Einstichstelle

Als Sofortreaktion kommt manchmal vor, dass die Einstichstelle heiß, rot und geschwollen ist. In diesem Fall kann ein sauberes, kühles und feuchtes Tuch auf die Einstichstelle gelegt werden. Auch eine gekühlte Bach-

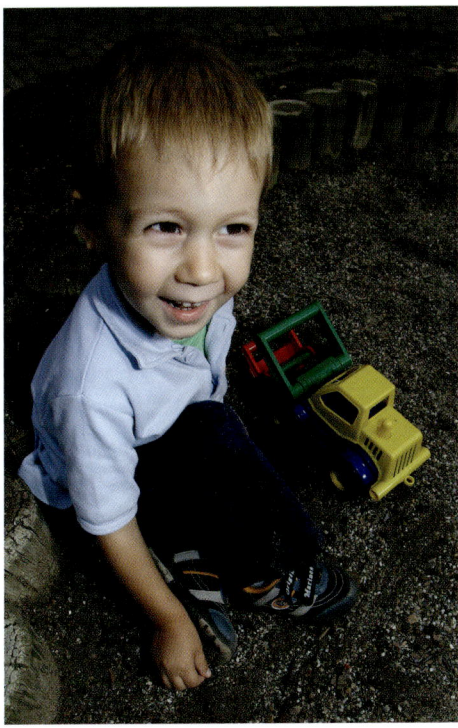

Für das Immunsystem eines Kindes ist die Impfung eine Herausforderung.

blütennotfallcreme eignet sich sehr gut zur Behandlung dieser entzündeten Stelle.

· *Legen Sie die Bachblütennotfallcreme etwas in den Kühlschrank und behandeln Sie damit die rote Stelle.*
· *Geben Sie Ihrem Kind 3-mal täglich Apis D6-Globuli, um der Rötung und der Schwellung, die einem Bienenstich ähneln, entgegenzuwirken.*
· *Fragen Sie den Kinderarzt, wenn die Rötung nach 24 Stunden noch zunimmt.*

Fieber und Unruhe

Die Temperatur des Kindes sollte nach der Impfung in regelmäßigen Abständen kontrolliert werden – vor allem, wenn sich das Kind warm anfühlt. Hat das Kind Fieber, ist es wichtig, ihm ausreichend zu trinken zu geben. Auf übertrieben warme Bekleidung und übermäßiges Zudecken sollte verzichtet werden. Das Fieber kann nach einer Impfung stark steigen. In diesem Fall können Wadenwickel sehr hilfreich sein, um die Temperatur zu senken (siehe Kapitel „Wohltuende Wickel", Seite 68).

Schüßler-Salze bei Fieber

Ferrum phosphoricum: Fieber bis zu 38,5 °C, rote Einstichstelle. Dosierung: jede Viertelstunde 1 Tablette für ca. 2 Stunden, danach alle 2 Stunden (außer, das Kind schläft). *Kalium phosphoricum:* Fieber über 38,5 °C oder, wenn das Kind sehr unruhig und aufgekratzt wirkt (Dosierung siehe Kapitel „Schüßler-Salze", Seite 65).

· *Hält das Fieber weiter an bzw. steigt oder zeigt das Kind ungewöhnliche Symptome, fragen Sie den Kinderarzt um Rat.*

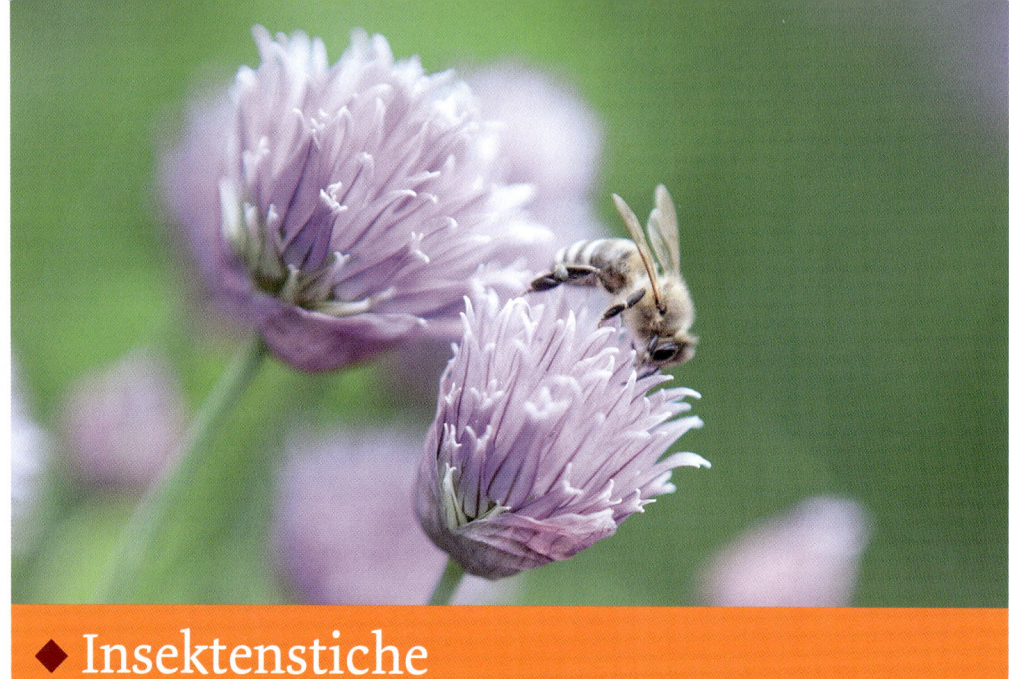

◆ Insektenstiche

Mit der Sommerzeit kommt auch die Insektenzeit mit Mücken, Bremsen, Bienen und Wespen.

Bienen attackieren seltener von sich aus als Wespen. Leider kann es doch passieren, dass sie sich in die Enge getrieben fühlen oder in einer schönen Kleewiese von einem barfüßigen Kinderfuß zertreten werden.

Vorsicht beim Rausziehen des Stachels!

Weil Bienen- und Wespenstiche sehr schmerzhaft sein können, wird das Kind sicherlich stark weinen. Dann gilt es, Ruhe zu bewahren und den Bienenstachel ohne Hektik und Panik herauszuziehen. Das „Giftsäckchen" am Stachel sollte beim Anfassen nicht zerquetscht werden, damit das dort verbliebene Bienengift nicht in die Haut hineingedrückt wird. Insektenstiche sind in der Regel harmlos. Sie können zwar jucken

oder schmerzen, heilen aber von selbst ab. Bekommt das Kind Fieber, Übelkeit oder entzündet sich die Schwellung, sollte ein Arzt gerufen werden.

· *Bei seltenen allergischen Reaktionen oder Stichen im Mund- und Rachenraum droht Lebensgefahr! Sofort zum Arzt!*

Kühlen als erste Maßnahme!

Kühlung nimmt den Schmerz und mildert die Schwellung. Kaltes Wasser oder ein Eisbeutel können auf die Einstichstelle gegeben werden. Wer gerade keinen Eisbeutel zur Hand hat, kann einen anderen Gegenstand aus dem Kühlschrank verwenden. Auch Mückenstiche jucken weniger, wenn sie gekühlt werden.

· *Bei starkem Juckreiz sollte viel getrunken und auf Lebensmittel, wie Schokolade, Tomaten, Thunfisch, Erdbeeren, Weinessig, Sauerkraut und gereifte Käsearten, verzichtet werden. Sie fördern die Rötung und den Juckreiz.*

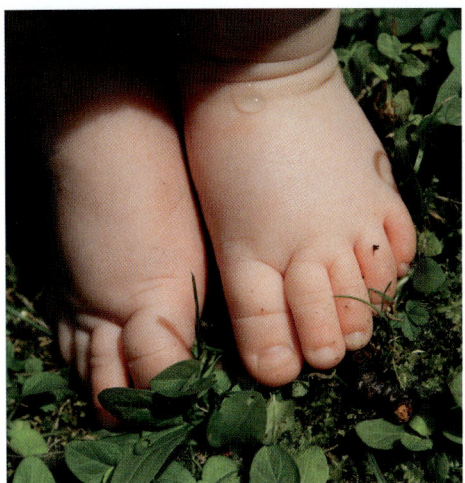

Ist das Kind allergisch gegen Bienenstiche, sollte es unbedingt ein Notfallset mit sich führen.

Kartoffel- oder Zwiebelscheiben auflegen

Das Auflegen von Zwiebel- oder Kartoffelscheiben ist vor allem bei Bienen- und Wespenstichen sehr sinnvoll, da so die Entzündungsreaktion eingedämmt wird. In weiterer Folge kann 1 Teelöffel einer Ringelblumentinktur in einem halben Glas Wasser verdünnt werden. Mit einem darin getränkten Tuch können lindernde Umschläge gemacht werden.

Bachblüten gegen Panik

Um das gestochene Kind zu beruhigen, können einige Tropfen Bachblütennotfalltropfen direkt in den Mund geträufelt werden. Die Draufgabe der Bachblütencreme kann als Sofortmaßnahme den kleinen „Notfall" abschwächen. Die Creme kann in weiterer Folge gegen Juckreiz und Schwellung mehrmals täglich aufgetragen werden.

Homöopathie: *Apis* bei Bienenstich

Apis ist das Mittel der Wahl bei Bienen- und anderen Insektenstichen. Sofort nach dem Stich können von *Apis C200* einmalig 3 Globuli gegeben werden. Die Gabe von *Apis D6* darf bei Verschlechterung öfter wiederholt werden. Bei einem Wespenstich wird entsprechend *Vespa C200* bzw. *D6* verwendet.

· *Bienenstich: Kühlen Sie sofort die Einstichstelle und geben Sie* Apis C200.

Vorsorge gegen Insekten

Kinder, die ständig von Gelsen gestochen werden, können 3-mal täglich 1 Löffel Vitamin-B-Sirup einnehmen. Mücken mögen den Geruch, der auf der Haut entsteht, nicht und nehmen Abstand.

· *Geben Sie zur Vorsorge gegen Insekten ätherisches Geranien- und Zitronenöl in die Duftlampe. Insekten meiden diesen Duft.*
· *Geben Sie Ihrem Kind 3 mal 5 Globuli Ledum D6 als Vorsorge gegen Mückenstiche.*

Zeckenstiche

· Zecken können Frühsommer-Meningoenzephalitis (FSME) und Borreliose übertragen.
· Suchen Sie die Haut Ihres Kindes nach einem Tag in einem Gebiet, wo Zecken vorkommen, ab, denn eine Zecke beißt in der Regel erst nach einigen Stunden.
· Entfernen Sie die Zecke, indem Sie sie mit einer Zeckenpinzette oder -karte senkrecht herausziehen. Ertränken Sie die Zecke auf keinen Fall in Öl!
· Beobachten Sie die Bissstelle sorgfältig. Suchen Sie einen Arzt auf, wenn sich die Rötung ausdehnt oder Ihr Kind Fieber bekommt.
· Geben Sie bei jedem Zeckenstich *Crotalus D6*-Tropfen oder -Globuli (3 mal 5 Globuli oder Tropfen).

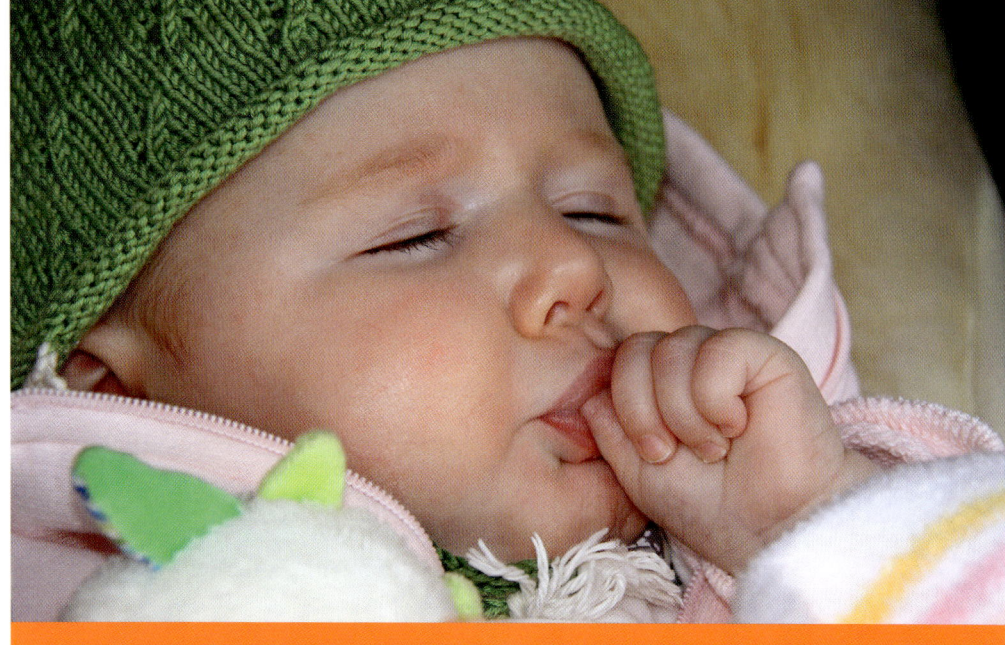

◆ Klassische Kinderkrankheiten

Masern, Windpocken, Scharlach, Röteln, Mumps, Keuchhusten, Diphtherie

Die meisten klassischen Kinderkrankheiten laufen in der Regel unkompliziert ab. Auf jeden Fall sollte ein Arzt kontaktiert werden, damit Zweiterkrankungen, wie z.B. eine Mittelohrentzündung oder Lungenentzündung, ausgeschlossen werden können. Außerdem sollte das erkrankte Kind von der Schule befreit sein.

Masern

Masern werden von einem Virus hervorgerufen und durch Tröpfcheninfektion übertragen. Sie sind vom Auftreten der ersten Anzeichen, wie Husten, Schnupfen und Fieber, bis zum Verschwinden des Ausschlags sehr ansteckend. Wer einmal Masern hatte, ist ein Leben lang immun gegen diese Erkrankung.

· *Tröpfcheninfektion bedeutet, dass sich die Viren über Speichel, Niesen, Husten und Sprechen auf andere Menschen übertragen lassen.*

Krankheitszeichen:
· Roter, fleckiger Hautausschlag, der an den Ohren beginnt und sich am ganzen Körper ausbreitet.
· Hohes Fieber
· Schnupfen, Husten, manchmal Bindehautentzündung

Ruhe und im Bett bleiben:
Die meisten Kinder fühlen sich bei dieser Viruserkrankung sehr abgeschlagen und brauchen viel Ruhe. Das Zimmer sollte abgedunkelt werden, damit sich die lichtempfindlichen Augen nicht überanstrengen. Hohes Fieber kann mit Wadenwickel gesenkt werden (siehe „Wohltuende Wickel", Seite 69). Häufiges Trinken füllt den Flüssigkeitsverlust auf und hilft, die Viren schneller loszuwerden. Nachdem das Fieber abgeklungen ist, sollte das

Kind auch noch geschont werden, denn eine Masernerkrankung braucht ihre Erholungsphase.

Elaps bei Viruserkrankungen:

Da Masern von Viren verursacht werden, kann *Elaps D6* als Globuli oder Tropfen eingesetzt werden. 3-mal täglich kann das Mittel verabreicht werden. Um den Abtransport der Viren zu beschleunigen, kann ein Lymphmittel zusätzlich gegeben werden. Es gibt einige Mischpräparate im Handel, die das Lymphsystem unterstützen. So wird indirekt auch das Immunsystem gestärkt.

Unterstützende Schüßler-Salze:

Bei anfänglichen Symptomen und Fieber kann *Ferrum phosphoricum* gegeben werden. Gegen Ende der Erkrankung, wenn der Ausschlag schon im Abklingen ist, hilft *Natrium sulfuricum*, den Körper zu entgiften (Dosierung siehe Kapitel „Schüßler-Salze", Seite 65).

Windpocken

Windpocken sind, wie der Name schon sagt, sehr ansteckend. Sie fliegen einem schon fast zu. Diese Viruserkrankung wird durch Niesen, Husten und Sprechen weitergegeben. Ansteckungsgefahr ist schon vor Ausbruch der Erkrankung bis zum Zeitpunkt nach dem Abfallen der Krusten des Hautausschlags gegeben.

Krankheitszeichen:

- Ausschlag mit kleinen, roten Flecken und charakteristischen wässrigen Bläschen, die dann verkrusten
- Starker Juckreiz
- Fieber

Kratzen vermeiden:

Windpocken hinterlassen sehr leicht Narben, wenn sie aufgekratzt werden.

Die Fingernägel des Kindes sollten kurz geschnitten werden. Dem Baby können Baumwollsöckchen über die Hände gezogen werden, damit es nicht kratzt. Leicht sitzende Baumwollkleidung verhindert Druckstellen und Reizungen auf der Haut.

- *Geben Sie Ihrem Kind nichts zu essen, das den Juckreiz fördert. Dazu zählen: Schokolade, Nüsse, Tomaten, Weinessig, Sauerkraut, Parmesankäse, Erdbeeren, Ananas.*

Schüttelmixtur mit Zink:

Auf die Bläschen kann *Lotio alba* (Schüttelmixtur) getupft werden. Das enthaltene Zink lindert den Juckreiz, wirkt gegen Viren und fördert die Wundheilung. Etwas Menthol in der Mixtur hat einen zusätzlichen angenehmen Kühleffekt.

Rhus toxicodendron und Elaps:

Beim plötzlichen Auftreten der Bläschen kann alle 10 Minuten *Rhus toxicodendron D6* gegeben werden. Da Windpocken von Viren verursacht werden, kann zusätzlich *Elaps D6* als Globuli oder Tropfen eingesetzt werden. 3-mal täglich kann das Mittel verabreicht werden.

Schüßler-Salze zur Unterstützung:

Ferrum phosphoricum kann bei anfänglichen Symptomen und Fieber gegeben werden. Gegen Ende unterstützt *Natrium sulfuricum* den Körper bei der Entgiftung (Dosierung siehe Kapitel „Schüßler-Salze", Seite 65).

Scharlach

Scharlach wird von Bakterien namens Streptokokken verursacht, die durch Tröpfcheninfektion weitergegeben werden – das heißt, durch Niesen, Husten und Sprechen. Scharlach kann öfters im Leben auftreten.

Krankheitszeichen:

- Roter, fleckiger, etwas erhobener Hautausschlag in den Achselhöhlen, im Gesicht und in den Leisten, der sich auf den ganzen Körper ausbreiten kann. Die Haut kann sich später schälen.
- Manchmal nur schwach ausgeprägter Ausschlag
- Starke Halsschmerzen und hohes Fieber
- Stark geschwollene Mandeln und Lymphknoten
- Erst weiß belegte Zunge, die später typisch himbeerrot wird.

Weiche Speisen, Halswickel:

Der schmerzlindernde, kühlende Quarkwickel wirkt lindernd bei starker Entzündung, Fieber, Wärme und Schmerzen (siehe Kapitel „Wohltuende Wickel", Seite 72). Bei Frösteln und Kratzen im Hals eignet sich der warme Kartoffelwickel (siehe auch Kapitel „Halsschmerzen", Seite 106).

- *Senken Sie Fieber über 39 °C mit Wadenwickel und achten Sie darauf, dass Ihr Kind die nötige Bettruhe einhält.*

Crotalus und Lymphmittel:

Crotalus D6 wirkt unterstützend bei bakteriellen Infektionen. 3 mal 5 Globuli können täglich gelutscht werden. Um die Symptome zu lindern, können im stündlichen Abstand *Apis*, *Belladonna* und *Mercurius D6* gegeben werden. Um die geschwollenen Lymphknoten zu entlasten, kann ein homöopathisches Lymphmittel unterstützend wirken, das es von verschiedenen Firmen zu kaufen gibt.

Natrium sulfuricum zur Nachbehandlung:

Bei Besserung der Symptome kann zur Nachbehandlung das Schüßler-Salz *Natrium sulfuricum* gegeben werden, um die Entgiftung zu unterstützen (Dosierung siehe Kapitel „Schüßler-Salze", Seite 65).

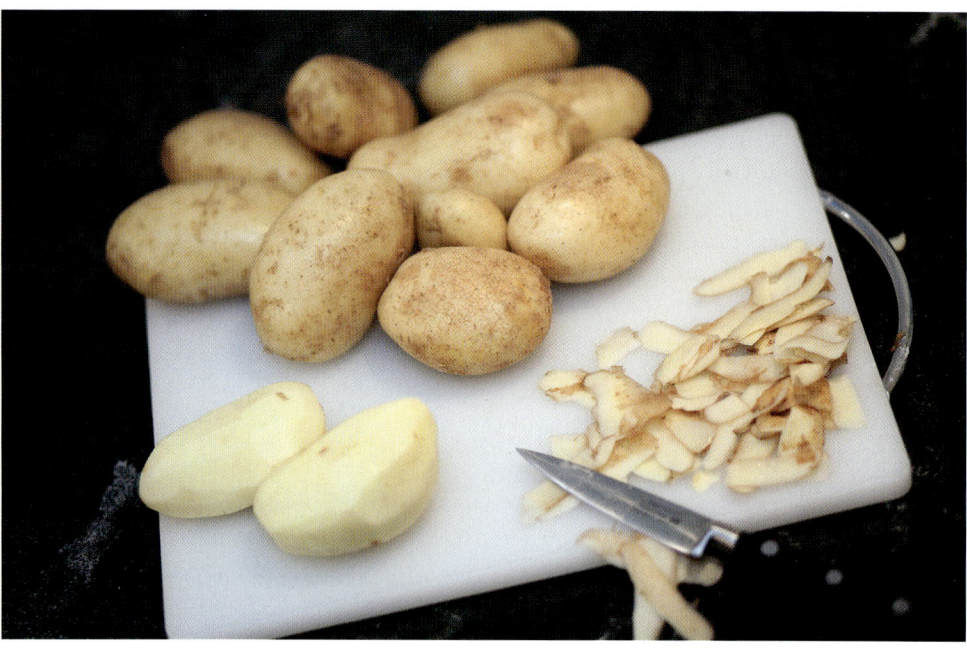

Ein Halswickel aus Kartoffeln eignet sich bei den ersten Anzeichen von Halsweh.

Röteln

Röteln werden von einem Virus hervorgerufen, das durch Niesen, Sprechen und Husten übertragen wird. Ansteckend ist diese Erkrankung 5 Tage vor der Erscheinung des rot getüpftelten Ausschlages bis 7 Tage nach dessen Verschwinden.

Krankheitszeichen:
- Kleine, rote Flecken, die über den ganzen Körper verteilt sind
- Geschwollene Lymphknoten
- Fieber möglich

Erste Krankheitszeichen sind eine Erkältung mit Schnupfen oder Husten und geschwollenen Lymphknoten, vor allem im Ohren- und Nackenbereich. Dann breitet sich ein Ausschlag über den ganzen Körper aus. Die Erkrankung klingt meist von alleine ab. Die Immunität nach der Erkrankung dauert ein Leben lang.

- *Bei Schwangeren sind Röteln besonders gefährlich, denn das Virus kann das Ungeborene schwer schädigen.*

Zu Hause bleiben:
Obwohl sich Kinder, die an Röteln erkrankt sind, nicht sonderlich krank fühlen, sollten sie 8 bis 10 Tage zu Hause bleiben. So regenerieren sie sich nachhaltig und stecken keine anderen Kinder an.

Elaps und *Thuja*:
3 mal 5 Globuli *Elaps D6* und *Thuja D6* können den Körper bei der Ausleitung von Viren unterstützen.

Mumps

Mumps oder „Ziegenpeter" wird von einem Virus verursacht, der über Tröpfcheninfektion (Niesen, Husten, Sprechen) übertragen wird. Die schmerzhafte Schwellung der Speicheldrüsen

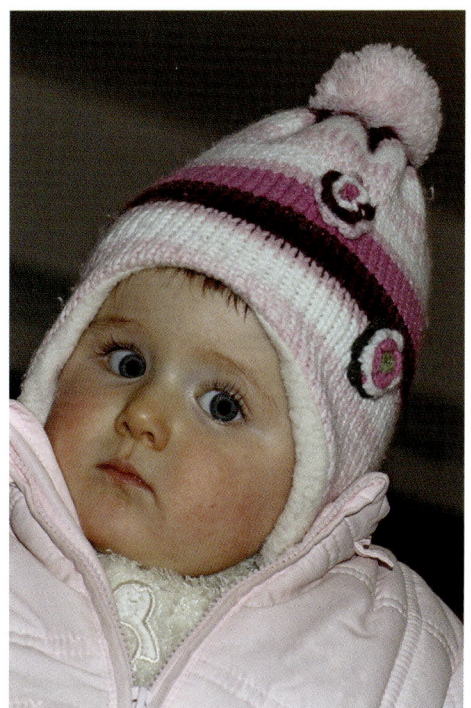

Benachrichtigen Sie den Kinderarzt, wenn Ihr Kind Anzeichen einer dieser Kinderkrankheiten zeigt.

kann ein- oder beidseitig auftreten. 1 Woche vor und 2 Wochen nach dem Ausbruch der Erkrankung ist Mumps ansteckend.

Wer diese Krankheit durchgemacht hat, ist sein Leben lang immun dagegen.

Krankheitszeichen:
- Schwellung der Speicheldrüsen
- Fieber
- Bauchschmerzen und Kopfschmerzen möglich
- Bei Jungen Schmerzen im Hodenbereich, bei Mädchen im Unterleib möglich

Abgesehen davon, dass das Allgemeinbefinden des erkrankten Kindes meistens sehr gut ist, kann die Schwellung im Kopfbereich sehr schmerzhaft sein.

Maßnahmen für zu Hause:
Flüssige, breiige Speisen, die nicht sauer oder stark gewürzt sind, eignen sich am besten. So werden die Speicheldrüsen nicht unnötig angeregt und das Kind muss nicht so viel kauen.

Bei hohem Fieber können Wadenwickel gemacht werden (siehe Kapitel „Wohltuende Wickel", Seite 69).

Um die Schmerzen zu lindern, können warme Kartoffelwickel an die Wange gelegt werden. Wenn dem Kind kühle Sachen angenehmer erscheinen, kann ein Quarkwickel an der Wange lindernd wirken. Die Mundschleimhaut kann mehrmals täglich mit Kamillentee ausgetupft werden.

Apis, Belladonna und Elaps:
Zur Linderung der Schwellung können stündlich je 3 Globuli von *Apis D6* und *Belladonna D6* gegeben werden. *Elaps* hilft, die Viren auszuschwemmen.

3 mal 5 Globuli *Elaps D6* können geben werden.

Keuchhusten

Keuchhusten wird von einem Bakterium verursacht, das durch Tröpfcheninfektion weitergegeben wird. Ansteckend ist diese Erkrankung von Beginn des Hustens an bis zu 4 Wochen danach. Wer Keuchhusten gehabt hat, ist ungefähr 20 Jahre lang immun dagegen.

Krankheitszeichen:
· Zuerst Husten und Schnupfen, 2 Wochen später dann anfallsartiger Husten
· Trockener starker Husten, Erbrechen möglich, Hochwürgen von glasigem Schleim
· Atemnot

· *Vorsicht ist bei Säuglingen geboten, denn bei ihnen kann Atemnot zum Atemstillstand führen.*

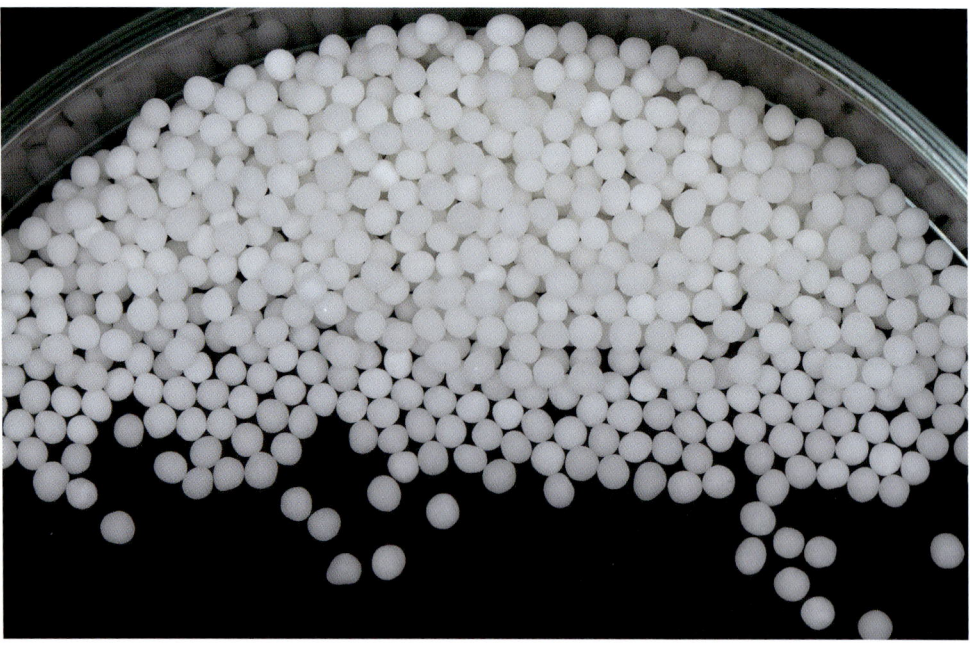

Elaps wird gegen Viren, *Crotalus* gegen Bakterien verabreicht.

Schleimhäute feucht halten:

Bei trockenem Husten ist es generell wichtig, dass die Schleimhäute der Atemwege feucht gehalten werden. Inhalationen mit Kochsalzlösung sind also sehr sinnvoll. Auch Babys können schon inhalieren. Die Maske wird unterhalb des Gesichtes gehalten, damit sie den Dampf einatmen können.

- *Heizen Sie das Kinderzimmer nicht übermäßig, sorgen Sie immer wieder für Luftwechsel im Zimmer.*
- *Beruhigen Sie das Kind während der Hustenanfälle. Setzen Sie es auf, den Kopf leicht nach vorne gebeugt, und stützen Sie es.*

Homöopathie bei Keuchhusten:

Als Basismittel kann (3 mal 5 Globuli) *Crotalus* gegeben werden, da es unterstützend gegen Bakterien wirkt. *Sanguinaria D6* und *Cuprum arsenicosum D6* können gegen die typischen Symptome des Keuchhustens (3 mal 5 Globuli) gegeben werden.

Magnesium phosphoricum:

Wenn nötig, kann bis zur Besserung der Symptome alle 5 Minuten *Magnesium phosphoricum* gegeben werden. Dieses Schüßler-Salz wirkt krampflösend auf die Bronchialmuskulatur.

Bronchialtee für trockenen Reizhusten:

Zutaten:
Fenchelfrüchte 20 g
Süßholzwurzel 20 g
Thymianblätter 20 g
Spitzwegerichblätter 10 g
Malvenblüten 10 g
Huflattichblätter 10 g
Isländisches Moos 10 g

Zubereitung:
1 TL dieser Teemischung mit kochendem Wasser übergießen und 5 Minuten

ziehen lassen. 3-mal täglich eine Tasse zu trinken geben. Ein paar Tropfen des Tees können auch in die Flaschennahrung gegeben werden.

Eibischsirup kann vor allem bei trockenem Reizhusten helfen. 3-mal täglich 1 Esslöffel wird bei Bedarf gegeben. Ein selbstgemachter Rettichsirup wirkt antibakteriell, denn seine Scharfstoffe werden teilweise über die Lunge abgeatmet. Dieser Saft kann an Kinder über zwei Jahren gegeben werden (Zubereitung siehe Kapitel „Husten", Seite 113).

Ein Brustbalsam aus Thymian und Myrrhe kann abends auf Brust und Rücken eingerieben werden. Mentholhaltige Balsams sollten erst bei Kindern ab drei Jahren angewandt werden.

(Siehe auch die Kapitel „Husten", Seite 111, und „Pseudokrupp", Seite 151.)

Diphtherie

Diphtherie kommt wegen der starken Durchimpfungsrate in Europa relativ selten vor. Es handelt sich um eine schwere bakterielle Halsentzündung. Da die Giftstoffe der Bakterien lebensbedrohlich sein können, wird das Kind bei Verdacht sofort in eine Klinik eingewiesen. Die Krankheit wird durch Tröpfcheninfektion übertragen.

Krankheitszeichen:

- Halsschmerzen und Schluckbeschwerden
- Auffällig süßlicher Mundgeruch
- Graugelbe Beläge auf Mandeln und im Rachen
- Atemnot
- Leichtes Fieber, Husten, Schnupfen

- *Gehen Sie auf jeden Fall zum Arzt, wenn Ihr Kind eitrige Beläge auf den Mandeln oder im Rachenraum hat!*

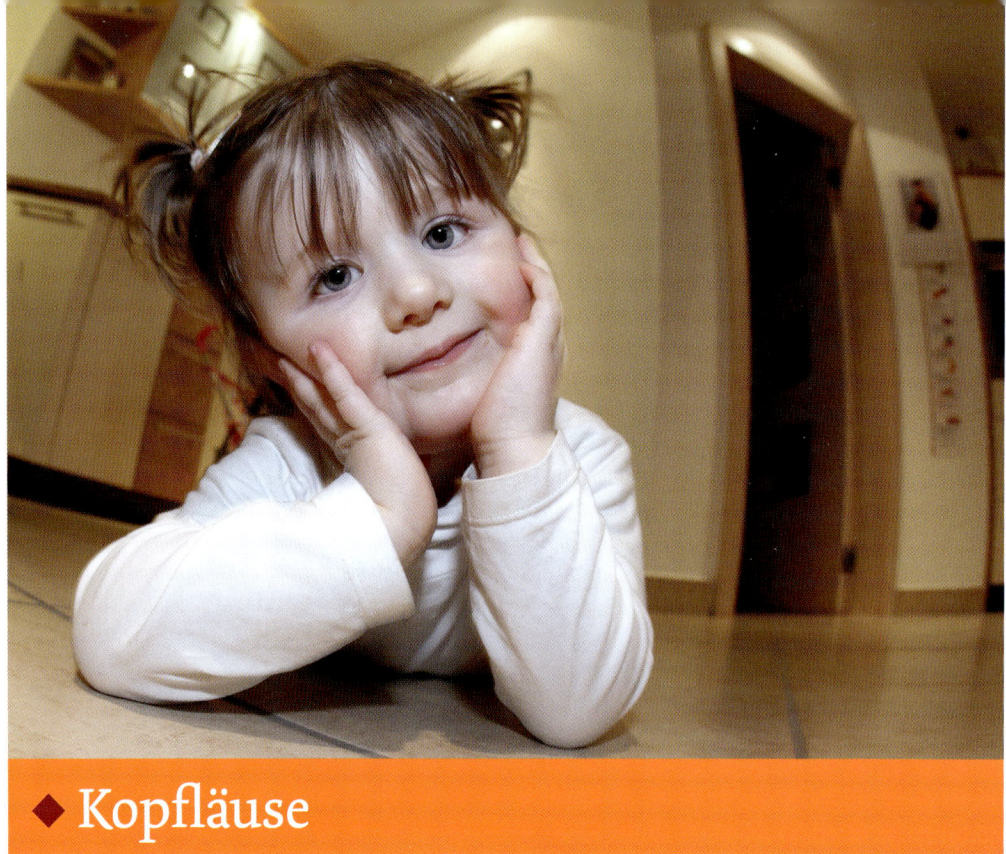

◆ Kopfläuse

Wenn in der Schule Läuse kursieren, ist das für viele Eltern ein Albtraum.

Dass ein Kind Läuse am Kopf hat, ist nicht unbedingt ein Zeichen für unsaubere Haare. Weil es den Läusen aber am Kopf gefällt, ist es wichtig, einiges zu unternehmen, um sie zu vertreiben.

Läuse erkennen

Liegt der Verdacht nahe, dass Läuse am Kopf „herumturnen" oder hat jemand im Umfeld Läuse, ist es sinnvoll, das eigene Kind (und auch sich selbst) auf Läuse zu untersuchen. Dafür sollte mehrere Tage hintereinander mindestens 2-mal täglich das ganze Haarkleid Strähne für Strähne auf kleine Tierchen untersucht werden. Wenn nötig auch mit der Lupe oder dem Lauskamm. Nissen sind die Eier der Läuse und kleben, anders als Schuppen, entfernt vom Ansatz am Haar. Nissen sind klein, weiß und abgerundeter als Schuppen. Gründlich sollten die Haaransätze an der Stirn, hinter den Ohren und im Nacken beobachtet werden.

Mein Kind hat Läuse – was tun?

- Bewahren Sie Ruhe und melden Sie es der Schule.
- Verwenden Sie ein geeignetes Präparat gegen Läuse (Shampoo und Gel) und spülen Sie die Haare mit Essigwasser aus.
- Ziehen Sie mehrmals täglich die Nissen aus den Haaren, entweder mit den Fingernägeln oder mit einem geeigneten Nissenkamm.

- Geben Sie alle Plüschtiere in Plastikbeutel und frieren Sie sie ein.
- Waschen Sie täglich die Bettwäsche.
- Saugen Sie täglich die gesamten Textilien, wie Sofa, Teppiche usw., ab.
- Lassen Sie Ihr Kind nicht in Kontakt mit anderen Kindern kommen und setzen Sie ihm ein Kopftuch auf.

Warum manche Kinder anfälliger sind als andere

Tatsächlich sind manche Kinder anfälliger für Läuse als andere. Das hat, wie schon erwähnt, nicht zwangsläufig etwas mit Unsauberkeit zu tun. Wenn Kinder „übersäuert" sind, fühlen sich Kopfläuse besonders wohl. Abhilfe schafft das Schüßler-Salz *Natrium phosphoricum*.

Um Läusen vorzubeugen, kann das Schüßler-Salz für mindestens 6 Wochen gegeben werden, um den Säure-Basen-Haushalt zu regulieren. Spätestens, wenn im Umfeld die „ersten Läuse" auftreten, sollte mehrmals täglich eine Tablette von *Natrium phosphoricum* gelutscht werden (Dosierung siehe auch Kapitel „Schüßler-Salze", Seite 65).

In besonders hartnäckigen Fällen kann auch ein Basenpulver gegeben und auf basenbildende Kost geachtet werden (siehe Kapitel „Warum Basen so wichtig sind", Seite 30).

- *Zur Vorsorge, damit die Läuse nicht „überspringen", können die Haare mit etwas Neemöl, Teebaumöl oder Essigwasser gespült werden. Achtung: die Augen schützen und nicht für Kleinkinder verwenden!*

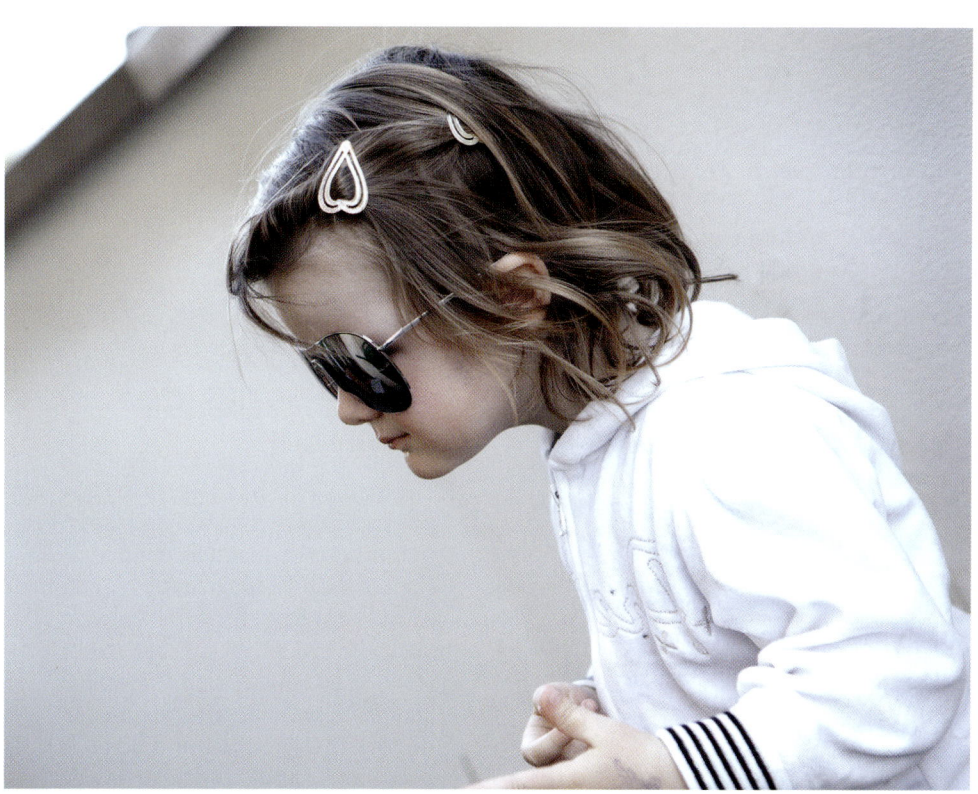

Kein Grund zur Panik, wenn in der Schule die Läuse kursieren.

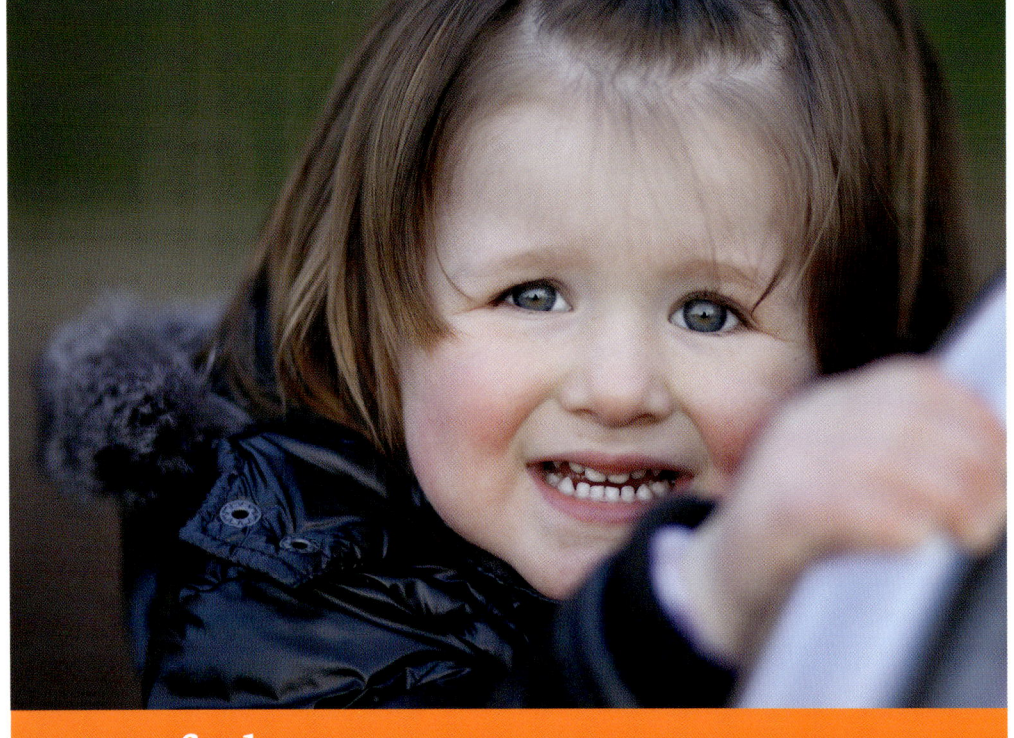

◆ Kopfschmerzen

Kopfschmerzen zeigen an, dass der Organismus überanstrengt ist.

Mögliche Ursachen von Kopfweh

Meistens haben Kinder Kopfschmerzen, wenn sie Fieber haben oder als Begleiterscheinung bei einem grippalen Infekt. Zu intensive Sonneneinstrahlung ohne Kopfbedeckung oder Flüssigkeitsverluste können ebenso Kopfweh bereiten. Auch die Verdauung hat ihren Einfluss: So können eine Magenverstimmung, Darmgrippe oder gar Würmer der Grund für Kopfweh sein. Bei manchen Kindern kann es auch seelische Ursachen geben. Stress in der Schule oder Probleme im sozialen Umfeld sollten mit viel Fingerspitzengefühl beleuchtet werden.

· *Dass Kinder öfters Kopfschmerzen haben, ist ungewöhnlich. In diesem Fall ist es sinnvoll, einen Kinderarzt zu Rate zu ziehen.*
· *Flüssigkeitsverluste durch Durchfall oder Erbrechen können Kopfweh verursachen, generell sollte bei Kopfschmerzen viel Flüssigkeit getrunken werden.*
· *Manchmal hilft auch ein kühler Lappen auf der Stirn als Sofortmaßnahme.*

Magnesium phosphoricum als Sofortmittel

Das Schüßler-Salz *Magnesium phosphoricum* wirkt entspannend und krampflösend. Klagt ein Kind über Kopfweh, kann es als Sofortmaßnahme und bis zur Besserung der Symptome auch alle 5 Minuten gegeben werden. Noch besser eignet sich *Magnesium phosphoricum* zubereitet als „Heiße Sieben" (Zubereitung und Dosierung siehe Kapitel „Schüßler-Salze", Seite 67).

Bei Überanstrengung und „Verdauungskopfschmerz"

Bei Kopfschmerzen aufgrund von Überanstrengung eignet sich *Kalium phosphoricum*, um die Erschöpfung auszugleichen. Auch mentale Müdigkeit bei den Hausaufgaben kann mit *Kalium phosphoricum* überbrückt werden. Alle 5 Minuten kann 1 Tablette gelutscht werden.

Ist der Kopfschmerz eher der Verdauung zuzuordnen, können *Kalium chloratum*, *Natrium phosphoricum* und *Natrium sulfuricum* helfen. Stündlich können je 2 Tabletten der Schüßler-Salze gelutscht werden (Dosierung siehe auch Kapitel „Schüßler-Salze", Seite 65).

Magnesium als Mineralstoff

Hat ein Kind öfters Kopfweh, sollte die Ursache abgeklärt werden. In jedem Fall ist es sinnvoll, ein gutes Magnesiumpräparat über einen längeren Zeitraum vorsorglich zu geben.

Ätherische Öle

Ein kleiner Tupfer Pfefferminzöl auf die Schläfe kann leichte Kopfschmerzen vertreiben. Für kleinere Kinder wird die Bachblütennotfallcreme verwendet. Ist das Kind von der Schule angespannt, kann eine beruhigende Aromamischung aus Lavendel, Melisse, Geranie und Orange in die Duftlampe gegeben werden.

· *Ständige Kopfschmerzen können eine versteckte Histaminunverträglichkeit oder eine andere Intoleranz bedeuten. Fragen Sie den Arzt danach.*

Migräne, die kleine Hölle im Kopf

Eine Sonderform von Kopfschmerzen ist Migräne. Auch bei Kindern kann Migräne bereits auftreten. Ob durch genetische Faktoren, einer versteckten Nahrungsmittelunverträglichkeit, Stress, Wetterumschwung oder hormonell bedingt in der Pubertät – Migräne sollte immer von einem Arzt abgeklärt werden.

Typisch für Migräne sind einseitige Kopfschmerzen, die mit Übelkeit, Lärm-, Geruchs- oder Geschmacksempfindlichkeit einhergehen können. Manchmal kann es auch zu Ausfällen im Sehfeld kommen. Die Kinder beschreiben zackige Linien oder Flecken, die sie sehen.

Tipps bei Migräne:

· Finden Sie die persönlichen Auslöser Ihres Kindes, indem Sie ein Migränetagebuch führen, worin Sie festhalten können, was das Kind gegessen hat, ob es einen Wetterumschwung gab usw.

· Dunkeln Sie das Kinderzimmer ab und geben Sie Ihrem Kind sofort die „Heiße Sieben" (Zubereitung siehe Kapitel „Schüßler-Salze", Seite 67).

· Histaminhaltige Lebensmittel können Migräne auslösen oder verstärken. Vermeiden Sie diese schon vorsorglich. Dazu zählen Schokolade, Tomaten, Dosenfisch, Rohwürste (Salami), Sauerkraut, gereifte Käsearten (Parmesan), Erdbeeren, Ananas, Fertiggerichte (siehe Tabelle Kapitel „Nahrungsmittelunverträglichkeiten", Seite 141).

· Magnesium und Vitamin B2 können Migräneattacken abschwächen. Mindestens 3 Monate lang sollten sie schon vorsorglich in einer geeigneten Dosierung gegeben werden.

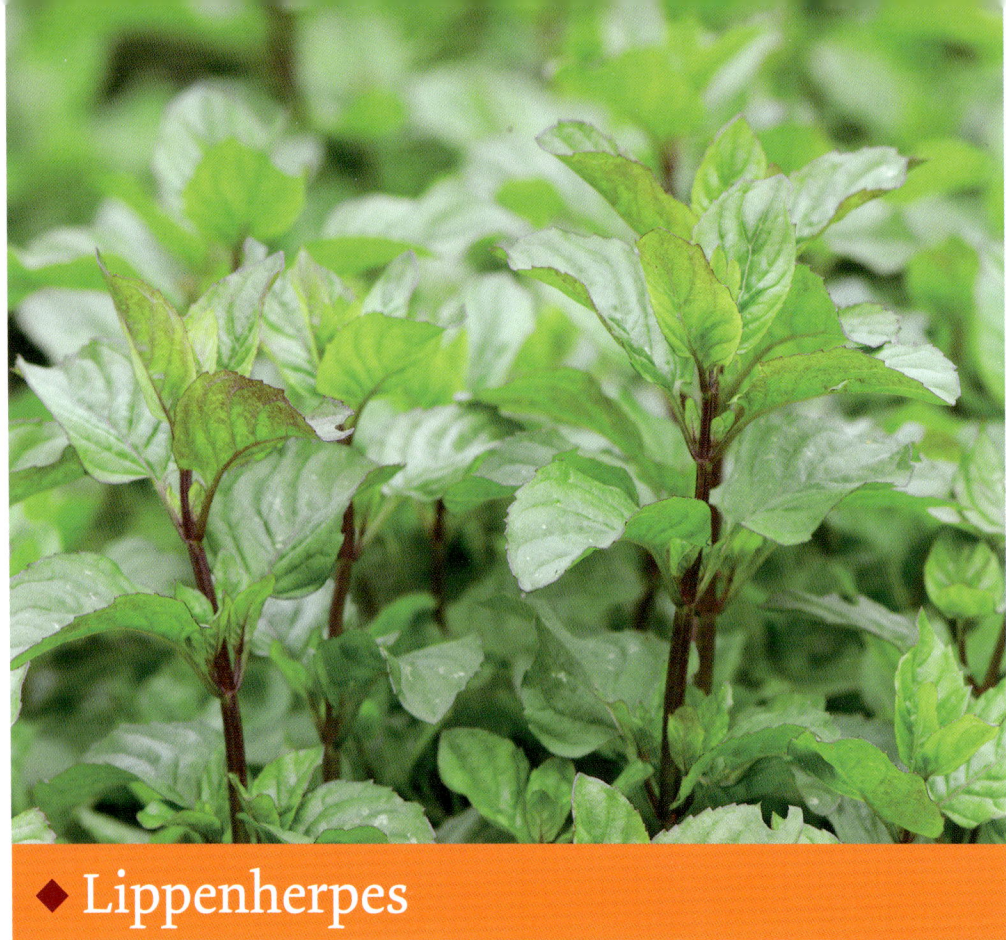

◆ Lippenherpes

Es ziept und juckt an der Lippe: Ein Fieberbläschen ist im Anmarsch.

Überanstrengung oder ein akuter Infekt können das Immunsystem dermaßen schwächen, dass das Herpesvirus zum Ausbruch kommt. Die wässrigen oder eitrigen Bläschen heilen meist nach einer Woche unter Krustenbildung ab.

· *Ca. 90 % der Bevölkerung tragen den Herpesvirus in sich, darunter auch viele Kinder.*
· *Intensive Sonneneinstrahlung kann Lippenherpes fördern. Schützen Sie die Lippen Ihres Kindes bei starker Sonneneinstrahlung mit einem hohen Lichtschutzfaktor.*

Schokolade, Futter für Lippenherpes

Herpesviren brauchen für ihre Vermehrung den Eiweißbaustein Arginin. Dieser ist reichlich in Schokolade und Nüssen vorhanden. Ist schon ein Bläschen an der Lippe zu sehen, sollten diese Lebensmittel tabu sein.

· *Sorgen in der Schule können z.B. Auslöser von Lippenherpes sein, denn Stress ist schlecht für das Immunsystem. Unterstützen Sie Ihr Kind und sprechen Sie mit ihm über kleinen und großen Kummer.*

Sofortmaßnahme: Pfefferminzöl

Ätherische Öle bestimmter Pflanzen haben eine antivirale Wirkung. Dazu gehören Melissen-, Pfefferminz-, Thymian-, und Rosmarinöl. Bereits bei beginnendem Jucken kann eines dieser Öle direkt auf die Bläschen getupft werden. Anschließend kann eine Zinkcreme die betroffene Stelle versorgen.

· *Hat sich aus dem Bläschen schon eine Kruste gebildet, kann diese mit einer Hamamelissalbe schneller abheilen.*

Homöopathisches Mittel: *Elaps*

Elaps D8, *Drosera rotundifolia D12* und *Mercurius solubilis D15* haben sich in Kombination gegen Herpes bewährt. Als Tropfen können sie am ersten Tag stündlich auf die Bläschen getupft werden. Vorsorglich werden 4 Wochen lang je 3 mal 3 Tropfen (oder Globuli) eingenommen. Im Anfangsstadium hilft *Rhus toxicodendron C7*. 2 Globuli werden alle 10 Minuten gelutscht.

· *Manche Kinder profitieren von einer einmaligen Einnahme von* Natrium chloratum D200.

Schüßler-Salz: *Natrium chloratum*

Natrium chloratum ist das Schüßler-Salz der Wahl bei Lippenherpes. Es kann im Anfangsstadium alle 5 Minuten gegeben werden.

Um das Immunsystem zu stärken, kann *Silicea* über einen längeren Zeitraum eingenommen werden (Dosierung siehe Kapitel „Schüßler-Salze", Seite 65).

Das Immunsystem stärken

Da das Immunsystem eine große Rolle spielt, ist es sinnvoll, beim Auftreten von Fieberbläschen die Abwehrkräfte zu stärken.

Zink hilft gegen Viren und kann für ein paar Tage in einer etwas höheren Dosierung gegeben werden. Eine Fachperson kann helfen, die geeignete Dosierung zu wählen (siehe auch Kapitel „Immunsystem stärken", Seite 18).

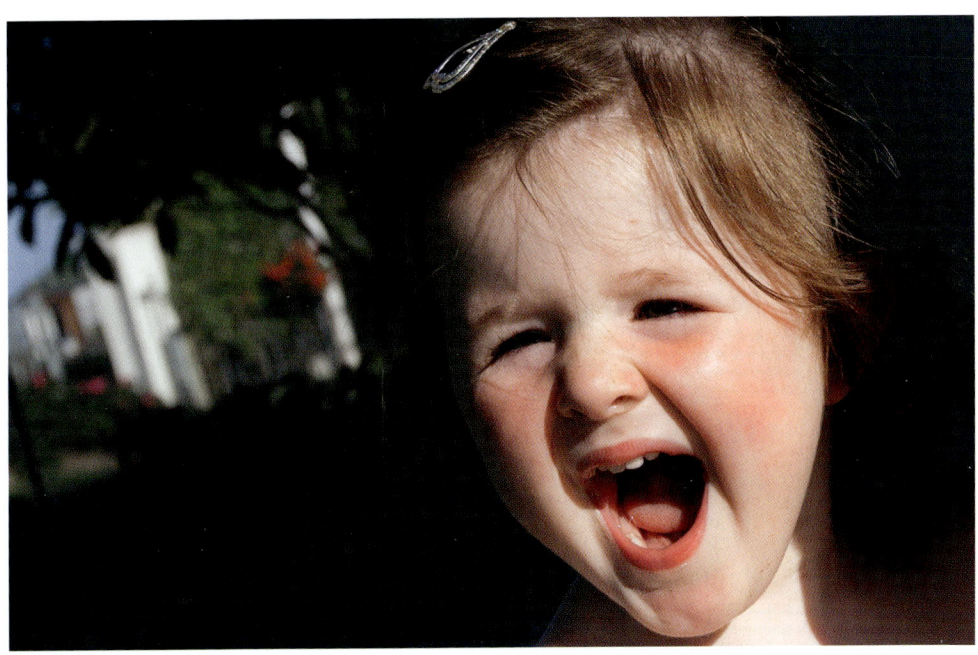

Es zieht und juckt: Ein Fieberbläschen ist im Anmarsch.

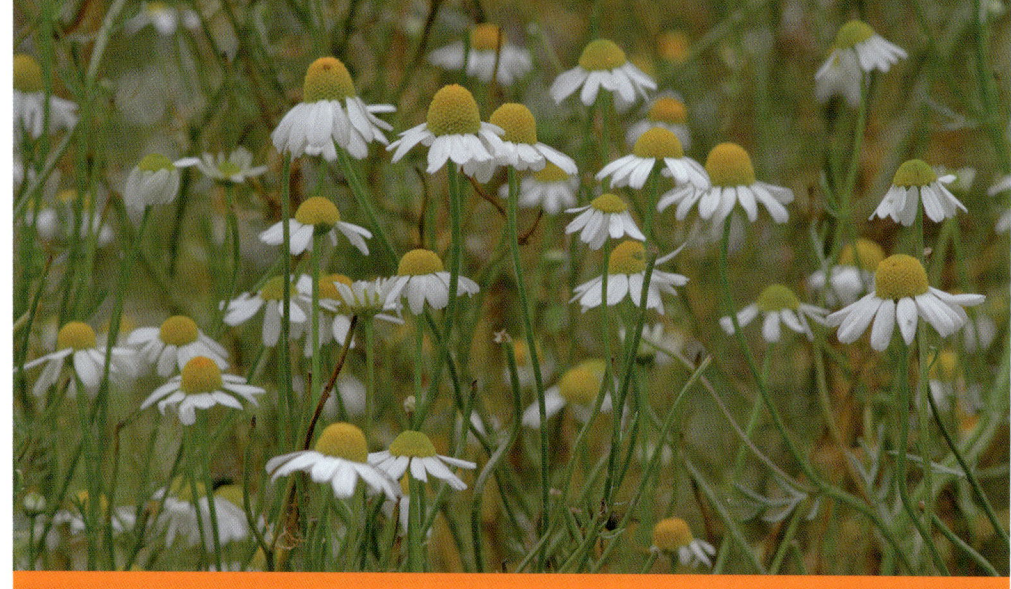

◆ Magenschmerzen

Typisch für Magenreizungen sind Schmerzen im Oberbauch, oberhalb des Nabels.

Die Ursachen für Magenschmerzen können sehr unterschiedlich sein. Bei starken krampfartigen Schmerzen mit Erbrechen kann es sich um eine Magenschleimhautentzündung handeln. Diese sollte auf jeden Fall von einem Arzt begutachtet werden.

- *Leidet Ihr Kind öfters unter Magenschmerzen, sollten Sie einen Arzt aufsuchen.*
- *Häufig ist Bauchweh Ausdruck seelischen Ungleichgewichtes (siehe auch Kapitel „Schulprobleme meistern", Seite 159).*

Leichte Kost

Bei einer Magenverstimmung sollte auf fettes Essen und Süßigkeiten verzichtet werden. Auch Milch und Milchprodukte reizen die Schleimhäute und sollten vermieden werden. Lauwarme Getränke und Speisen sind zu bevorzugen. Bei einer akuten Magenverstimmung ist es besser, vorerst auf das Essen zu verzichten.

- *Verwenden Sie beim Kochen der leichten Gerichte krampflösende Gewürze, wie Kümmel und Koriander.*

Magentee:

Zutaten:
20 g Süßholzwurzel
20 g Kamillenblüten
5 g Ingwerwurzel
5 g Melissenblätter
10 g Malvenblüten

Zubereitung:
1 TL der Mischung übergießen Sie mit 1 Tasse kochendem Wasser, lassen ihn 5 Minuten ziehen und seihen Sie ihn ab. Der lauwarme Tee kann anschließend schluckweise getrunken werden.

Leinsamen-Kamillen-Rollkur:

Zur Behandlung der Magenschleimhaut kann eine Rollkur mit Kamillentee und Leinsamenschleim angewandt werden. Der konzentrierte Kamillentee wird aus einem gehäuften Esslöffel

Kamillenblüten und 150 ml heißem Wasser hergestellt. Der Aufguss sollte ca. 10 Minuten stehen bleiben und wird dann abgeseiht. 1 Esslöffel geschrotete Leinsamen wird eine Viertelstunde lang in etwa 200 ml heißes Wasser eingeweicht und anschließend durch eine grobe Gaze oder ein grobes Sieb gestrichen. Der Kamillentee wird mit dem Leinsamenbrei gemischt und auf nüchternen Magen getrunken. Dann beginnt die eigentliche Rollkur.

So wird es gemacht:
Das Kind legt sich jeweils 5 Minuten in einer andere Körperlage hin. Als erstes legt es sich auf die linke Seite, dann in Bauchlage, nachfolgend auf die rechte Seite und anschließend in die Rückenlage. Nach dieser Abfolge hat es sich 1-mal um die eigene Achse gedreht. Diese Reihenfolge der Körperlagen sollte eingehalten werden, damit die gesamte Magenschleimhaut mit dem Tee in Berührung kommt. Die Rollkur kann täglich durchgeführt werden.

Zu viel gegessen?

Bei Kindern kommt es manchmal vor, dass sie etwas Leckeres in die Hände bekommen und sich schlichtweg überessen. Pommes, Süßigkeiten oder die Geburtstagstorte werden manchmal in enormen Mengen verputzt. In diesem Fall helfen Bitterstofftropfen oder ein Tee mit Bitterstoffen, um die Verdauung anzukurbeln. 10 Tropfen einer Tinktur aus Angelikawurzel in etwas Wasser kann 3-mal täglich gegeben werden. Ein Tee aus Wermut gemischt mit Fenchel und Kamille regt Leber und Galle an, die den Magen entlasten.

Nux vomica und Cinnabaris

Bei einer gereizten Magenschleimhaut kann *Cinnabaris D6* helfen. Bei Magenschmerzen und Übelkeit ist *Nux vomica D6* das Mittel der Wahl. Wenn Nervosität auch eine Rolle spielt, kann *Nux vomica* helfen. 3-mal täglich und in Akutfällen auch alle 5 Minuten können 5 Globuli davon gelutscht werden.

Mundgeruch und saures Aufstoßen

Muss Ihr Kind öfters Aufstoßen und hat einen üblen Mundgeruch, kann eine „Übersäuerung" eine Rolle spielen. Das Schüßler-Salz *Natrium phosphoricum* ist laut Dr. Schüßler das geeignete Mittel für die Balance des Säure-Basen-Haushaltes.

Schüßler-Salze für den Magen:

Magnesium phosphoricum: krampflösend für die Magennerven; *Natrium phosphoricum*: um die Magensäure zu regulieren; *Natrium sulfuricum*: um die Verdauung und Entgiftung zu unterstützen; *Silicea*: als Schleimhautmittel (Dosierung siehe Kapitel „Schüßler-Salze", Seite 65).

· *Bauchweh kann auch seelische Ursachen haben. Bachblüten können dabei helfen: Geben Sie Ihrem Kind, bevor es in die Schule geht, ein paar Tröpfchen der Bachblütenmischung* Elm, Larch, Mimulus, Star of Bethlehem *und* Rock Water.

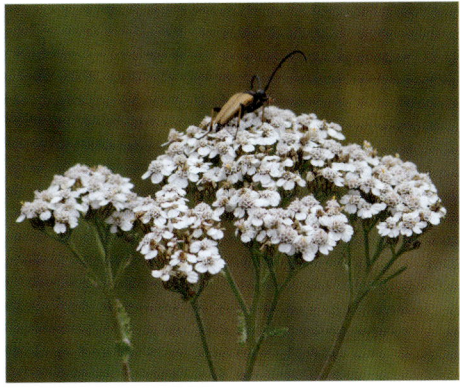

Schafgarbentee wirkt krampflösend und entzündungshemmend.

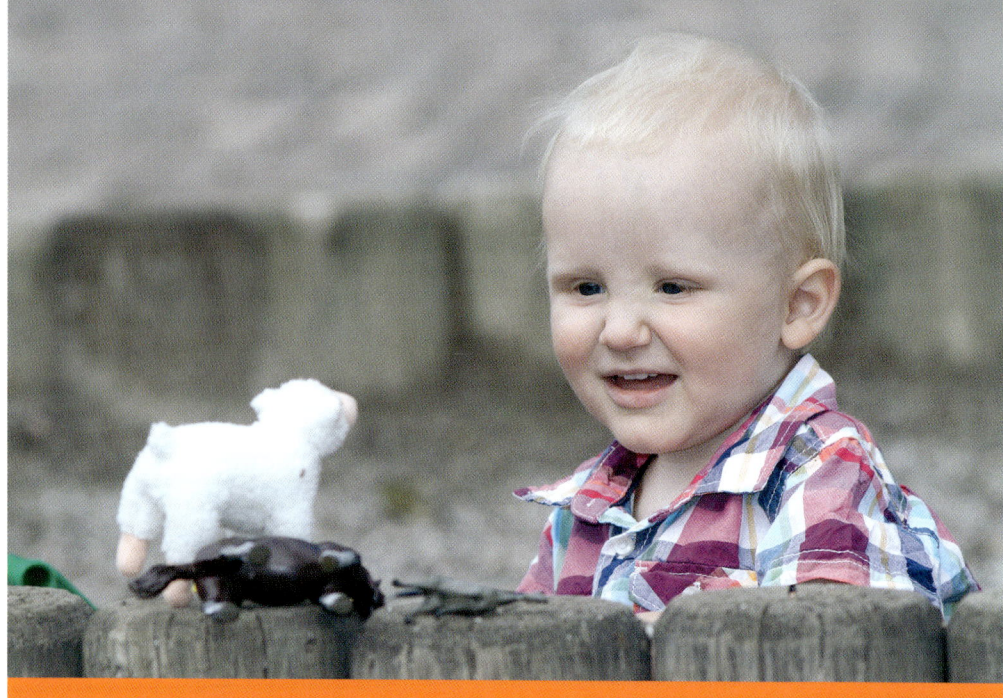

◆ Milchschorf und Kopfgneis

Diese Hautveränderungen können vor allem im Säuglingsalter auftreten.

Kopfgneis

Typische Zeichen für Kopfgneis sind fettig glänzende, gelbliche Schuppen auf der Kopfhaut. Kopfgneis ist in der Regel harmlos und tritt in den ersten Lebensmonaten des Säuglings auf. Grund für diese Hautveränderung ist eine übermäßige Talgproduktion der Drüsen am Kopf.

Milchschorf

Milchschorf ist eine ekzemartige Veränderung der Haut. Gerötete Stellen mit wässrigen Absonderungen, Schuppenbildung und Juckreiz sind typische Zeichen für Milchschorf. Meistens sind nicht nur die Kopfhaut, sondern auch die Wangen, Hals, Arme und Beine betroffen.

· *Milchschorf ist eine Vorstufe von Neurodermitis, auch atopische Dermatitis oder atopisches Ekzem genannt.*
· *Lesen Sie im Kapitel „Neurodermitis" (Seite 142), wie vielfältig die Behandlungsmethoden sein können.*

Ernährung

Die Haut spiegelt manchmal das wider, was dem Darm zu schaffen macht: die Verdauung.
Vor allem auf Milch und Milchprodukte sollte ein Säugling verzichten, denn tierische Eiweiße können Haut und Schleimhäute belasten.

· *Bei besonders hartnäckigen Hautveränderungen dieser Art kann ein gutes Präparat, um die Darmflora zu unterstützen, sehr sinnvoll sein.*

Ölpackungen

Um die Krusten zu entfernen und die Haut zu pflegen, kann eine Ölpackung gemacht werden. Die Kopfhaut des Babys kann zu diesem Zweck mit etwa 1 Esslöffel Mandelöl eingerieben werden. Das Öl weicht die Krusten auf, welche dann mit einem geeigneten Babykamm vorsichtig entfernt werden können.

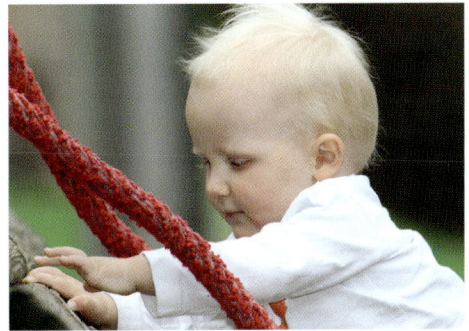

Milchschorf und Kopfgneis können Zeichen von Übersäuerung sein.

Betupfen mit Eichenrindentee

Die Gerbstoffe der Eichenrinde wirken entzündungshemmend und regulierend auf die Talgproduktion. Die betroffenen Hautstellen können mit einem Eichenrindenauszug betupft werden (Zubereitung siehe Kapitel „Pflanzenheilkunde", Seite 54).

Schüßler-Salze

Das Schüßler-Salz *Kalium sulfuricum* eignet sich bei gelblich-braunen Hautveränderungen. Zur Unterstützung für die Haut kann auch *Silicea* verabreicht werden. Sind die Hautstellen rot und entzündet, kann *Ferrum phosphoricum* gegeben werden. Um die Wundheilung zu verbessern, kann *Natrium phosphoricum* gegeben werden. Dieses Schüßler-Salz wirkt regulierend auf den Säure-Basen-Haushalt des Körpers und der Haut (Dosierung siehe Kapitel „Schüßler-Salze", Seite 65).

· *Die geeigneten Schüßler-Salze können auch in Form von Salben die Haut pflegen.*

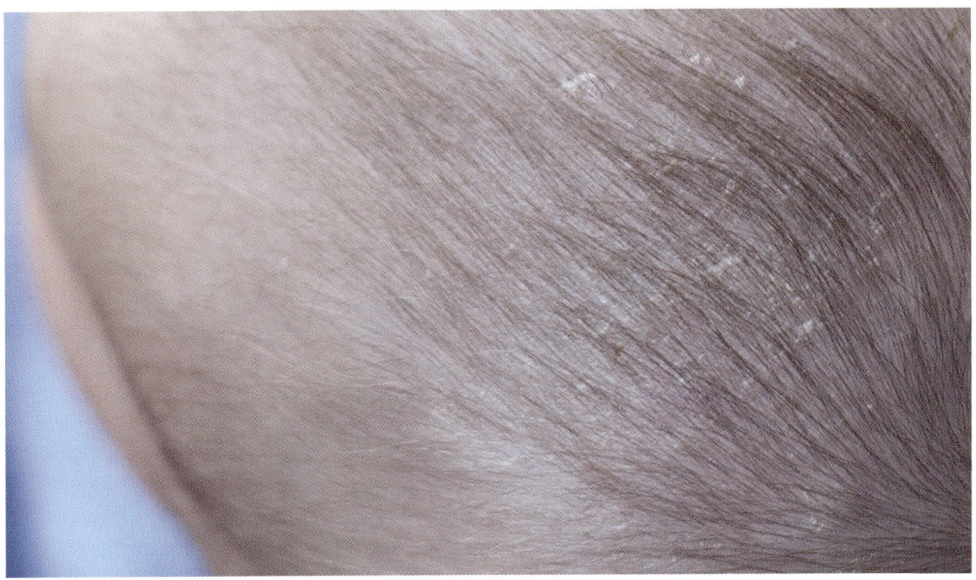

Milchschorf ist eine Vorstufe von Neurodermitis.

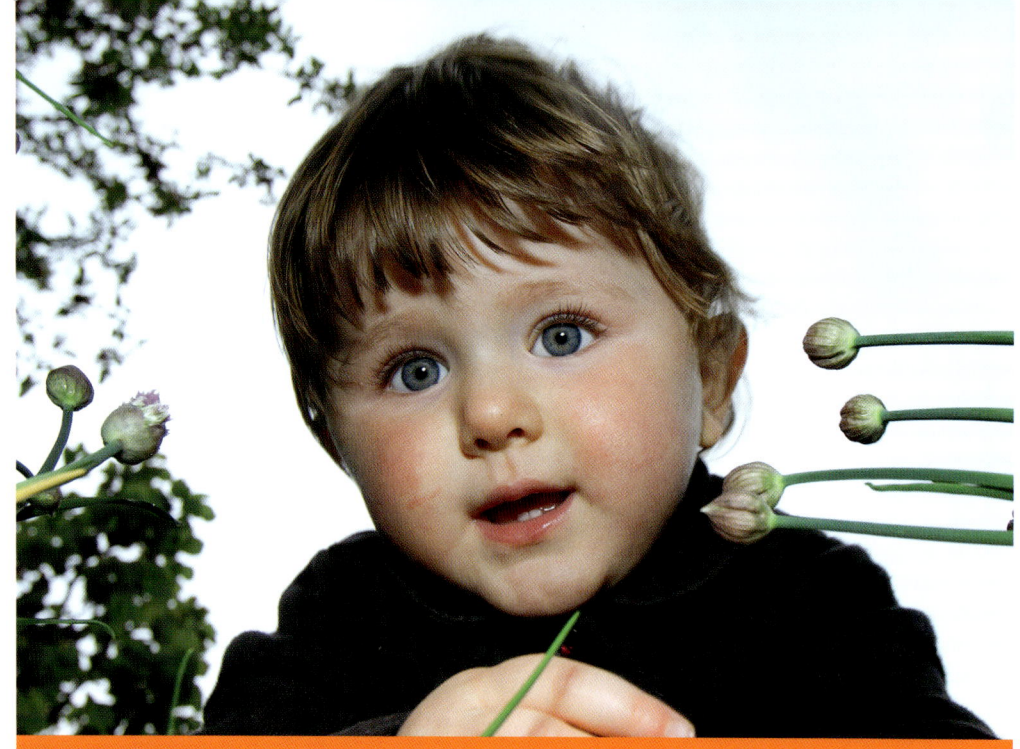

◆ Müdigkeit, Antriebsschwäche

In „stressigen" Zeiten oder nach einer Erkrankung kann ein geeignetes Aufbaumittel sehr guttun.

Viel Gemüse und Bewegung

Ist ein Kind ständig müde, sollte die Ursache von einem Kinderarzt abgeklärt werden. Kinder wachsen und entwickeln sich nicht nur körperlich, sondern auch geistig. Sie lernen ständig, neue Aufgaben zu meistern. Um diese Entwicklung optimal zu unterstützen, ist es sehr wichtig, auf eine ausgewogene Ernährung zu achten (siehe Kapitel „Gesunde Ernährung – Vollwertkost", Seite 24).

Sprossen sind besonders wertvoll und liefern vor allem B-Vitamine und Spurenelemente, die den Stoffwechsel und auch den Appetit fördern.

Sprossen auf der Fensterbank züchten:

Lassen Sie sich von Ihrem Kind helfen!

Materialien: leeres Gurkenglas, Sprossen, Gummiband, Gaze, Wasser

Geben Sie Wasser in das mit Sprossen gefüllte Glas, um die Sprossen zu spülen.
Befestigen Sie anschließend ein Stück Gaze mit einem Gummiring auf dem Glas.
Das mit dem Tuch verschlossene Glas halten Sie verkehrt herum über das Waschbecken, damit das Wasser abfließen kann. Wenn das Wasser vollständig abgetropft ist, können Sie das Glas richtig herum stehen lassen.
Je nach Sprossen- oder Samenart sind die Keimlinge schon nach 3 bis 4 Tagen reif zum Ernten und können nach Belieben fast jedes Gericht verfeinern.

Bewegung schafft Ausgleich. Vor
allem für Schulkinder ist Bewegung
an der frischen Luft besonders wichtig. Sie aktiviert den Stoffwechsel,
das Wachstum, das Immunsystem
und die Entgiftung (siehe auch Kapitel
„Wie viel Bewegung braucht ein Kind?",
Seite 10).

Schüßler-Salze als Aufbaumittel

Calcium phosphoricum, *Ferrum phosphoricum* und *Kalium phosphoricum* sind
3 Schüßler-Salze, um den körperlichen
und geistigen Aufbau zu unterstützen. Auch für die Konzentration in der
Schule eignen sich die Salze gut.
Nach einer Erkrankung ist *Natrium
sulfuricum* das Mittel der Wahl. Es leitet
Krankheitserreger aus und sorgt für
„neuen Schwung" (Dosierung siehe
Kapitel „Schüßler-Salze", Seite 65).

Gelée Royale, Nahrung für Könige

Gelée Royale ist die Nahrung der Bie-
nenkönigin. Es enthält viele wichtige
Vitalstoffe, die auch für den menschlichen Körper sehr wichtig sind. Gelée
Royale gibt es in verschiedenen Formen
verarbeitet zu kaufen.

Zink und B-Vitamine

Vor allem im Winter, wo frisches
Gemüse rar ist, können sich Mikronähr-
stoffmängel zeigen. Die Energiespritze
der Mikronährstoffe sind B-Vitamine
zusammen mit dem Aktivator Zink.

Vitamin D wird im Winter in geringen Mengen produziert, da die Haut
wenig Sonnenlicht bekommt. Dieses
Vitamin kann vor allem in den dunklen
Wintermonaten zugeführt werden.
Eine Fachperson kann die geeignete
Dosierung je nach Alter des Kindes
empfehlen (siehe auch Kapitel „Mikronährstoffe gezielt einsetzen", Seite 47).

Unterstützend bei Blutarmut

- Die Schüßler-Salze *Ferrum phosphoricum*, *Calcium phosphoricum*, *Natrium
  chloratum* je 3 mal 2 Tabletten lutschen lassen.
- Roten Rübensaft mit Apfelsaft
  mischen, schmeckt sehr lecker!
- Viel Obst und Gemüse der Saison und
  der Region.
- Vitamin C kann die Eisenaufnahme
  bis zu 5-mal steigern.

Siehe auch Kapitel „Mikronährstoffe
gezielt einsetzen", Seite 47.

Unterstützend gegen Nasenbluten

Ferrum phosphoricum und *Silicea* akut
alle 5 Minuten zum Lutschen geben,
dann je 3 mal 2 Tabletten täglich.
   Tränken Sie ein Tuch mit kaltem
Wasser und halten Sie es Ihrem Kind
an die Nasenwurzel.
   Zink und Vitamin C stärken die
Nasenschleimhaut.

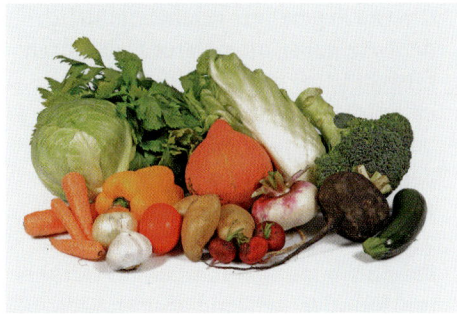

Obst und Gemüse sind natürliche Energiespender.

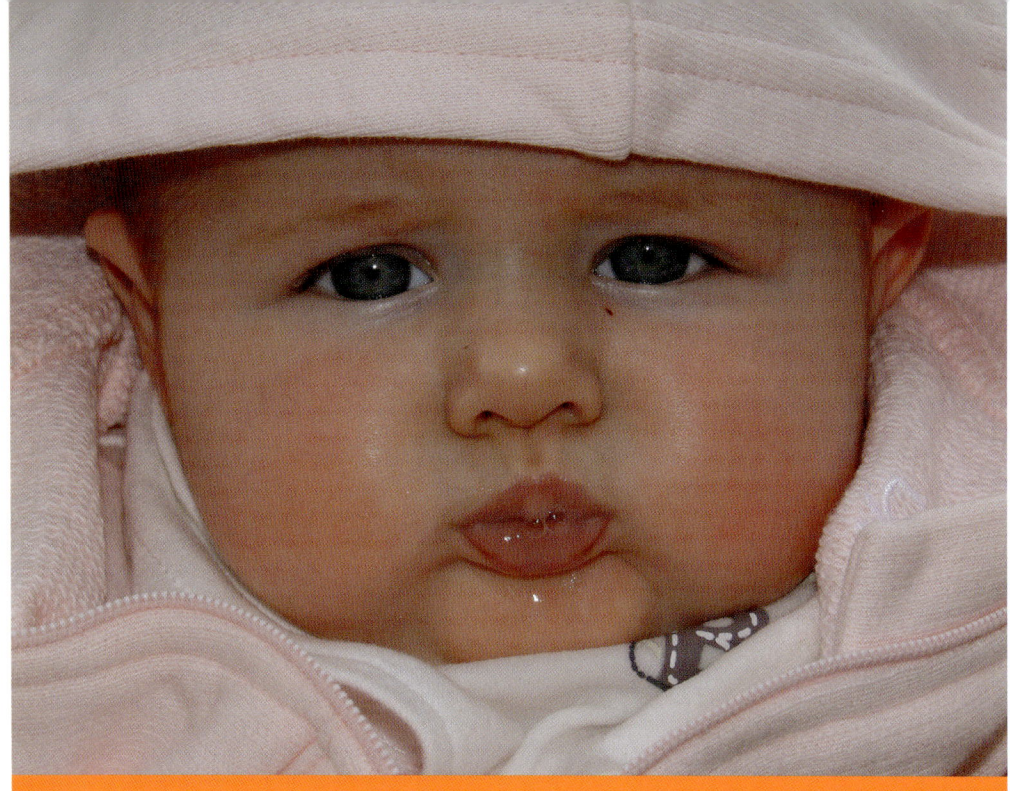

◆ Mundschleimhautentzündungen

Wunde Stellen in der Mund- und Rachenschleimhaut haben schon so manchem Kind den Appetit verdorben.

Wund im Mund

Aften sind kleine offene Stellen, die bei Kindern, oft auch nur vereinzelt, auf der Mundschleimhaut auftreten. Um das Erscheinungsbild von Infektionen, wie Pilzen oder Herpes, abzugrenzen, sollte bei schweren Formen und bei Babys ein Arzt gefragt werden.

Mundfäule tritt vor allem bei Kindern zwischen ein und drei Jahren auf und wird von Herpesviren hervorgerufen. Geschwollenes Zahnfleisch, Bläschenbildung mit oder ohne Fieber und Mundgeruch sind typische Zeichen.

Mundsoor wird von einem Hefepilz ausgelöst. Die weißlich-grauen Punkte sitzen wie Beläge fest an der Schleimhaut.

· *Ersetzen Sie bei Mundfäule und Mundsoor gebrauchte Schnuller durch neue und desinfizieren Sie nach dem Stillen die Brustwarze mit Eichenrindenauszug (Zubereitung siehe Kapitel „Pflanzenheilkunde", Seite 55), ein wenig Teebaum- oder Nelkenöl.*

Essen und Getränke, die nicht reizen

Kinder verweigern oft jegliches Essen und Trinken, weil ausgedehnte Entzündungen im Mund sehr schmerzhaft sein können. Auch Babys trotzen ihrem Hunger und trinken nicht die gewohnte Menge an Milch.

Weil der Flüssigkeitshaushalt der Kinder sehr schnell aus den Fugen geraten kann, ist es besonders wichtig, genau darauf zu achten. Immer wieder sollte ein Schluck von einem zimmerwarmen, milden Getränk angeboten werden. Reizlindernde, lauwarme Tees, wie Kamillen- und Malventee, sollten sauren Fruchtsäften vorgezogen werden. Ein lustiger Strohhalm motiviert nicht nur zum Trinken, sondern verhindert auch den zu intensiven Kontakt der Flüssigkeit mit den wunden Stellen.

Weiche Speisen reiben nicht zu sehr an der Schleimhaut und werden lieber gegessen. Die breiigen Gerichte sollten möglichst nur lauwarm und häppchenweise serviert werden. Süße Speisen, wie Pudding oder süßes Joghurt, sollten vermieden werden, da sie Mikroorganismen wachsen lassen. Vor allem bei Mundsoor oder ständig aufgerissenen Mundwinkeln können Pilze eine Rolle spielen, deren Wachstum von Süßigkeiten gefördert wird. Auf saure Speisen, wie Essig, Tomaten und scharfe Gewürze, sollte verzichtet werden.

· *Schokolade enthält den Eiweißstoff Arginin, welcher das Wachstum von Herpesviren bei Mundfäule fördert.*

Lindernde Pflanzenstoffe

Die Entzündungen im Mund können mit Pflanzenauszügen, die zusammenziehend und heilend wirken, behandelt werden. Tinkturen aus Rhabarberwurzel, Myrrhe oder Tormentillwurzel können mehrmals täglich mit einem Wattestäbchen auf die betroffenen Stellen getupft werden. **Bei allen diesen Tinkturen ist es wichtig, darauf zu achten, dass sie mit viel lauwarmem Wasser verdünnt werden, da sie sonst auf der Schleimhaut brennen können!**

Salbeitee wirkt desinfizierend. Kinder im Schulalter können Spülungen damit machen. Um die kleinen entzündeten Stellen zu schützen, kann ein Gel aus Aloe Vera, mit Malven und Kamillenextrakten, verwendet werden.

Mit einer in verdünntem Enzianviolett getränkten Gaze kann die Mundschleimhaut bei kleinen Kindern abgetupft werden.

Homöopathische Schleimhautmittel

Als Homöopathikum eignet sich das Schleimhautmittel *Cinnabaris D6* (3 mal 5 Tropfen oder Globuli) sehr gut. Es stärkt die Schleimhaut und fördert die Ausleitung. Speziell bei Mundfäule können *Elaps D6* oder *Borax D6* (3 mal 5 Tropfen oder Globuli) lindernd wirken.

Schüßler-Salze für Kleinkinder

Ferrum phosphoricum wird bei allen Rötungen und Entzündungen eingesetzt. Bei starken Entzündungen kann eine zerkleinerte Tablette anfänglich auch alle 5 Minuten gegeben werden.

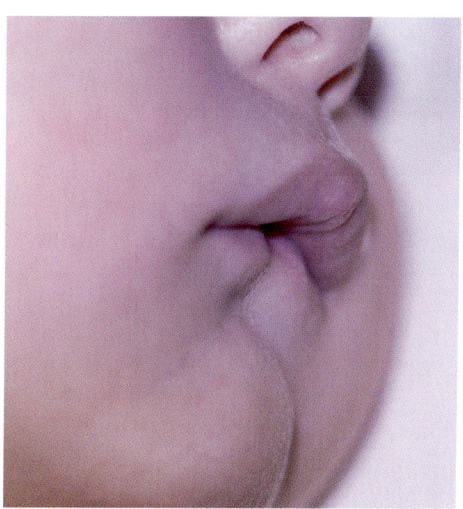

Wenn Säuglinge das Essen verweigern, können Mundsoor oder Mundfäule der Grund dafür sein.

Sind wässrige Bläschen im Mund, kann *Natrium chloratum* mehrmals täglich gegeben werden. Bei weißlichen Belägen eignet sich *Kalium chloratum* sehr gut. Sind schon gelbliche Absonderungen zu sehen, kann *Kalium sulfuricum* unterstützend wirken. Zur Stärkung der Schleimhaut kann anschließend *Silicea* verwendet werden (Dosierung siehe Kapitel „Schüßler-Salze", Seite 65).

· *Damit eine kantige Lutschtablette nicht die Schleimhaut reizt, sollten Schüßler-Salze in diesem Fall zerkleinert, aufgelöst oder als Tropfen gegeben werden.*

Wenn Entzündungen im Mund immer wieder kommen

Haben Kinder immer wieder Mundschleimhautentzündungen, sollte an eine ausreichende Versorgung mit Zink und Vitamin C gedacht werden. Das Spurenelement Zink wirkt antiviral und kann in akuten Phasen bei Kindern, nach Absprache mit einer Fachperson, in einer etwas höheren Dosis gegeben werden. Bei ständigen offenen Mundwinkeln sollte in einer Blutprobe der Eisenspeicher überprüft werden. Ist er niedrig, sollte vor dem Zink besser das Eisen aufgefüllt werden. Ein Darmaufbau lohnt sich sowohl bei Aften und Mundsoor als auch bei allen anderen Arten von Entzündung der Mundschleimhaut, die sich ständig wiederholen.

· *Kommen Mundschleimhautentzündungen öfters vor, profitieren Ihre Kinder von einer Kombination aus einem geeignetem Präparat zum Aufbau der Darmflora: 15 mg Zink, B-Vitamine und 400 mg Folsäure pro Tag über einen Zeitraum von 1 bis 2 Monaten.*
· *Stress jeder Art kann Entzündungen der Schleimhäute auslösen. Umso wichtiger ist ein regelmäßiger, rhythmischer Tagesablauf innerhalb der Familie.*
· *Aften im Mund können auch durch eine einseitige Ernährung entstehen. Eine vollwertige Kost ist die beste Vorsorge (siehe Kapitel „Gesunde Ernährung – Vollwertkost", Seite 24).*

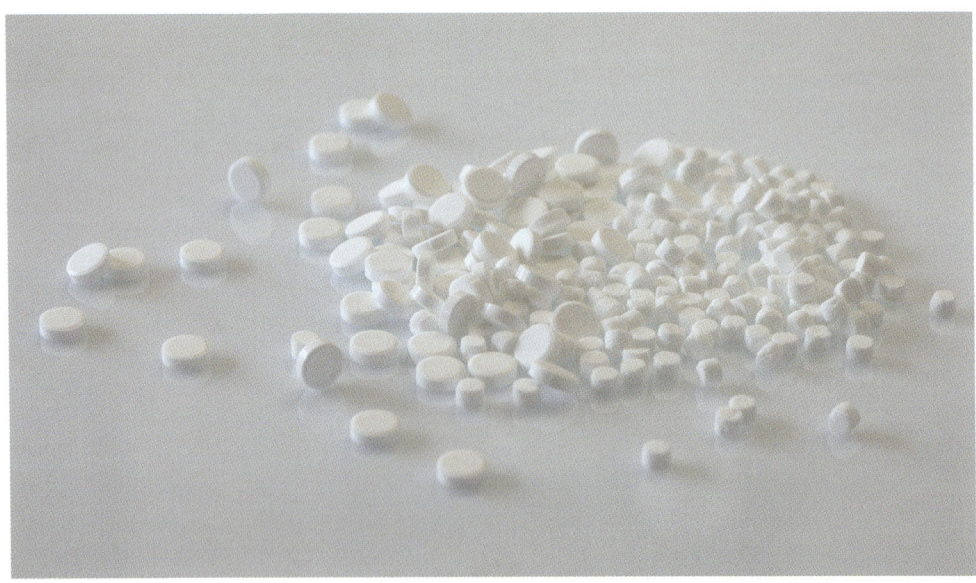

Zerkleinern Sie die Schüßler-Salze – so werden die Kanten der Tabletten „entschärft".

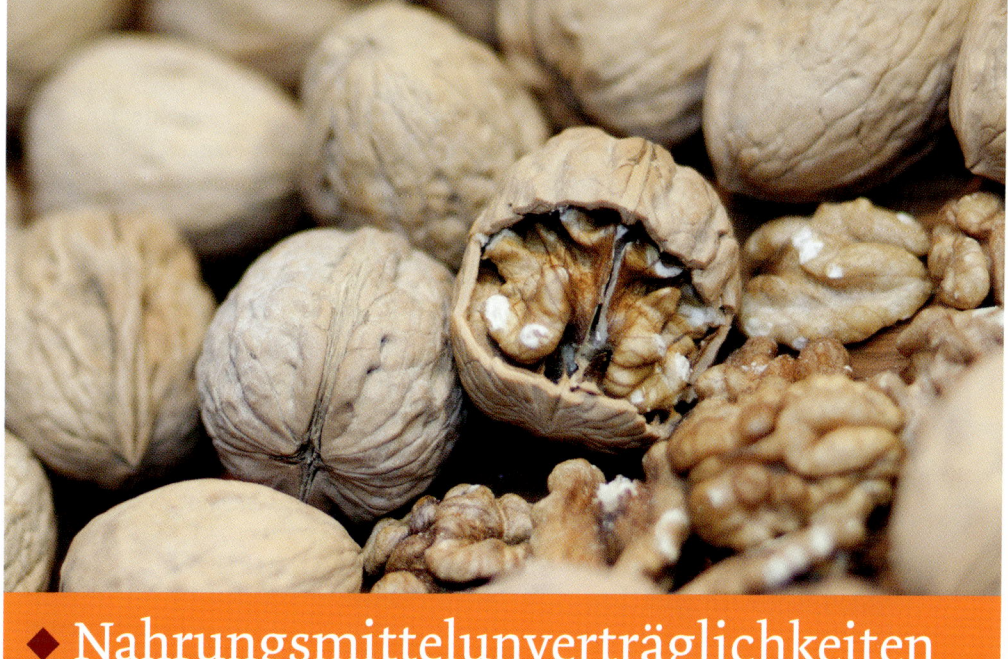

◆ Nahrungsmittelunverträglichkeiten

Immer mehr Menschen „vertragen" bestimmte Lebensmittel nicht. Auch Kinder sind davon betroffen.

„Ich vertrage bestimmtes Essen nicht gut." Das muss nicht immer eine echte Nahrungsmittelallergie oder Unverträglichkeit anzeigen. Es gibt auch zeitweise Störfelder, die ganz persönlich wahrgenommen werden. Diese verschwinden nach einiger Zeit wieder. Echte Allergien und Unverträglichkeiten können hingegen auch dauerhaft bleiben.

- *Echte Lebensmittelallergien und Unverträglichkeiten sollten immer speziell nachgewiesen werden.*
- *Bei allen Arten von Allergien und Unverträglichkeiten ist ein Aufbau der Darmflora sehr sinnvoll (siehe Kapitel „Der Darm im Gleichgewicht", Seite 22).*

Nahrungsmittelallergien

Ca. 6 % der Kinder unter drei Jahren sind von einer Nahrungsmittelallergie betroffen. Meistens verschwindet sie wieder mit zunehmendem Alter. Eine spätere Allergieneigung, wie z.B. jene auf Pollen, bleibt meistens.

Typische allergische Reaktionen

- Hautausschlag
- Geschwollene Lippen
- Rötungen, Juckreiz
- Gefährlich: Atemnot, Kreislaufprobleme – sofort zum Arzt!

Die hauptsächlich verantwortlichen Nahrungsmittelallergene bei Kindern sind: Milch, Ei, Obst, Nüsse, Fisch, Getreidearten (z.B. Weizen), Soja, Erdnüsse, Erdbeeren, Tomaten

- *Vermeiden Sie Milch und Milchprodukte im ersten Lebensjahr Ihres Kindes.*

Mein Kind hat eine Nahrungsmittelallergie – was nun?

Als erstes sollte herausgefunden werden, auf welches Lebensmittel das Kind allergisch reagiert. Dieses sollte dann vermieden werden. Ist der Ausschlag schon da, kann die Haut mit kühlenden Lappen versorgt werden. Damit die Allergie schneller abklingt, sollten 1 bis 2 Tage lang nur Kartoffeln und Reis gegessen werden.

· *Ist die allergische Reaktion sehr ausgeprägt, gehen Sie zum Kinderarzt.*

Histamin vermeiden

Histamin heißt der Stoff, der bei einer allergischen Reaktion vom Körper selbst produziert wird und Rötung und Juckreiz verursacht. Manche Lebensmittel enthalten diesen Stoff auch noch zusätzlich bzw. fördern die körpereigene Produktion. Diese Lebensmittel sollten von Allergikern grundsätzlich vermieden werden (siehe Tabelle nachfolgend im Text).

· *Histaminum D12 und Urticaria D12 können bei Hautausschlägen abwechselnd jede Stunde gegeben werden. Bei starker Rötung kann das Schüßler-Salz Ferrum phosphoricum alle 10 Minuten unterstützend gegeben werden.*

Weizenallergie, -unverträglichkeit und Zöliakie

Nach Schätzungen vertragen ca. 40 % aller Menschen Weizen nicht einwandfrei. Blähungen, Bauchweh und Hautausschläge sind die häufigsten Symptome. Manche Menschen sind auf das Weizeneiweiß allergisch, während andere eine temporäre Unverträglichkeit aufweisen. Dann gibt es noch Personen, die auf das Klebereiweiß Gluten überreagieren. Häufig handelt es sich dabei um die Erkrankung Zöliakie. Es ist also wichtig zu klären, welche Art von Unverträglichkeit gegen Weizen vorliegt!

Was Sie über Zöliakie wissen sollten:

· Zöliakie ist eine dauerhafte Unverträglichkeit gegen das Klebereiweiß Gluten.
· Diese Erkrankung kann sich durch Magen-Darm-Beschwerden, Ausschläge, Müdigkeit, Kopfschmerzen, Appetitlosigkeit äußern.
· Glutenhaltige Getreidesorten: Weizen und alte Weizensorten, Roggen, Hafer, Gerste, Dinkel, Grünkern, Kamut, Wildreis
· Glutenfreie Getreidesorten: Mais, Reis, Hirse, Amarant, Quinoa, Buchweizen
· Kartoffeln bieten sich als Alternative zu Weizen sehr gut an.
· Achten Sie auf verstecktes Gluten in Fertiggerichten, Süßigkeiten, Würsten usw.
· Küchengeräte und Schüsseln können mit glutenhaltigem Mehl kontaminiert sein.
· Je besser Sie Ihr Kind über Zöliakie aufklären, desto besser kann es damit umgehen, wenn es selbst oder Klassenkameraden davon betroffen sind.
· Mittlerweile gibt es am Markt sehr viele Anbieter, welche glutenfreie Teigwaren in Hülle und Fülle und ohne geschmackliche Abstriche anbieten.

Nahrungsmittelunverträglichkeiten

Lassen Sie sich je nach Unverträglichkeit ganz individuell beraten. Vermeiden Sie die betroffenen Lebensmittel und füllen Verluste durch Mikronährstoffpräparate auf: z.B. Milchzuckerunverträglichkeit (Laktoseunverträglichkeit) durch Kalzium und B-Vitamine.

Der Eiweißbaustein Glutamin ist bei allen Unverträglichkeiten sehr sinnvoll. Dieser Stoff „stopft die Löcher" im irritierten Darm.

Laktoseintoleranz:

Milchzuckerunverträglichkeit bedeutet, dass der Dünndarm den Milchzucker nicht mehr richtig spalten und aufnehmen kann. Dieser wandert weiter in den Dickdarm, wo Bakterien ihn abbauen. Dadurch entstehen Gase und Säuren, die Durchfall und Blähungen verursachen.

- *Achten Sie darauf, dass Ihr Kind nur Lebensmittel ohne Laktose isst, lesen Sie auch Etiketten auf Fertiggerichten und Würsten.*
- *Das fehlende Enzym kann mittlerweile in Form von Tabletten eingenommen werden.*

Fruktosemalabsorption:

Obst, Honig und Diabetikerprodukte sind besonders fruchtzuckerhaltig. Blähungen und Durchfall können bei einer solchen Aufnahmeschwierigkeit entstehen. Darüber gestreuter Traubenzucker erhöht die Verträglichkeit von Früchten.

Histaminunverträglichkeit:

Histamin wird vom Körper selbst produziert und mit bestimmten Lebensmitteln aufgenommen. Dieser Stoff ist verantwortlich für Schwellung und Juckreiz. Bei einer Histaminunverträglichkeit kann der Darm Histamin nur mehr schlecht abbauen. Dadurch kommt es zu einer vermehrten Ansammlung im Körper und es kann zu folgenden Beschwerden kommen:

- Kopfschmerzen, Migräne
- Asthma, Heuschnupfen
- Bauchweh, Verdauungsprobleme
- Unruhe, Herzklopfen gleich nach dem Essen

Mikronährstoffe bei Histaminintoleranz:

Vitamin C, Vitamin B6, Kupfer, Kalzium und Zink in geeigneter Dosierung können die Symptome deutlich reduzieren, da sie das abbauende Enzym unterstützen.

- *Lassen Sie sich von einer Fachperson bezüglich der Mikronährstoffe beraten.*
- *Informieren Sie auch Ihr Umfeld über die Unverträglichkeit Ihres Kindes. So wird vieles einfacher.*

Speisen, die Allergien fördern:	Stattdessen:
Ketchup, Schokolade, Kakao	
Gereifter Käse (Parmesan)	Frischkäse, Quark
Salami und andere Rohwürste	Frisches Fleisch
Hefe	Speisenatron
Weizenkeime, Hülsenfrüchte (Soja)	Reis, Kartoffel
Tomaten (auch gekocht), Pilze, Spinat, Peperoni, Melanzani, Sauerkraut	Zucchini, Karotten, Feldsalat
Erdbeeren, Zitrusfrüchte, Ananas, Kiwis, Bananen, Birnen, Himbeeren, Nüsse, Avocados	Apfel, Quitten
Fertiggerichte	Frische Speisen
Rotweinessig, „Balsamico"	Apfelessig
Meeresfrüchte, Dosenfisch	Frischer Fisch

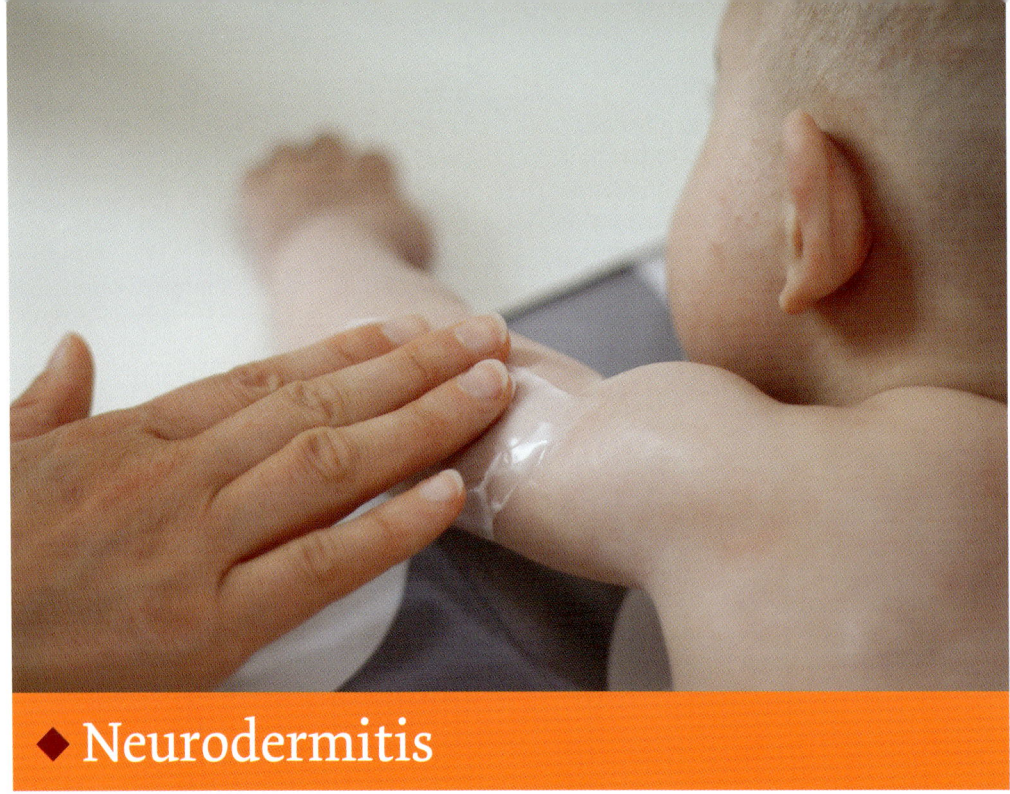

◆ Neurodermitis

Immer mehr Kinder und Babys sind betroffen von dieser in Schüben auftretenden Erkrankung.

Bei Neurodermitis ist die Haut sehr trocken und überempfindlich. Entzündete Stellen an Hals, Handrücken, Armbeugen und Kniekehlen sind typisch für dieses Hautleiden. Die gerötete Haut juckt und wird trocken bis schuppig. Während bei manchen Kindern die Symptome im Schulalter verschwinden, bleiben sie bei anderen bis ins Erwachsenenalter erhalten.

· *Bei vielen ist Neurodermitis die erste Stufe einer allergischen Erkrankung. Später geht die Überreaktion der Haut oftmals in Heuschnupfen oder andere Allergien über.*
· *Auch Milchschorf ist eine frühe Form von Neurodermitis.*

Ursachen von Neurodermitis

Die Ursachen dieser Überreaktion der Haut sind teilweise noch unbekannt. Nicht selten können Neurodermitiker Fette nicht optimal umbauen, sodass die körpereigene Herstellung von entzündungshemmenden Stoffen gestört ist. Der Zusammenhang mit Ernährung und Darm spielt bei den meisten eine große Rolle. Der Darm ist neben der Haut die erste Barriere zu Fremdstoffen und ein Teil des Immunsystems sitzt dort. Auch der genetische Aspekt wird diskutiert, sodass eine Erbgutveränderung die Bildung der Hautbarriere stören kann. Die Haut ist der Spiegel der Seele. Deshalb ist auch die seelische Hygiene sehr wichtig. Kinder reagieren auf „Stress" oft unbewusst mit Neurodermitis.

· *Vermeiden Sie Kleidung aus Synthetik. Besonders eignen sich Kleidungsstücke,*

die aus langen Seidenfäden gesponnen wurden. Sie reizen die Haut nicht und hemmen das Wachstum entzündlicher Keime.
· Ziehen Sie Ihrem Kind in der Nacht Handschuhe an, damit es sich nicht unbewusst kratzt.

Ernährung, ein wichtiger Faktor bei Neurodermitis

Die Ernährung spielt bei Neurodermitikern eine sehr große Rolle. Generell ist eine vollwertige Ernährung mit wenig tierischen Produkten zu bevorzugen (siehe Kapitel „Gesunde Ernährung – Vollwertkost", Seite 24).

Milch und Milchprodukte werden häufig schlecht vertragen. Viele Kinder profitieren davon, wenn diese für einige Wochen vom Speiseplan gestrichen werden. Bei Säuglingen sollte dementsprechend die stillende Mutter darauf verzichten.

· Es kann sehr hilfreich sein, ein Tagebuch über das Essen zu führen, um das persönliche „Störfeld" des Kindes herauszufinden, denn die Unverträglichkeiten können sehr individuell sein.

„Gute Fette"

Kaltgepresste Pflanzenöle mit ungesättigten Fettsäuren sind gut für die Haut und wirken entzündungshemmend. Leinöl ist besonders wertvoll. Menschen mit Neurodermitis haben meist einen Mangel an Gamma-Linolensäure, welche der Körper normalerweise selbst herstellt. Nachtkerzen- und Borretschöl sind besonders reich an diesem Baustein. Fette, die Entzündungen fördern, sollten vermieden werden. Diese sind in Wurstwaren, Backwaren, Süßigkeiten und Fertiggerichten versteckt.

· Leeren Sie jeden Tag 1 Löffel kaltgepresstes Leinöl auf das Essen Ihres Kindes.

Häufig werden schlecht vertragen	Häufig werden gut vertragen
Milch und Milchprodukte	Hochwertige Pflanzenmargarine, Reismilch
Sellerie (sehr häufig!)	Mineralwasser, Kräutertees
Hühnereier	Leinöl, Sonnenblumenöl, Nachtkerzenöl
Zitrusfrüchte, Johannisbeeren, Ananas,	Birne, Banane
Mais, Weizen, Soja	Reis
Nüsse, Schokolade, Süßigkeiten, Honig	
Gemüsesorten: Karotten, Karfiol, Tomaten, Gewürze	Brokkoli, Gurken, Kartoffeln
Schweinefleisch, Wurstwaren, Fisch, Geflügel	Lamm
Farbstoffe, Aromastoffe, Konservierungsmittel	

Darmaufbau

Ein gutes Präparat für die Darmflora sollte unterstützend mindestens einen Monat lang gegeben werden. Die Darmschleimhaut als Barriere für Fremdkörper wird so gestärkt. Mineralstoffe und Vitamine, die für die Hautneubildung und den Fettstoffwechsel wichtig sind, können so besser aufgenommen werden. Schon für Babys kann auf Präparate zum Aufbau der Darmflora zurückgegriffen werden (siehe Kapitel „Der Darm im Gleichgewicht", Seite 22).

Unterstützende Mikronährstoffe

B-Vitamine und Zink sind gut für ein geschwächtes Hautsystem. Die Umwandlung der Fette zu entzündungshemmenden Stoffen kann nur dann passieren, wenn genügend B-Vitamine und Zink vorhanden sind. Ein Vitamin-B-Komplexmittel und Zink können täglich unterstützend einige Monate lang gegeben werden. Eine Fachperson kann die geeignete Dosierung je nach Alter des Kindes empfehlen.

Hautpflege: Hamamelis und Nachtkerzenöl

Damit Reizungen erst gar nicht auftreten, sollte vorsorglich und täglich eingecremt werden. Die geschwächte Hautbarriere kann durch rückfettende und feuchtigkeitsspendende Hautcremes unterstützt werden. Hamameliscreme oder Nachtkerzenöl eignen sich zur Pflege besonders gut. Die Inhaltsstoffe dieser Pflanzen wirken reizlindernd und entzündungshemmend. Bei starker Rötung kann eine homöopathische Salbe mit Cardiospermum lindernd wirken. Basenbäder wirken rückfettend und entsäuernd. Es können auch Teilbäder gemacht werden – mit etwa 1 Liter lauwarmen Wasser und 1 Esslöffel Basenpulver. Generell sollte nicht zu heiß und maximal nur 1-mal pro Woche gebadet werden, damit die Haut nicht noch trockener wird.

· *Cortisoncremes machen die Haut mit der Zeit dünn und empfindlich. Verwenden Sie diese nur bei ausgeprägten Entzündungen und in Ausnahmefällen nach Empfehlung des Arztes.*

Entgiftung der Haut

Natrium sulfuricum kann als Schüßler-Salz gegeben werden. Es regt die Entgiftungsorgane an, sodass die Haut weniger Last zu tragen hat (Dosierung siehe Kapitel „Schüßler-Salze", Seite 65).

Stress und Bachblüten

Da sich das Hautbild aufgrund von Stress und Überlastung verschlechtern kann, ist das seelische Wohlbefinden von großer Bedeutung. Das gilt besonders für Kinder, die sensibel auf äußere Reize reagieren.

· *Holen Sie sich Tipps für die geeignete Mischung weiter vorne im Buch – im Kapitel „Bachblüten für Körper und Seele" auf Seite 40.*

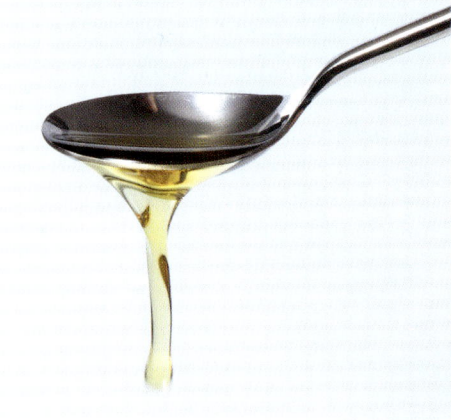

Täglich 1 Löffel Leinöl über das Essen wirkt entzündungshemmend.

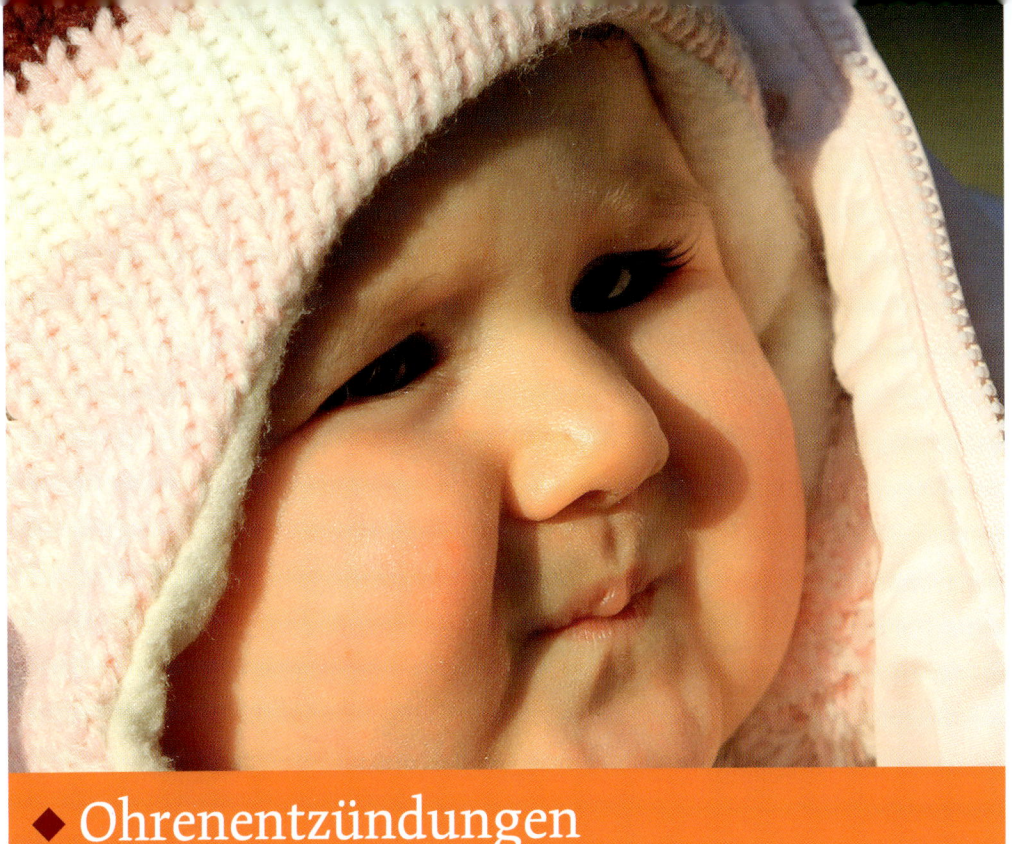

◆ Ohrenentzündungen

Ohrenschmerzen können sehr schmerzhaft sein und sollten von einem Arzt abgeklärt werden.

Ohrenschmerzen treten bei Kindern sehr häufig auf. Kleinkinder reagieren oft mit starkem Weinen, haben das Ohr äußerlich rot oder fassen sich mit den Fäustchen immer wieder an die Ohren. Bei Fieber, wo kein offensichtlicher Grund dahinter steckt, kann es sich um eine Ohrenentzündung handeln. Größere Kinder hingegen können ihre Schmerzen besser zuordnen und mitteilen.

· *Besteht der Verdacht einer Ohrenentzündung, sollte ein Arzt aufgesucht werden, denn eine starke Mittelohrentzündung kann Folgeschäden hinterlassen.*

Wärme tut gut

In den meisten Fällen werden die Schmerzen durch Wärme gelindert. Das Kind sollte das Haus nicht verlassen und in Ruhe seine Entzündung auskurieren. Ein Wollschal oder eine Mütze wärmen den Kopfbereich und verhindern, dass Zugluft die Entzündung verschlimmert.

· *Damit sich der Schleim gut löst, ist es wichtig, viel zu trinken. Holunderblütentee eignet sich besonders gut, da seine Inhaltsstoffe das Immunsystem stärken.*

Zwiebelwickel bei akuten Ohrenschmerzen

Ohrenwickel (siehe Kapitel „Wohltuende Wickel", Seite 70) sind sehr wirksam bei starken und plötzlichen

Ohrenschmerzen. Ein nächtlicher Arztbesuch kann auf diese Weise schon einmal auf den nächsten Morgen verschoben werden. Die ätherischen Öle der Zwiebel wirken entzündungshemmend und gegen Krankheitserreger. Bei „empfindlichen Nasen" kann 1 Tropfen Lavendelöl auf das Päckchen getropft werden.

- *Schnelle Hilfe: Bei akuten Ohrenschmerzen hilft ein warmer Zwiebelwickel. Auch von der Gabe des Schüßler-Salzes Ferrum phosphoricum in Abständen von 5 Minuten und der wiederholten Gabe von Arnica D6 kann das Kind bis zur Besserung der Symptome sehr profitieren.*

Wirkung durch die Nase: Inhalationen

Die Nase muss frei sein. Das ist sehr wichtig bei einer Ohrenentzündung, denn im Nasenrachen befindet sich eine Belüftung zum Ohr. Inhalationen helfen, den gestauten Schleim zu verflüssigen und die Schleimhäute zu befeuchten. Mit Kindern ab drei Jahren kann ein Kamillendampfbad gemacht werden. 1 Esslöffel Kamillenblüten wird mit kochendem Wasser übergossen. Vorsichtig kann sich das Kind mit

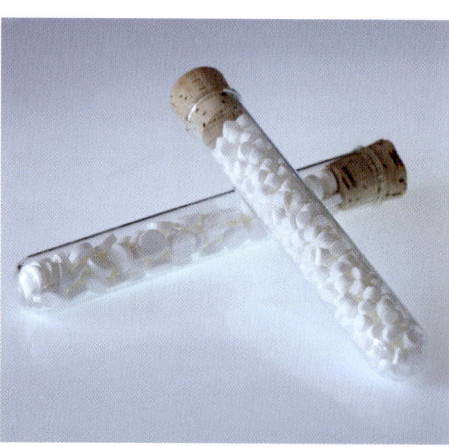

Ferrum phosphoricum und *Arnica* als „Akutmittel" bei Ohrenschmerzen.

dem Kopf über die Schüssel beugen und die Dämpfe einatmen. Eventuell werden die Dämpfe mithilfe eines Handtuches in die richtige Richtung gelenkt. Kleinkinder und Babys sollten mit dem Inhaliergerät und einer physiologischen Kochsalzlösung aus der Apotheke inhalieren.

- *Lesen Sie Ihrem Kind während des Inhalierens eine Geschichte vor oder inhalieren Sie zu zweit, sodass jeder seine eigene Schüssel bekommt. So wird's bestimmt nicht langweilig.*

Das Schüßler-Salz *Ferrum phosphoricum* als „Akutmittel"

Vor allem bei akuten Ohrenschmerzen wird das Schüßler-Salz *Ferrum phosphoricum* alle 5 Minuten bis zur Besserung der Beschwerden verabreicht. Damit sich der Schleim löst, kann mehrmals täglich *Kalium chloratum* zusätzlich gegeben werden. Sollte die Entzündung schon eitrig sein, kann zur Unterstützung mindestens 6-mal täglich *Kalium sulfuricum* gegeben werden. Eventuell können alle 3 Schüßler-Salze miteinander kombiniert werden (Dosierung siehe auch Kapitel „Schüßler-Salze", Seite 65).

Homöopathie

Arnica D6 kann bei akuten Schmerzen auch alle 10 Minuten gegeben werden. *Sambucus D6* (3 mal 3 Globuli oder Tropfen) hilft, zähen Schleim zu lösen.

- *Bei immer wieder kehrenden Ohrenentzündungen sollte das Immunsystem gestärkt werden (siehe Kapitel „Immunsystem stärken", Seite 18).*
- *Bei chronischer Mittelohrentzündung kann zusammen mit dem Homöopathen entschieden werden, ob eine homöopathische Otitis Media Nosode gegeben wird.*

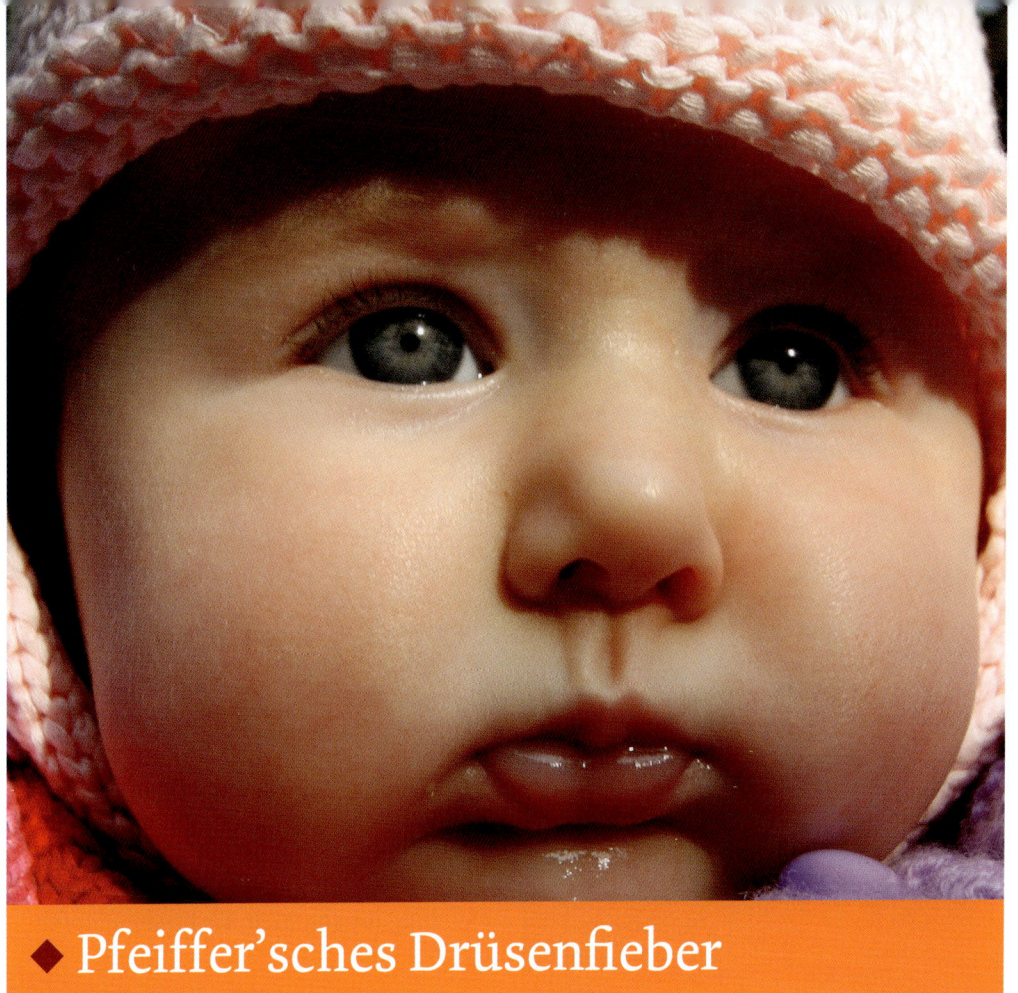

◆ Pfeiffer'sches Drüsenfieber

Diese Erkrankung des Lymphsystems kann den Körper für lange Zeit schwächen.

Das Pfeiffer'sche Drüsenfieber – oder die „Küsschenkrankheit" – wird von einem Virus verursacht, der durch Speichel übertragen wird. Wer die Krankheit durchgemacht hat, ist sein Leben lang immun dagegen. Das Virus kann aber sehr lange im Körper verweilen und immer wieder Probleme machen.

· *Müdigkeit und Leistungsschwäche über Wochen und Monate sind auch nach aus-*

gestandener, akuter Erkrankung keine Seltenheit.

Beim Pfeiffer'schen Drüsenfieber schwellen die Lymphknoten in der Halsregion schmerzhaft an. Manchmal bildet sich im Nacken eine rosenkranzartige Schwellung der Lymphknoten. Leichtes oder hohes Fieber mit Halsschmerzen kommt meist dazu. Milz und Leber können vergrößert sein, daher klagen die Kinder manchmal über Bauchschmerzen.

· *Gehen Sie bei Verdacht auf jeden Fall zum Arzt. Dieser kann durch ein*

Bluttest bestimmen, ob es sich tat-sächlich um das Pfeiffer'sche Drüsen-fieber handelt.

Bettruhe und Quarkwickel

Meistens fühlt sich das Kind sehr abge-schlagen und hat druckempfindliche Lymphknoten. Es sollte auf jeden Fall im Bett bleiben.
Ein kühlender Quarkwickel kann lindernd wirken. Gegen das Fieber können Wadenwickel gemacht werden (siehe Kapitel „Wohltuende Wickel", Seite 68).

Elaps gegen Viren

Um das Ausschwemmen der Viren zu unterstützen, kann *Elaps D6* (3 mal 5 Globuli) für mindestens

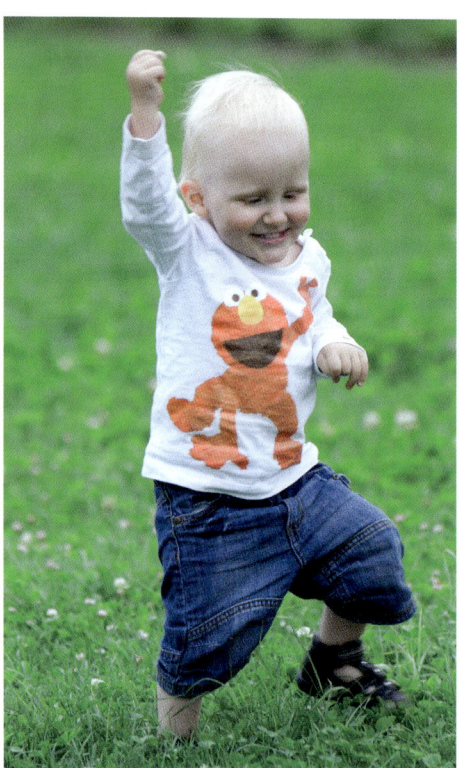

Nach ausgestandener Erkrankung: Viel frische Luft und Vollwertkost stärken das Immunsystem.

6 Wochen gegeben werden. Eine fertige Tropfenmischung für das Lymph-system kann die angeschwollenen Drüsen entlasten. Zu diesem Zweck gibt es verschiedene Präparate im Handel.

· *Lassen Sie Ihrem Kind von einem erfah-renen Homöopathen die Epstein-Barr-Virus-Nosode (Pfeiffer'sche-Drüsenfieber-Nosode) verschreiben, die noch gezielter wirken kann.*

Zink und B-Vitamine

Zink hilft, das Immunsystem wieder auf Vordermann zu bringen. Dieser Mineralstoff wirkt auch gegen Viren und fördert die Entgiftung. Außerdem wirkt Zink zusammen mit B-Vita-minen aktivierend.
Als Aufbaumittel können diese bei-den Mikronährstoffe mindestens 2 Monate lang gegeben werden, um der Abgeschlagenheit und Leistungs-schwäche entgegenzuwirken. Eine Fachperson kann die geeignete Dosie-rung je nach Alter des Kindes empfeh-len.

Aufbauende Schüßler-Salze

Natrium sulfuricum und *Calcium phos-phoricum* können über mehrere Wochen gegeben werden. Sie helfen, den Körper zu entgiften und zu stärken (Dosierung siehe Kapitel „Schüßler-Salze", Seite 65).

Nährstoffhaltiger Muntermacher am Morgen:

Hirse mit doppelt so viel Wasser 10 Minuten lang kochen und quellen lassen. Frische Früchte, Mandeln, Sonnenblumenkerne, Honig und Zimt untermischen und warm servieren. Dazu 1 Glas Obstsaft mit 1 TL Lecithin-granulat geben.

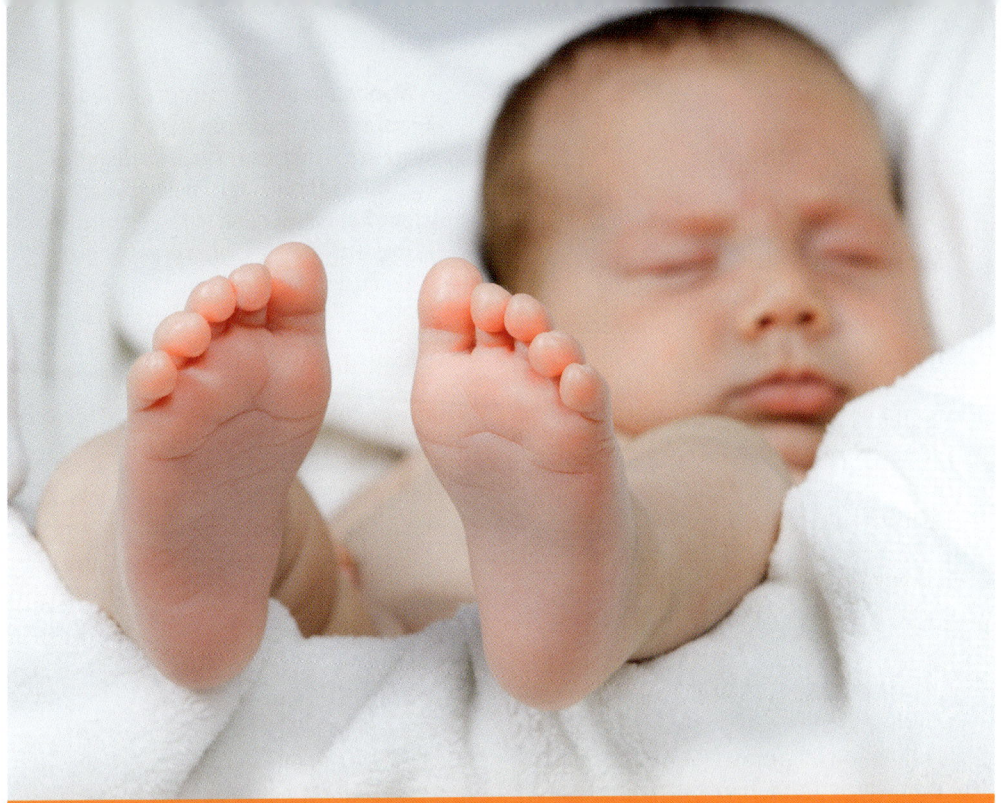

◆ Pilzerkrankungen

Eine Pilzerkrankung deutet auf eine Fehlbesiedlung der Haut und Schleimhaut hin.

Pilze und Bakterien besiedeln normalerweise unsere Haut und Schleimhäute, mit welchen sie im Gleichgewicht leben. Kippt diese Balance, können hauteigene oder fremde Pilze Entzündungen hervorrufen.

- *Leidet ein Kind ständig unter Pilzerkrankungen, sollte immer auch der Darm behandelt werden.*

Mund und Windelbereich

Die meisten Fehlbesiedlungen mit Pilzen findet man im Mund und im Windelbereich. Ist die Entzündung sehr ausgeprägt, werden normalerweise antimykotische Salben (Salben gegen Pilze) verschrieben. Diese sollten nach dem Abklingen der Symptome ein paar Tage lang weiter verwendet werden.

Pilz im Mund (Mundsoor)

Typisch für Mundsoor sind weiße Flecken im Bereich der Mundschleimhaut, die vor allem im Säuglingsalter auftreten können. Auch die Brustwarze der Mutter kann davon betroffen sein und sollte deshalb auch behandelt werden. Hygiene ist sehr wichtig, denn Schnuller und Beißringe können Überträger sein und sollten ausgewechselt und ausgekocht werden (siehe auch Kapitel „Mundschleimhautentzündungen", Seite 136).

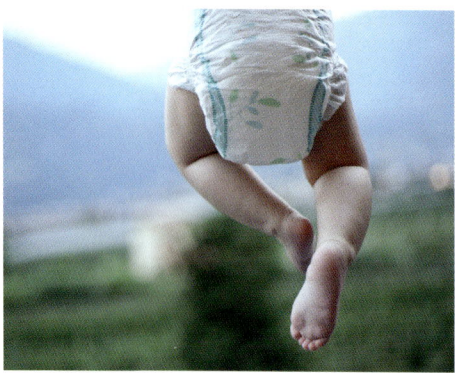

Pilze mögen es feucht: die Windel öfters wechseln

- *Reinigen Sie nach jedem Stillen die Brust-warze mit ätherischem Nelken- oder Tee-baumöl.*

Pilze mögen es feucht

Der Windelbereich ist für Pilze ein wahres Wohnzimmer. Dort ist es feucht und warm. Immer wieder sollte nach-gesehen werden, ob die Windel einiger-maßen trocken bleibt.

Eine Zinkcreme nach jedem Wech-seln saugt die Flüssigkeit auf, fördert die Wundheilung und neutralisiert die Säure.

- *Ist Windelsoor hartnäckig, mischen Sie die Zinkcreme mit einer Salbe auf Emu- oder Teebaumölbasis und tragen Sie diese auf die betroffenen Stellen auf.*

Süßes vermeiden

Pilze lieben Süßes. Um das Wachstum der Pilze nicht auch noch zu fördern, sollte auf zuckerhaltige Speisen ver-zichtet werden. Süßigkeiten, Kinder-joghurts, süße Getränke, Honig, Mar-melade oder Kekse sollten für einige Zeit tabu sein. Auch die stillende Mut-ter sollte darauf verzichten. Weißbrot und Nudeln wandeln sich schnell in Zucker um, besser eignen sich Kartof-feln und Gemüse.

- *Ständige Bauchschmerzen und Blähun-gen können auf Pilze im Darm hin-weisen – fragen Sie den Arzt danach.*
- *Ein gutes Präparat, um die Darmflora zu stärken, ist vor allem bei immer wiederkehrenden Pilzerkrankungen und nach einer Antibiotikagabe sehr sinnvoll (siehe Kapitel „Der Darm im Gleichgewicht", Seite 22).*

Kalium chloratum bei weißen Flecken

Das Schüßler-Salz *Kalium chloratum* ist das Mittel der Wahl bei weißen Flecken im Mund oder auf der Haut. Zusammen mit *Ferrum phosphoricum* gegen die Ent-zündung und *Silicea* für die Schleim-häute kann dieses Schüßler-Salz gege-ben werden (Dosierung siehe Kapitel „Schüßler-Salze", Seite 65).

- *Zerdrücken Sie die Milchzuckertabletten der Schüßler-Salze, damit ihre Kanten nicht die Mundschleimhaut reizen.*

Sulfur, um Pilzsporen auszuschwemmen

Zur Nachbehandlung, um die Pilz-sporen auszuleiten, kann 3-mal täglich *Sulfur D6* als Globuli gegeben werden.

Ist der Pilz sehr hartnäckig, ist es sinnvoll, zusammen mit *Sulfur* für ca. 4 Wochen 3-mal täglich *Bufo D6* als Globuli zu verabreichen.

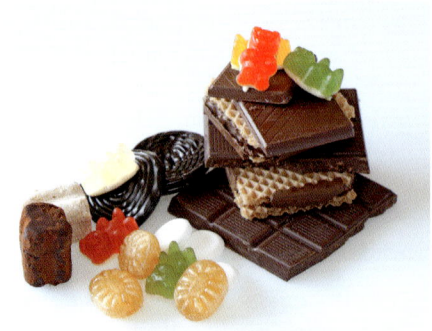

Süßigkeiten fördern das Pilzwachstum.

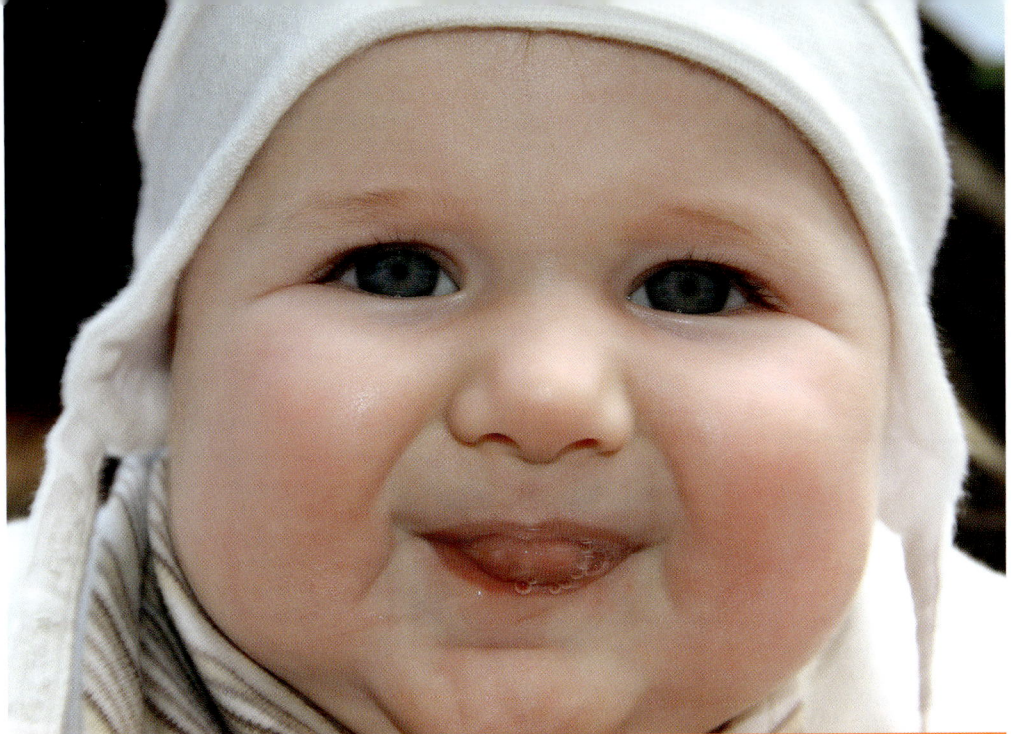

◆ Pseudokrupp, Krupphusten

Krupphusten ist ein anfallartiger Husten, der vor allem vom Kehlkopf und der oberen Luftröhre ausgeht.

Dieser trockene, bellende Husten wird von verschiedenen Viren hervorgerufen. Typisch beim Krupphusten ist, dass das Einatmen stark hörbar ist. Die Hustenanfälle kommen meist nachts und vorwiegend bei Kindern zwischen einem halben und vier Jahren vor. Im Normalfall ist der virale Infekt nach 3 bis 4 Tagen abgeklungen.

Was tun bei einem Pseudokruppanfall

- Ist der Anfall besonders stark drohen Atemnot und Erstickungsgefahr. Rufen Sie in dem Fall sofort einen Notarzt!

- Versuchen Sie Ihr Kind zu beruhigen – Angst verstärkt den Anfall nur noch.

- Setzen Sie sich mit Ihrem Kind in das Badezimmer und lassen heißes Wasser laufen, damit Ihr Kind die feucht-warme Luft einatmen kann.

- Nachdem der Anfall vorbei ist, können Sie ans offene Fenster gehen, damit die Schleimhäute abschwellen.

- Gehen Sie auf jedem Fall zum Kinderarzt, der alles Weitere abklären kann.

Trockene Schleimhäute befeuchten

Viren verursachen meist einen trockenen Husten. Damit sich die Schleimhäute besser reinigen können und

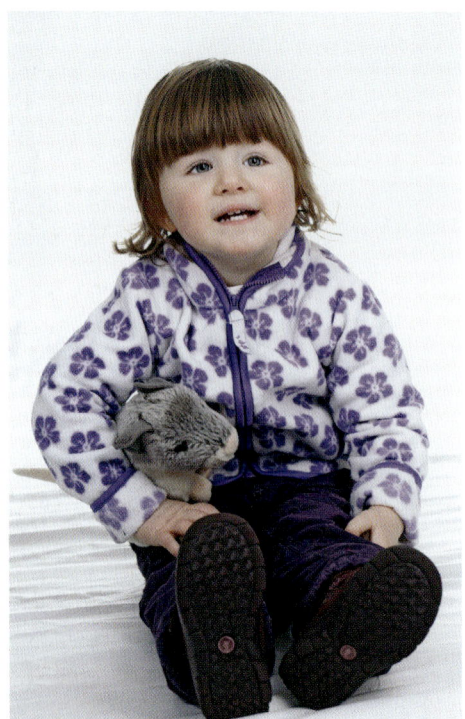

Schleimhäute feucht halten: Inhalationen und viel trinken

Auch zur Vorsorge kann es 4- bis 5-mal täglich verabreicht werden.

Elaps D6 und *Spongia D6*

Bei Kindern, die häufig unter Krupphusten leiden, ist es sinnvoll, *Elaps D6* 3 mal 5 Globuli zu geben.
Elaps ist ein homöopathisches Mittel gegen Viren.
Spongia D6 kann sehr hilfreich sein, wenn der Husten vor allem vom Kehlkopf ausgeht. Es gibt auch Hustensäfte, welche *Spongia* enthalten.

· *Fencheltee wirkt entspannend auf die Bronchialmuskulatur. Zerdrücken Sie die Fenchelfrüchte etwas, bevor Sie sie mit heißem Wasser übergießen.*

nicht so gereizt sind, ist es wichtig, sie feucht zu halten.
Leidet ein Kind öfter unter Krupphusten, sollte schon vorsorglich und bei den ersten Anzeichen mit einer geeigneten Kochsalzlösung inhaliert werden. Inhalationen mit ätherischen Ölen sind für kleine Kinder nicht geeignet.

· *Stellen Sie einen Luftbefeuchter ins Kinderzimmer bzw. hängen Sie nasse Lappen an die Heizkörper.*

Magnesium phosphoricum

Bei einem Hustenanfall verkrampft sich die Bronchialmuskulatur. Das Schüßler-Salz *Magnesium phosphoricum* wirkt krampflösend und beruhigend. Jede Minute kann es bei Bedarf gegeben werden.

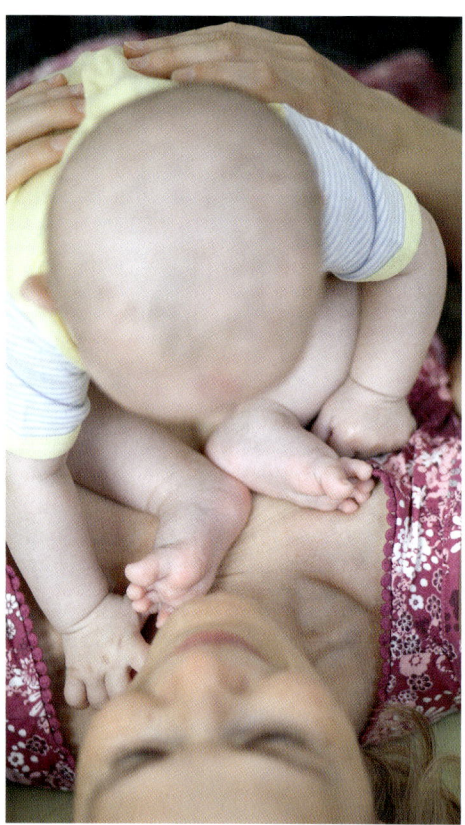

Bleiben Sie ruhig, denn Panik kann den Anfall verstärken.

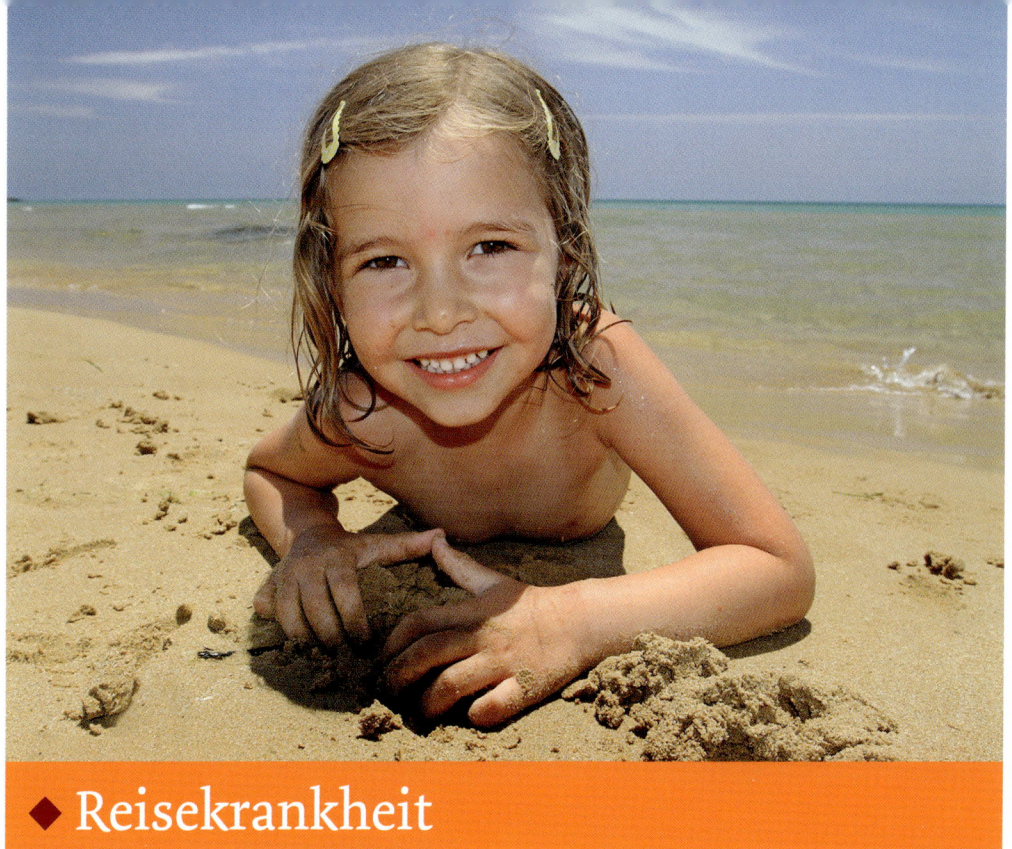

◆ Reisekrankheit

Kinder leiden häufiger unter Reise-krankheit als Erwachsene. So kann eine Autofahrt ganz schön lange dauern.

Der Gleichgewichtssinn von Kindern ist noch nicht so geübt wie jener der Erwachsenen. Sehr oft überstehen Kinder eine längere Autofahrt nicht, ohne dass ihnen schlecht wird.

Keine großen Menge trinken lassen

Ideal ist es, dem Kind ein Stück trockenes Weißbrot vor der Abreise zu geben. Wenn sie Durst haben, dürfen sie einen Schluck lauwarmes Wasser bekommen. Große Flüssigkeitsmengen vor der Abfahrt können den Brechreiz verstärken.

· *Ständiges Gähnen kann ein Zeichen für Übelkeit sein, denn das Atemzentrum liegt neben dem Brechzentrum. Lassen Sie Ihr Kind also ein paar Mal tief durch-atmen, wenn ihm schlecht wird. Machen Sie bei längeren Autofahrten öfters eine Pause.*

Nach vorne schauen

Am besten kann sich der Gleich-gewichtssinn zusammen mit dem Auge einstellen. Das Kind sollte also nach vorne schauen. Spielen, lesen oder fernsehen im Auto können bei sensiblen Kindern Übelkeit auslösen.

· *Zeigen Sie Ihrem Kind spielerisch die nächsten Straßenschilder, die an der Straße auftauchen. So hat Ihr Kind Fixpunkte, an denen sich seine Augen orientieren können.*

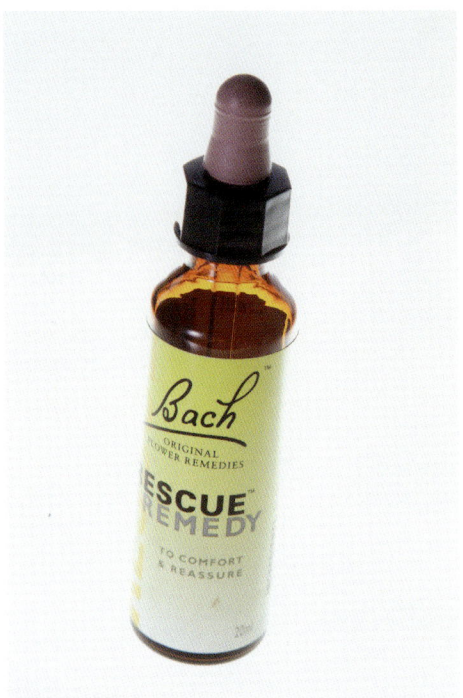

Bachblüten-Notfalltropfen können bei Bedarf gegeben oder im Nacken verrieben werden.

Akupressurpunkt am Puls

Ca. im Abstand von 3 Fingern unterhalb des Handgelenks in Richtung Arm befindet sich ein Punkt, der eine Beziehung zum Brechzentrum hat. Durch die leichte Massage der Handgelenke kann die Übelkeit gemildert werden. Es gibt spezielle Armbänder, die um das Handgelenk gelegt werden. Sie haben am beschriebenen Punkt einen kleinen Knubbel, der etwas hineindrückt.

- *Reagieren Sie mit Ruhe und vermeiden Sie Hektik. Nicht selten ist dem Kind schlecht vor Aufregung wegen der Reise.*

Cocculus und Nux vomica

Cocculus D6 ist ein homöopathisches Mittel gegen Reiseübelkeit mit Schwindel. *Nux vomica D6* kann gegen Brech-

reiz helfen. Vor der Abreise können 5 Globuli vom gewählten Mittel gegeben werden. Verschlechtert sich der Zustand, kann die Gabe alle 10 Minuten wiederholt werden.

Notfalltropfen von Bach

Ein paar Bachblütennotfalltropfen wirken unterstützend, sobald dem Kind übel wird. Zu diesem Zweck werden einige Tropfen direkt auf die Zunge gegeben oder im Nacken verrieben. Notfalltropfen helfen auch gegen die Aufregung.

- *Geben Sie einige Tropfen Pfefferminzöl in ein Taschentuch und lassen Ihr Kind bei Bedarf daran riechen.*
- *Lassen Sie Ihr Kind ein Ingwerbonbon lutschen. Die ätherischen Öle wirken gegen den Brechreiz.*

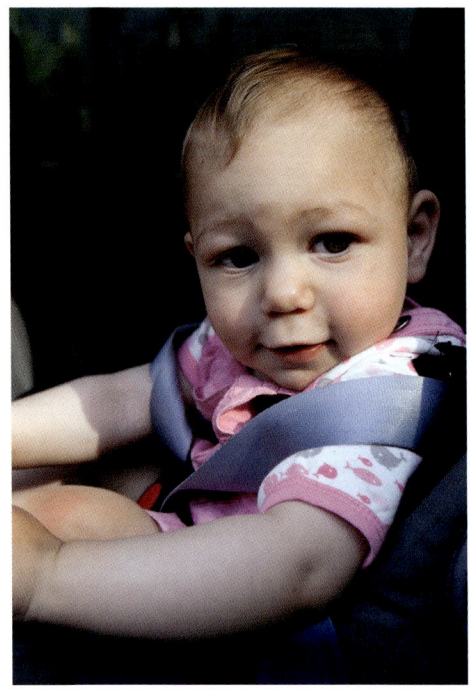

Ermutigen Sie Ihr Kind, während der Fahrt nach vorne zu schauen.

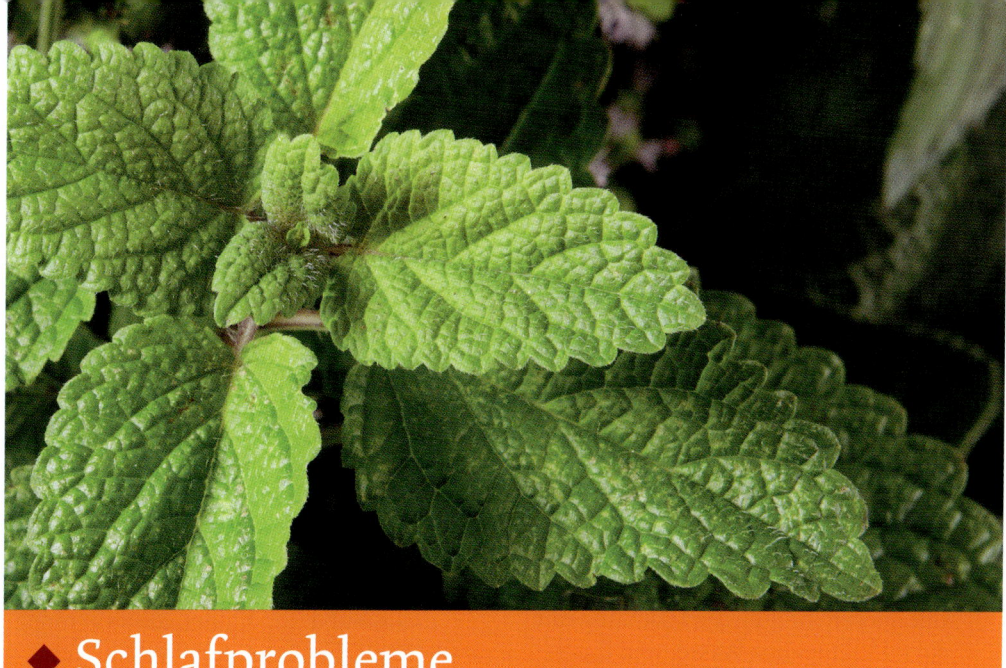

◆ Schlafprobleme

Ein erholsamer Schlaf ist für Kinder sehr wichtig. Der Schlaf lässt den Körper regenerieren und hilft, Erlebtes aufzuarbeiten.

Nicht jedes Kind schläft ab einem halben Jahr jede Nacht durch. Es kann Phasen geben, in denen bestimmte Dinge, wie z.B. ein Zahn oder Blähungen, das Kind zum Aufwachen zwingen.

Rituale zum Einschlafen

Der Schlafrhythmus eines Säuglings sollte auf jeden Fall respektiert werden. Eine ruhige Umgebung, eine Geschichte zum Einschlafen und die beruhigende Aufmerksamkeit der Eltern helfen dem Kind, seinen Rhythmus zu finden.

· *Schaffen Sie kleine Rituale vor dem Schlafengehen. Ein Schlaflied oder das Vorlesen einer Geschichte werden Ihr Kind täglich auf den Schlaf vorbereiten.*

Süßes und Koffein vermeiden

Süßigkeiten wirken aufputschend und werden vom Körper am Abend nur mühsam aufgespalten. Schläft ein Kind sehr unruhig, wacht ständig auf oder ist vor dem Schlafengehen aufgedreht oder aggressiv, sollte auf süße Lebensmittel weitgehend verzichtet werden. Verstecktes Koffein in Eistee oder Cola kann so manchen Schlafrhythmus außer Takt bringen. Getränke dieser Art sind für sensible Kinder und ihren Schlaf sehr belastend.

· *Reichliche Bewegung untertags kann von einer ruhigen Tätigkeit, wie einem Kartenspiel, am Abend abgelöst werden.*

Beruhigende Pflanzen

Es gibt Pflanzen, die eine beruhigende Wirkung besitzen. Eine zubereitete Tasse Tee dieser Pflanzen ca. 1 Stunde vor dem Schlafengehen kann zum Ritual werden und ihre beruhigende Wirkung entfalten. Noch besser wirkt der Tee, wenn auch die Eltern davon trinken, denn ruhige Eltern sind Voraussetzung für einen guten Schlaf des Kindes.

Lavendel, Geranien, Melissen, Rosen und Orangenöl in einer Duftlampe sorgen für eine angenehm beruhigende Stimmung.

Beruhigende Teemischung:

Zutaten:
Lavendelblüten 10 g
Melissenblätter 20 g
Baldrianwurzel 10 g
Kamillenblüten 10 g

Zubereitung:
Übergießen Sie 2 TL der Mischung mit 150 ml kochendem Wasser und lassen das Ganze 5 bis 10 Minuten ziehen. Abends können Sie Ihrem Kind 1 Tasse trinken lassen.

Magnesium phosphoricum – „Die Heiße Sieben"

Das Schüßler-Salz *Magnesium phosphoricum* ist das Mittel der Wahl bei Schlafstörungen. Um einen Rhythmus zu geben, kann jeden Abend die „Heiße

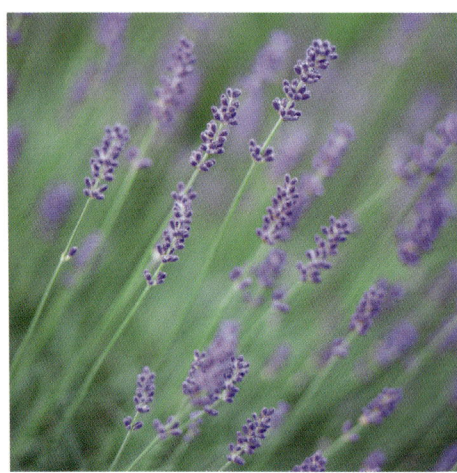

Lavendel wirkt beruhigend – auch als ätherisches Öl in der Duftlampe.

Sieben" zubereitet und gegeben werden (Zubereitung siehe Kapitel „Schüßler-Salze", Seite 67).

Auch in der Nacht können bei Bedarf alle 5 Minuten je 1 Tablette dieses Salzes gelutscht werden. *Magnesium phosphoricum* wirkt krampflösend und beruhigend.

Homöopathische Helfer

Ambra D3: Kinder, die im Schlaf leicht schwitzen und die Erlebtes vom Tag nicht loslässt
Coffea D12: Kinder, die wach im Bett sitzen und sich lieber beschäftigen, als zu schlafen
Chamomilla D30: Kinder, die zwar müde sind, aber Zuneigung wollen, sich öfters in den Schlaf weinen, heftig schreien
Avena D6: Kinder, die sich im Schlaf hin und her bewegen, eher ängstlich und sensibel sind

Jeden Abend können vor dem Schlafengehen einige Globuli vom gewählten Mittel gelutscht werden.

Bachblütenmischung

Agrimony: um Erlebtes besser zu verarbeiten, bei Albträumen
Impatiens: für innere Ruhe
Red Chestnut: um beruhigter ohne Eltern zu schlafen
Aspen: gegen vage Ängste, wie Dunkelheit
Star of Bethlehem: um Erlebtes besser aufzuarbeiten
Larch: für das Gefühl von Geborgenheit
Walnut: bei Phasenänderung, wie Schulanfang, Zahnen usw.

Ein paar Tröpfchen der Mischung können vor dem Schlafengehen direkt in den Mund gegeben werden (siehe auch Kapitel „Erholsamer Schlaf", Seite 14).

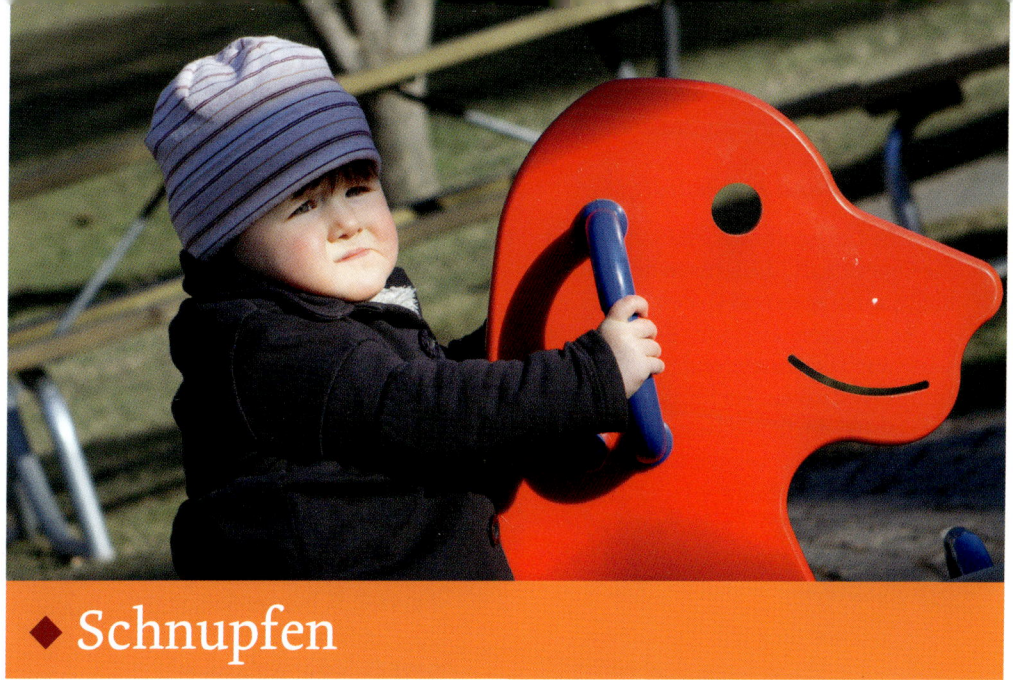

◆ Schnupfen

Schnupfen kann für Kinder ganz schön mühsam sein, weil sie durch die geschlossene Nase immer wieder aufwachen und sich nicht richtig schnäuzen können.

Meistens wird diese Art der Erkältung von Viren hervorgerufen, beginnt mit Niesen und einer laufenden Nase. Bei schwereren Formen können sich die Nasennebenhöhlen oder die Stirnhöhlen entzünden.

· *Hat das Kind hohes Fieber, weint ständig oder klagt über Kopfschmerzen, sollte sicherheitshalber ein Arzt kontaktiert werden.*

Schleimhäute feucht halten

Das Wichtigste bei einer Erkältung ist, die Schleimhäute feucht zu halten, damit sie gut durchblutet werden und der Schleim nicht zähflüssig wird. Inhalieren, sobald sich der Schnupfen zeigt, ist also sehr ratsam. Babys kön-

nen Köchsalzlösung aus einem Apparat inhalieren, indem die Maske unterhalb des Gesichtes gehalten wird, sodass der Dampf nach oben steigt. Größere Kinder können mit einer Schüssel voll heißem Kamillen-Salbei-Tee inhalieren. Auch das Schlafzimmer soll mit einem feuchten Lappen an der Heizung oder einem Luftbefeuchter versorgt werden, denn häufig trocknen in der Nacht die Schleimhäute aus. Nasenspülungen aus Meersalz eignen sich besonders auch für Babys, die den Schleim schlecht abschnäuzen können.

Schleim lösen

Viel zu trinken, ist bei Rotznasen besonders wichtig, denn nur so kann sich der Schleim gut lösen. Holundertee eignet sich besonders gut, denn er regt das Abwehrsystem an und hilft, zähflüssigen Schleim zu lösen. Mit etwas Honig gesüßt schmeckt er auch Kindern. 1 Teelöffel der Blüten wird mit kochendem Wasser übergossen und etwa 5 bis 10 Minuten lang ziehen gelassen. Der abgeseihte Tee eignet sich ungesüßt auch für Säuglinge.

Brustbalsam und Zwiebelsaft

Manche Duftstoffe aus Pflanzen haben die Eigenschaft, die Drüsen der Schleimhäute anzuregen und so den Schleim zu verflüssigen. Ein guter Brustbalsam wirkt auch desinfizierend und regt das Immunsystem an. Bei Kindern unter drei Jahren dürfen keine mentholhaltigen Präparate verwendet werden. Zwiebelsocken (siehe Seite 70) und Zwiebelsaft (siehe Seite 56) wirken auch sehr gut und können schon bei anfänglichen Symptomen angewandt werden.

· *Brustbalsam für Kinder: je 1 Tropfen Thymian, Myrte, Zirbelkiefer in 50 ml Mandelöl als Basis. Das Brustöl sollte vor dem Auftragen angewärmt werden. Auch für Säuglinge ist diese schleimlösende und beruhigende Mischung geeignet und kann dünnflächig auf den Rücken aufgetragen werden.*

Homöopathische Schnupfenmittel

Allium cepa D6: laufende Nase mit scharfem, wundmachendem Nasensekret, tränende Augen
Cinnabaris D6: starker Schnupfen, belegte Zunge und Schleim im Rachen, Mittel der Wahl bei Nasennebenhöhlenentzündung
Kalium chloratum D6: zähflüssiges, gelblich-grünes Sekret
Sambucus nigra D6a: bewährtes Mittel bei Säuglingsschnupfen und verstopfter Nase, Schleimhautschwellung, „Pfropfen" in der Nase

Die Mittel können in akuten Fallen auch alle 10 Minuten in einer niedrigen Potenz (D6) bis zur Besserung der Beschwerden gegeben werden. 3 mal 5 Tropfen oder Globuli der D6 können über einen längeren Zeitraum gegeben werden.

Bachblütensalbe als erste Hilfe

Ist ein Schnupfen im Anflug, kann schon bei Säuglingen ein wenig Bachblütennotfallsalbe lindernd wirken. Ganz dünn wird sie an der Außenseite der Nase aufgetragen.

Schüßler-Salze

Ferrum phosphoricum gegen Entzündungen zusammen mit: *Natrium chloratum* bei anfänglichem Niesen und laufender Nase; *Kalium chloratum*, wenn der Schleim weißlich und etwas zähflüssiger ist; *Kalium sulfuricum* bei gelbem, zähflüssigem Schleim (Dosierung siehe Kapitel „Schüßler-Salze", Seite 65).

Immer wieder Rotznase?

Manche Kinder schnappen sich ständig einen Infekt. Ist das der Fall, sollte das Immunsystem auf Vordermann gebracht werden. Ein Darmaufbau ist also sehr wichtig, weil dadurch alle Schleimhäute gestärkt werden. Außerdem sollten Milch und Milchprodukte gemieden werden, denn sie machen den Schleim zähflüssiger und belasten die Schleimhäute. *Thuja D6* 3 mal 5 Tropfen und Zink (15 mg für Schulkinder) helfen, das Immunsystem anzukurbeln. Das Schleimhautmittel *Cinnabaris D6* kann 4 Wochen lang (3 mal 5 Globuli oder Tropfen) gegeben werden (siehe auch „Immunsystem stärken", Seite 18).

· *Ist Ihr Kind ständig am Schnupfen und Schnäuzen, könnte auch eine Allergie dahinter stecken. Sprechen Sie mit einem Arzt darüber.*
· *Achten Sie auf einen gleichmäßigen Tagesablauf mit genügend Bewegung, vollwertigem Essen und ausreichend Schlaf. Nicht selten ist ein gestörter Rhythmus Verursacher von immer wiederkehrenden Schleimhautentzündungen.*

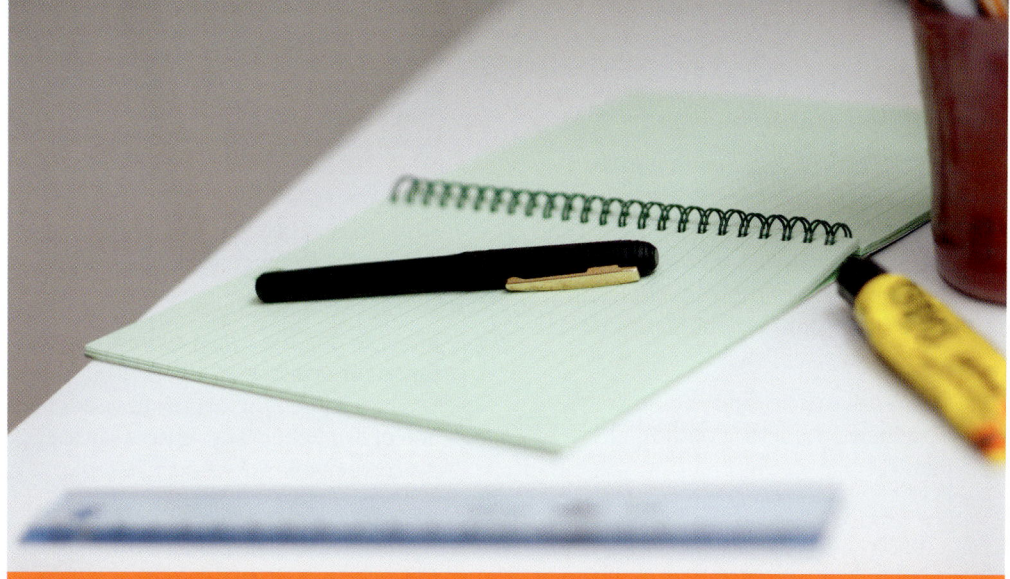

◆ Schulprobleme meistern

Die Schule kann eine echte Heraus-
forderung sein.

Schulangst, Konzentrationsprobleme, Müdigkeit oder ständiges Bauchweh – sehr vielfältig kann es sich auswirken, wenn ein Kind schlicht überfordert ist und ins Stolpern kommt.

Bewegung als Ausgleich

Bewegung soll bei Kindern auf keinen Fall zu kurz kommen. Das viele Sitzen und Denken in der Schule braucht dringend einen körperlichen Ausgleich. So oft wie möglich sollten sich Kinder frei und spielerisch bewegen können, ganz ohne Leistungsdruck.

· *Bewegen Sie sich so oft wie möglich draußen im Freien mit der ganzen Familie, z.B. bei einem Spaziergang am Wochenende.*

Essen als Kraftstoff

Essen sollte Kraft geben und nicht aufputschen. „Kinderlebensmittel", wie Kinderjoghurts und andere Süßigkeiten, können die Konzentration verschlechtern und Unruhe fördern, da sie oft eine beträchtliche Menge Zucker, Geschmacksverstärker und Farbstoffe enthalten. Fertiggerichte mit Geschmacksverstärkern sind vor allem für Kinder mit ADHS (siehe Kapitel „ADHS – das Zappelphilipp-Syndrom", Seite 80) eine Belastung.

· *Bauen Sie geregelte Mahlzeiten für Ihre Kinder in die Tagesplanung ein.*
· *Frühstück ist wichtig. Gehen Sie mit gutem Beispiel voran und essen Sie mit Ihrem Kind am Morgen. Mag es absolut nichts essen, geben Sie ihm einen Obstsaft mit Lecithingranulat.*
· *Packen Sie die Jause und legen Sie lieber etwas Obst anstatt Süßigkeiten dazu.*
· *Machen Sie die Mahlzeiten innerhalb der Familie zum Ritual und zu täglichen Fixpunkten.*
· *Kochen Sie mit Grundnahrungsmitteln und nicht mit Fertiggerichten, denn Geschmacksverstärker verschlechtern die Hirnleistung.*

Schüßler-Salze für die Konzentration

Hat das Kind Probleme, sich in der Schule zu konzentrieren, wirkt es abgeschlagen und müde, können Schüßler-Salze unterstützend wirken und den Rhythmus unterstützen (Dosierung siehe auch Kapitel „Schüßler-Salze", Seite 65).

Morgens, mittags und nachmittags können je 2 Tabletten verabreicht werden:

Kalium phosphoricum unterstützt die Motivation und wirkt geistiger Müdigkeit entgegen.

Ferrum phosphoricum fördert die Durchblutung des Gehirns, blasse Kinder mit Ringen unter den Augen profitieren von diesem Schüßler-Salz.

Calcium phosphoricum ist das Aufbaumittel der Schüßler-Salze.

Am spätem Nachmittag und abends: *Magnesium phosphoricum* um aufwühlende Gedanken auszugleichen.

· *Bauchweh und Kopfweh sind nicht selten Zeichen von Schulängsten. Sprechen Sie mit viel Fingerspitzengefühl mit Ihrem Kind darüber. Auch bei diesen Beschwerden kann* Magnesium phosphoricum *3-mal täglich gegeben werden, um die Spannung zu lindern.*

Bachblüten

Mischung für Schulanfänger

Walnut: neue Lebensphase bewältigen
Larch: stärkt das Selbstvertrauen
Mimulus: um die Angst zu bewältigen
Red Chestnut: um die Trennung von den Eltern leichter zu verkraften

Prüfungsangst

Elm: gegen die Überforderung
Mimulus: um die Angst zu bewältigen
Rock Water: spannungslösend, gegen Perfektionismus

Star of Bethlehem: um vergangene Rückschläge besser zu verkraften
Larch: stärkt das Selbstvertrauen

Bei Panik können vor der Prüfungssituation ein paar Tröpfchen der Notfalltropfen gegeben werden.

Chronische Schulangst

Mimulus: um die Angst zu bewältigen
Gorse: für neuen Mut
Larch: stärkt das Selbstbewusstsein
Star of Bethlehem: lässt Erlebtes besser verarbeiten

Konzentrationsschwierigkeiten

Agrimony: für kleine „Pausenclowns"
Clematis: wenn Gedanken immer wieder abschweifen
Chestnut Bud: gegen Lernschwierigkeiten
Impatiens: gegen Unruhe und Ungeduld

Lernschwäche

Chestnut Bud: Basisblüte bei Lernschwierigkeiten
Holly: wenn das Kind gereizt wirkt
Elm und *Larch:* stärken das Selbstbewusstsein
Clematis: für bessere Konzentration

Konzentrationsöl für Hausaufgaben

Ätherisches Salbeiöl, Rosmarinöl, Zitronenöl, Zypressenöl –diese Mischung eignet sich für die Duftlampe, während der Hausaufgaben. Ein paar Tropfen der Mischung können auch auf ein Taschentuch gegeben werden, welches man am Schreibtisch liegen lässt.

Mikronährstoffe gegen Müdigkeit

Eine geeignete Dosis an B-Vitaminen und Zink wirkt wie ein Energiecocktail für müde Gemüter. Eine Fachperson kann die geeignete Dosierung empfehlen.

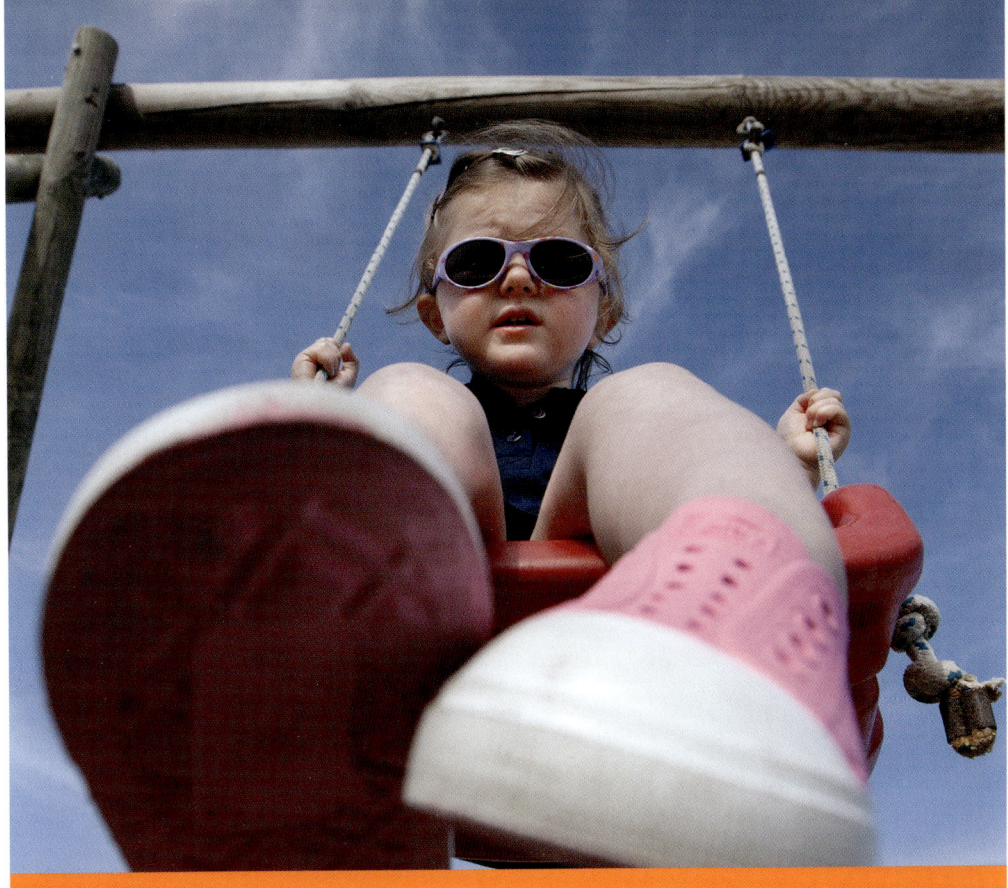

◆ Sonnenbrand und Sonnenschutz

Ohne Sonnenlicht gäbe es kein Leben, doch die Dosis entscheidet zwischen Nutzen und Schaden.

Sonnenstrahlen sind nicht nur schlecht, sie sorgen für gute Laune und lassen den Körper das wichtige Vitamin D produzieren, das Kinder für ihr Knochenwachstum und das Immunsystem brauchen.

· *Eines soll bei Kindern unter allen Umständen vermieden werden: Sonnenbrand.*

Die Haut besitzt eine Art Gedächtnis, in der jeder Sonnenbrand gespeichert wird. Sie wird empfindlicher gegenüber Pilzen und Viren. Schädliche Radikale werden gebildet, die wie Pfeilspitzen die Zellen und das Erbgut angreifen können. Ist das Maß voll, kann es zu krankhaften Veränderungen und Hautkrebs kommen.

· *Kinder denken meistens nicht an Sonnenschutz, diese Aufgabe bleibt an Ihnen hängen.*

Vor Sonnenbrand schützen!

Babys und Kleinkinder sollten möglichst nicht der direkten Sonne ausgesetzt sein – auch, wenn sie im Schatten liegen oder spielen, werden vom Boden UV-Strahlen reflektiert. Kleidung und Hut sind für jedes Kind bis zum Schulalter der beste Schutz. Je höher der Berg und je näher das Meer, desto höher sollte der Schutzfaktor der Sonnencreme sein. Für Kinder sind Cremes mit mineralischen Filtern geeigneter als Cremes mit chemischen Filtern. Sie decken besser und belasten die Haut weniger. Obwohl manche Cremes wasserfest sind, sollten sie nach dem Baden erneuert werden. Zwischen 11 und 15 Uhr ist die UV-Strahlung am höchsten. Im Hochsommer sollten Kinder diese Zeit lieber im Haus verbringen. Ab 14 Uhr dürfen auch hellhäutige Kinder unbedenklich, aber mit geeignetem Schutz, im Schwimmbad oder Meer planschen.

· *Ein Sonnenstich ist sehr gefährlich. Bricht Ihr Kind, hat Fieber oder Schwindelgefühle, rufen Sie sofort einen Arzt. Geben Sie dem Kind inzwischen schlückchenweise Wasser und kühlen Sie seinen Körper mit feuchten Umschlägen.*

Sonnenbrand – was nun?

Ein Sonnenbrand ist eine großflächige Hautverletzung, die dem Organismus viel Kraft raubt. Schonung ist angesagt. Das Kind sollte ruhen und leichte Kost essen. Weil Sonnenbrand auch massiven Flüssigkeitsverlust bedeutet, ist es wichtig, viel Wasser zu trinken. Wie bei Fieber hat auch beim Sonnenbrand die Wärme einen Sinn. Kühlende Gels oder Quark sind aber trotzdem sehr angenehm.

Bachblütensalbe als Erste Hilfe

2 bis 3 Bachblütennotfalltropfen können bei akuten Schmerzen und großer Unruhe alle 5 Minuten direkt auf die Zunge gegeben werden. Auch die Bachblütennotfallcreme eignet sich hervorragend zur Behandlung von Son-

nenbrand. Sie kann dünnflächig auch mehrmals täglich aufgetragen werden.

Lindernde Pflanzenarzneien

Verbrennungen jeder Art lassen sich mit Johanniskrautöl sehr gut behandeln. Das rote Öl kann dünnflächig auf die wunde Fläche aufgetragen werden. Auch Ringelblumensalbe und Kamillensalbe enthalten entzündungshemmende Reparatursubstanzen.

Vitamine als Radikalfänger

Um die Heilung der Haut zu beschleunigen, wird das Spurenelement Zink gebraucht. Eine Fachperson kann die geeignete Dosierung je nach Alter des Kindes empfehlen.

· *Lassen Sie sich in der Apotheke ein geeignetes Präparat mit Beta-Carotin und anderen so genannten Antioxidantien für Ihr Kind empfehlen, um die entstandenen Radikale zu „entschärfen".*

Sonnenallergie

Neigt Ihr Kind zu Sonnenallergie? Geben Sie ihm schon 2 Monate, bevor Sie in den Urlaub fahren, 3-mal täglich 2 Lutschtabletten von *Magnesium phosphoricum*, *Silicea* und *Natrium chloratum*. *Natrium chloratum* ist das Mittel der Wahl bei akuter Sonnenallergie (Dosierung siehe Kapitel „Schüßler-Salze", Seite 65).

Bei akuter Sonnenallergie sollte Ihr Kind histaminhaltige Lebensmittel vermeiden. Sie verschlimmern die Überreaktion der Haut (siehe Kapitel „Nahrungsmittelunverträglichkeiten", Tabelle auf Seite 141).

Farbstoffe aus Gemüse können die Haut stärken. Geben Sie Ihrem Kind schon im Frühjahr bunte Gemüsesäfte mit Karotten. 1 Tropfen Olivenöl lässt den Körper die Vitamine leichter aufnehmen.

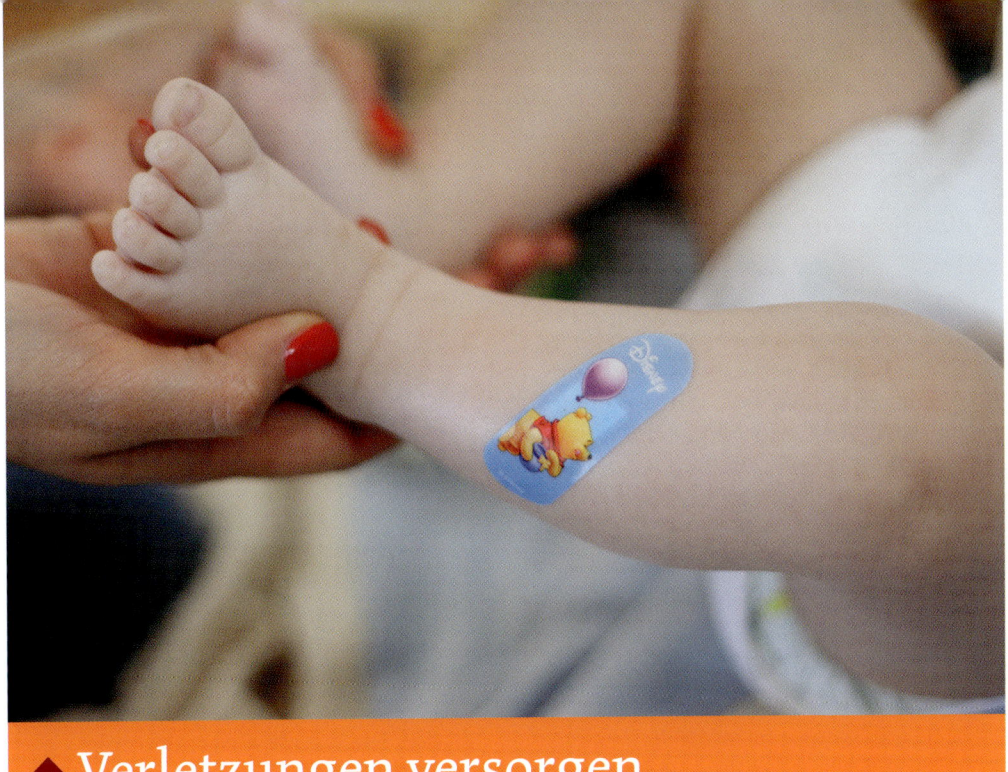

◆ Verletzungen versorgen

Kinder verletzen sich recht häufig.
Zum Glück ist es meistens nicht
mehr als ein Kratzer oder ein blauer
Fleck.

Ein kleines Missgeschick oder ein „Stolperer" und schon ist es passiert: Kleine
Verletzungen stehen bei bewegungsfreudigen Kindern fast schon an der
Tagesordnung. Meistens ist es nur ein
Kratzer, der zu Hause behandelt werden
kann.

· *Die Bachblütennotfallsalbe können Sie*
  als Erste-Hilfe-Maßnahme auf kleine
  Wunden, Verstauchungen, Prellungen
  und Blutergüsse geben.
· *Bleiben Sie ruhig und träufeln Sie gegen*
  den „Schreck" ein paar Tröpfchen der
  Bachblütennotfalltropfen in den Mund
  Ihres Kindes.

Kleine Wunden

Auch kleine Wunden, wie oberflächliche Schürfungen und Schnitte, gehören versorgt, damit sie sich nicht entzünden. Das Bluten ist eine natürliche
Reinigung von innen, um Fremdstoffe
auszuschwemmen. Lässt die Blutung
nach, kann die Wunde mit klarem
Wasser ausgewaschen und mit einem
Desinfektionsmittel gesäubert werden.
Bei kleinen Wunden genügt ein Pflaster.
Schürfwunden neigen zum Verkleben,
deshalb sollte die Wunde mit etwas
Ringelblumensalbe oder einer Fettgaze
weich gehalten werden. Für kleinere
Schnittwunden gibt es so genannte
Pflaster-Strips, welche fast wie eine
Naht die Wunde schließen.

· *Arnica D6 ist das Mittel der Wahl bei*
  Verletzungen. Im Akutfall können Sie
  eine einmalige Gabe von Arnica D30

Ihrem gestürzten Kind verabreichen. Bei Schnitt- oder Stichwunden eignet sich Staphisagria D30.

Blutergüsse und Verstauchungen

Blutergüsse entstehen bei Prellungen, Quetschungen und Verstauchungen. Kleine Äderchen reißen und bluten ins umliegende Gewebe. Die Schwellung und die bläuliche Färbung lassen sich durch alsbaldige Kühlung mildern. Wer keinen Eisbeutel zur Hand hat, kann zu einem Gegenstand aus dem Kühlschrank greifen oder kaltes Wasser über die Stelle rinnen lassen.

Zur Nachbehandlung kann eine Arnikacreme die betroffene Stelle versorgen. Auch die Bachblütennotfallcreme eignet sich sehr gut.

· *Legen Sie eine stützende Binde um das verstauchte Gelenk Ihres Kindes. Darunter können Sie eine Gaze, welche Sie vorher in Arnikatinktur getränkt haben, legen.*

Starke Blutungen: zum Arzt!

Eine stark blutende Wunde sollte nicht ausgewaschen oder desinfiziert werden, damit sich die Blutung nicht noch mehr verstärkt.

Als Erste Hilfe wird mit einem sterilen Tuch, zur Not auch mit einem sauberen Taschentuch, fest auf die blutende Wunde gedrückt und der betroffene Körperteil hochgehalten. Lässt die Blutung etwas nach, kann ein Druckverband angelegt werden. Dazu wird eine sterile Auflage direkt auf die Wunde gelegt. Auf diese wird ein Polster (ein mehrfach gefaltetes Taschentuch oder ein ungeöffnetes Päckchen Verbandsmull) gelegt und mit einer Mullbinde umwickelt.

Festsitzende Fremdkörper sollten vorerst in der Wunde gelassen werden. Die Wunde wird ringförmig abgepolstert, dann sollte sich unverzüglich ein Arzt um die Verletzung kümmern.

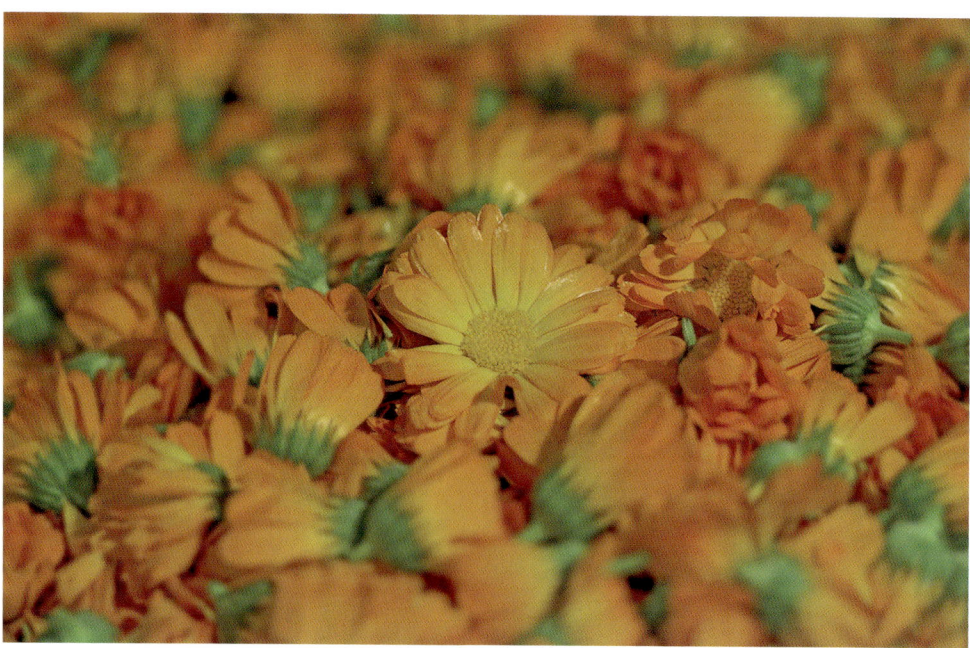

Nützlich in jeder Hausapotheke: heilende Ringelblumensalbe

Knochenbrüche

Ein Knochenbruch ist sehr ernst und
kommt bei Kleinkindern selten vor,
da ihre Knochen noch sehr elastisch
sind. Liegt der Verdacht nahe, dass
ein Knochen gebrochen ist, sollte die
betroffene Stelle bis zum Eintreffen
des Arztes ruhig gestellt werden. Dazu
kann ein länglicher Gegenstand, z.B. ein
Holzlineal oder ein Stapel Zeitschriften,
vorsichtig um den Knochen gelegt und
mit einem Klebeband fixiert werden.

Liegt der Knochen verdreht oder
verspürt das Kind ein Kribbeln oder
Taubheitsgefühle, ist es besser, auf das
Eintreffen des Arztes zu warten und
das Kind zu beruhigen. Auf keinen Fall
sollte ohne ärztliche Hilfe die Lage des
Kindes verändert werden.

- *Um die Heilung eines Knochenbruchs zu
  unterstützen, geben Sie Ihrem Kind 3-mal
  täglich Symphytum D6-Globuli.*
- *Schüßler-Salze für die Heilung: Calcium
  fluoratum und Calcium phosphoricum (Dosierung siehe Kapitel „Schüßler-
  Salze", Seite 65).*
- *Vitamin D und Kalzium stärken die Knochenstruktur. Vitamin-D-Mangel kann
  Knochenbrüche begünstigen. Lassen Sie
  den Vitamin-D-Spiegel Ihres Kindes im
  Blut bestimmen.*
- *Fällt das Baby vom Bett oder Wickeltisch,
  ist es wichtig, das Kind zu beobachten.*

*Erbricht es, zeigt Blässe oder wirkt apa-
thisch, ist ein Arztbesuch dringend notwendig! Wenn Sie sich unsicher fühlen,
gehen Sie gleich zum Arzt.*

Verbrennungen

Ist die Fläche der Verbrennung groß
oder tief, sollte ein Arzt aufgesucht
werden. Leichte Verbrennungen werden
etwa 10 Minuten lang unter fließendes,
kühles Wasser gehalten. Entstandene
Blasen sollten auf keinen Fall aufge-
stochen werden, da sie sich entzünden
könnten. Damit die Verbrennung keine
Narben hinterlässt, kann sie täglich mit
Johanniskrautöl betupft werden.

- *Narbenbehandlung: Geben Sie täglich
  einige Tropfen Johanniskrautöl auf die
  noch rote Narbe, das lässt sie schöner ver-
  heilen.*
- *Tiefere Narben nach Operationen können
  mit einigen Tröpfchen der Bachblüte
  Walnut betupft werden. Walnut kann
  laut Dr. Bach Narben „entstören".*

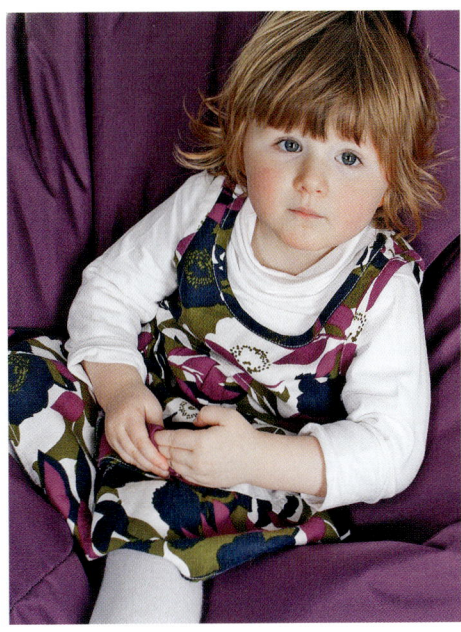

Beruhigen Sie Ihr verletztes Kind.

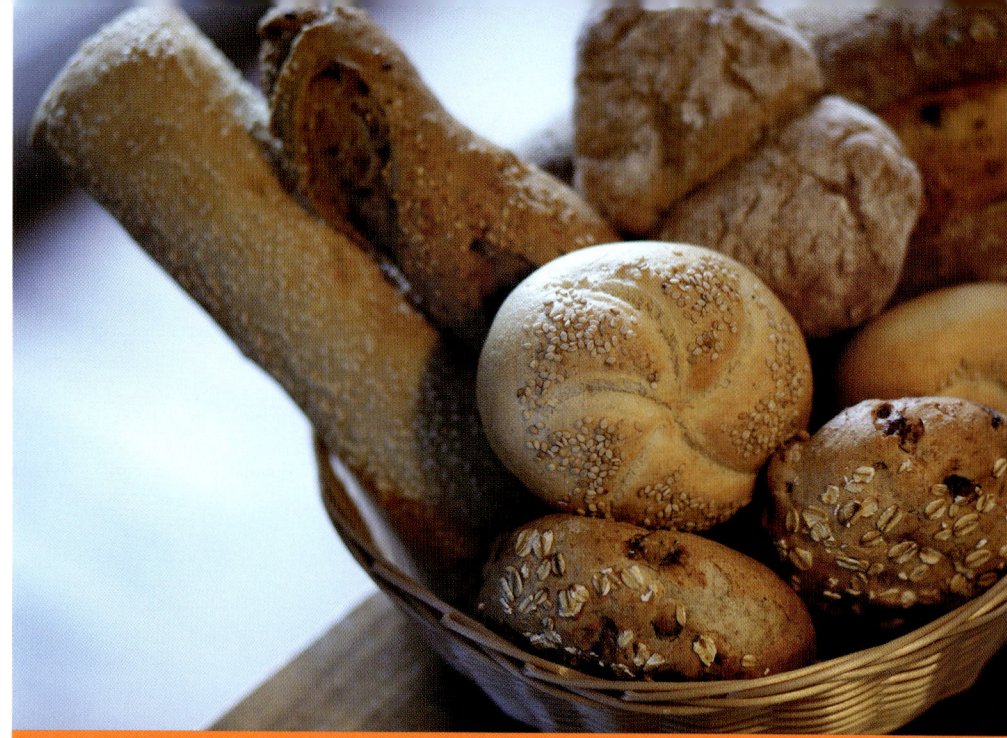

◆ Verstopfung

Es gibt keine exakte Regel dafür, wie oft ein Kind Stuhlgang haben soll. Jedes Kind entwickelt seinen eigenen Rhythmus.

Von Verstopfung spricht man, wenn die Stuhlkonsistenz hart ist und die Entleerung weniger als 2-mal pro Woche erfolgt. Ein harter Stuhl schmerzt, deshalb haben manche Kinder Angst vor der Entleerung. Durch den Verhalt wird die Verstopfung noch mehr gefördert und der Teufelskreis ist vorprogrammiert. Das Fingerspitzengefühl der Eltern ist in diesem Fall gefragt.

· *Gestillte Säuglinge haben manchmal sehr selten Stuhlgang, weil sie die Muttermilch vollständig aufnehmen können.*

· *Ist der Bauch hart oder klagt Ihr Kind über Schmerzen, suchen Sie einen Arzt auf.*
· *Haben Sie viel Geduld mit dem Stuhlgang Ihres Kindes. Aufs Töpfchen zu drängen, bewirkt meistens genau das Gegenteil.*

Viel Bewegung und reichlich trinken!

Die Erschütterung bei körperlicher Bewegung lässt den Speisebrei besser durch den Darm wandern. Auch Babys werden durch das Spazierenfahren leicht „durchgeschüttelt". Um die Stuhlkonsistenz geschmeidig zu machen, ist es wichtig, viel zu trinken. Reichlich Wasser oder ungesüßte Tees sowie ungezuckerte, stark verdünnte Frucht- und Gemüsesäfte sind ideal.

- *Benützen Sie möglichst selten Glycerin-zäpfchen und versuchen Sie nicht, mit einem Gegenstand den Entleerungsreiz zu fördern.*

Ernährung – altersgerecht

„Was oben reinkommt, bestimmt, was unten rausgeht." Doch je nach Alter ist der Kinderdarm unterschiedlich entwickelt. Deshalb ist es wichtig, auf jedes Kind einzeln einzugehen, um zu sehen, wie alt es ist, ob es gestillt wird oder nicht und was seiner Verdauung guttut.

Gestillter Säugling:

Bei gestillten Säuglingen kann eine Verstopfung von zu wenig Muttermilch ausgelöst sein. Das sollte auf jeden Fall ausgeschlossen oder beseitigt werden. Die stillende Mutter sollte auch auf ihren eigenen Darm achten und sich möglichst vollwertig mit viel Vollkorn, Gemüse und Obst ernähren. Indirekt wird so auch die Verdauung des Säuglings verbessert.

Kleinkind und „gefütterter" Säugling:

Neigen ein Kleinkind oder ein Säugling ab dem 6. Lebensmonat zu Verstopfung, sollten möglichst wenige Ballaststoffe gegessen werden. In diesem Alter ist der Darm noch nicht vollständig ausgereift, sodass Ballaststoffe Verstopfungen sogar fördern können.
Gedämpftes Gemüse und Obst können durch ein grobporiges Tuch passiert werden. Die Faserstoffe bleiben im Tuch und das passierte Obst oder Gemüse kann in den Haferbrei gemischt werden. So wird die Verdauung angeregt und auch die Nährstoffe sind auf diese Weise besser verfügbar. Während Bananen Verstopfung fördern, wirken Pflaumen und Birnen

anregend auf den Darm. Auf Vollkornprodukte und übermäßig viele Milchprodukte sollte verzichtet werden. Dasselbe gilt für Süßigkeiten.

Kinder ab drei Jahren:

Ballaststoffe aus Obst, Gemüse und Vollkornprodukten und viel trinken kurbeln die Verdauung in diesem Alter an. Immer wieder sollte ein mit Wasser verdünntes Getränk angeboten werden, damit die Ballaststoffe nicht eindicken. Weißbrot und Teigwaren aus Weißmehl enthalten sehr wenige Ballaststoffe. Süßigkeiten – auch süßes Joghurt und süßes Müsli – fördern Verstopfung und sollten maximal 1-mal pro Woche genossen werden.

Anregende Wickel

Ein warmer Bauchwickel (siehe Kapitel „Wohltuende Wickel", Seite 68) regt die Freisetzung von Verdauungssäften an und hilft so, die Nahrung besser aufzuspalten. Ob Säugling oder Kleinkind, diese Wickel können unterstützend gemacht werden.

- *Besonders hilfreich ist auch eine anregende Bauchmassage (siehe Kapitel „Dreimonatskoliken – Babys Bauchweh", Seite 96).*

Darmaufbau für Babys und Kinder

Bei ständiger Verstopfung sollte zur Nahrungsumstellung ein Darmaufbau gemacht werden (siehe Kapitel „Der Darm im Gleichgewicht", Seite 22). Vor allem bei Babys wirkt sich die Gabe von Darmbakterien besonders positiv auf die Verdauung aus, denn ihr Stuhl besteht zum Großteil aus Bakterien. Bekommen sie also noch welche dazu, wird der Stuhl noch geschmeidiger. Auch ältere Kinder profitieren sehr von einem guten Darmaufbau.

- Eine chronische Verstopfung kann auch eine versteckte Nahrungsmittelunverträglichkeit bedeuten. Besprechen Sie dies mit einem Arzt.

Schüßler-Salz
Natrium phosphoricum

Je nach Art der Verstopfung kann das geeignete Schüßler-Salz gewählt werden.

Natrium phosphoricum kann bei akuter Verstopfung jede halbe Stunde gegeben werden, bis das Kind seinen Darm entleeren kann. Das sollte innerhalb von ein paar Stunden geschehen. Auch die seelische Komponente der Töpfchenverweigerung wird mit *Natrium phosphoricum* zusätzlich behandelt (Dosierung siehe auch Kapitel „Schüßler-Salze", Seite 65).

Schüßler-Salz	Art der Verstopfung
Natrium phosphoricum	„akute" Verstopfung und Stuhlverhalt
Kalium chloratum	heller Stuhl, gelblich-weißliche Färbung mit oder ohne Blähungen
Natrium chloratum	harter Stuhl, der eventuell kleine Kügelchen bildet
Magnesium phosphoricum	Verkrampfung der Darmmuskulatur, dünner und lang gezogener Kot

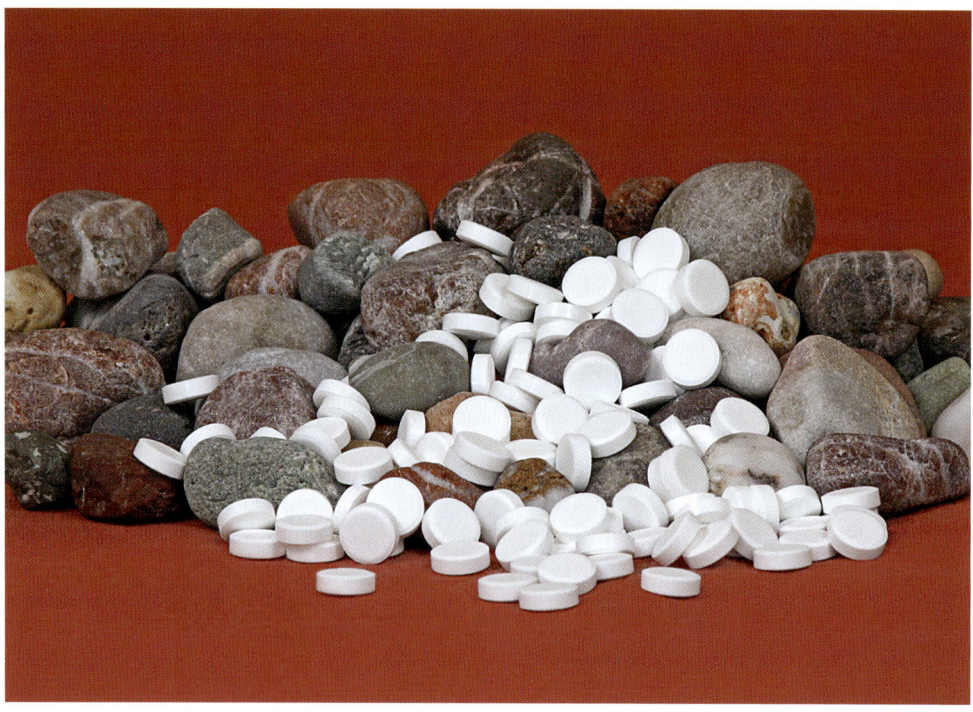

Schüßler-Salze können den Darm in Schwung bringen.

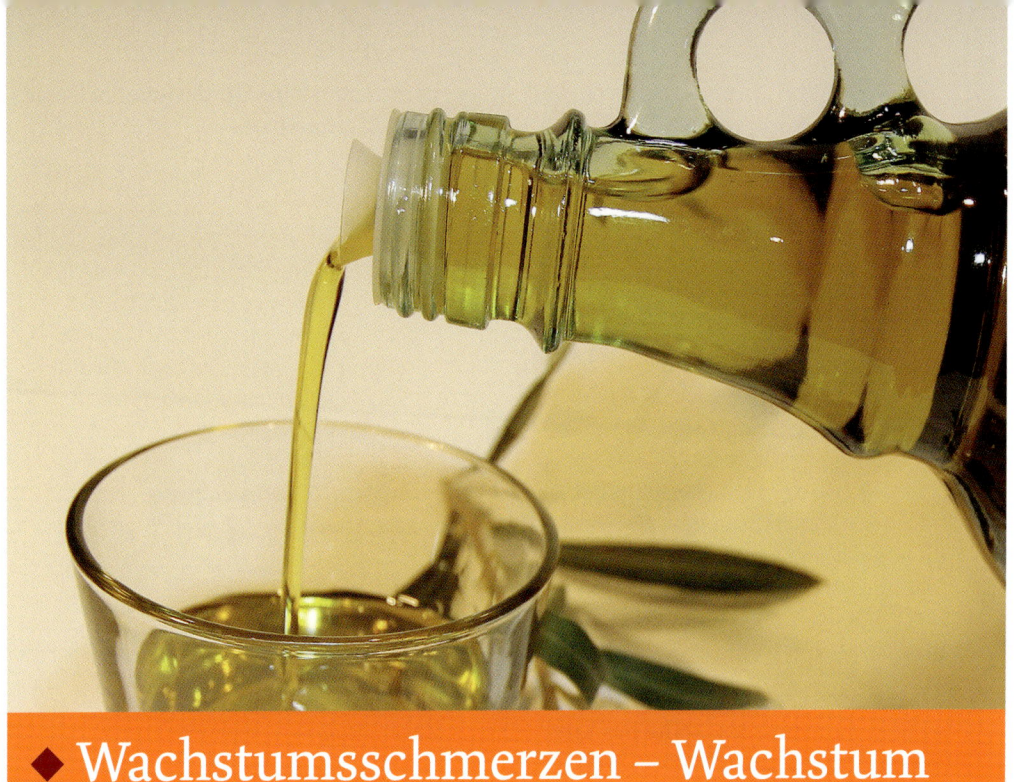

◆ Wachstumsschmerzen – Wachstum

Wachstumsschmerzen sind harmlos, können aber sehr schmerzhaft sein.

Vor allem Kinder vor der Pubertät klagen über Knie- oder Rückenschmerzen ohne erkennbaren Grund. Dabei kann es sich um Wachstumsschmerzen handeln. Diese Schmerzen sind teilweise sehr stark und treten vor allem abends oder nachts auf.

· *Eine ausgewogene Ernährung und reichlich Bewegung sind die Grundvoraussetzungen für ein gesundes Wachstum.*

Arnikacreme-Franzbranntwein

Zur Linderung der Schmerzen können die Beine von unten nach oben mit einer Arnikacreme massiert werden. Wird Kälte bevorzugt, kann Franzbranntwein verwendet werden. Bei Knie- oder Rückenschmerzen eignen sich Zimttinktur oder -creme sehr gut.

· *Sie können Ihrem Kind zur Schmerzlinderung einen kühlenden Beinwickel mit Zitrone machen, indem Sie ein Baumwolltuch mit kühlem Wasser und dem Saft einer ausgepressten Zitrone tränken, gut auswringen und ihm um die Beine legen.*

Calcium phosphoricum

Calcium phosphoricum ist das Mittel der Wahl bei Wachstumsschmerzen. Es kann über einen längeren Zeitraum gegeben werden (Dosierung siehe Kapitel „Schüßler-Salze", Seite 65).

Bei Bedarf kann jede Minute 1 Tablette *Magnesium phosphoricum* gelutscht werden. Auch die „Heiße Sieben" eignet sich sehr gut (Zubereitung siehe Kapitel „Schüßler-Salze", Seite 67).

- *Schüßler-Salze, welche unterstützend für den Wachstumsprozess gegeben werden:* Calcium fluoratum, Calcium phosphoricum, Ferrum phosphoricum, Magnesium phosphoricum, Silicea.

Homöopathie bei Wachstumsschmerzen

Arnica D6: kann alle 10 Minuten gegeben werden

Ruta D6: bei ziehenden Schmerzen in den Sehnen 3 mal 5 Globuli

Rhus toxicodendron D30: bei plötzlich auftretenden Schmerzen als einmalige Gabe, nächtliche Verschlechterung, Besserung bei Bewegung

Magnesium und Kalzium

Bei ziehenden Schmerzen, die sich bei Bewegung bessern, sollte das Kind täglich Magnesium zuführen. Sind die Schmerzen vor allem nachts und krampfartig, sollte abends zusätzlich Kalzium gegeben werden. B-Vitamine und Zink helfen gegen Müdigkeit. Eine Fachperson kann die geeigneten Dosierungen empfehlen.

- *Auch Vitamin D ist für das Wachstum äußerst wichtig. In unseren Breiten weisen viele Kinder einen Mangel auf. Es gibt geeignete Präparate, die nur 1-mal pro Woche gegeben werden können.*
- *Leeren Sie täglich 1 TL Leinöl auf das Essen Ihres Kindes, das wirkt entzündungshemmend und fördert seine Entwicklung.*

Beruhigende Teemischung für den Abend:

Zutaten:
Lavendelblüten 10 g
Melissenblätter 20 g
Baldrianwurzel 10 g
Kamillenblüten 10 g

Zubereitung:
Übergießen Sie 2 TL der Mischung mit 150 ml kochendem Wasser und lassen Sie das Ganze 5 bis 10 Minuten lang ziehen. Vor allem abends können Sie Ihrem Kind 1 Tasse trinken lassen.

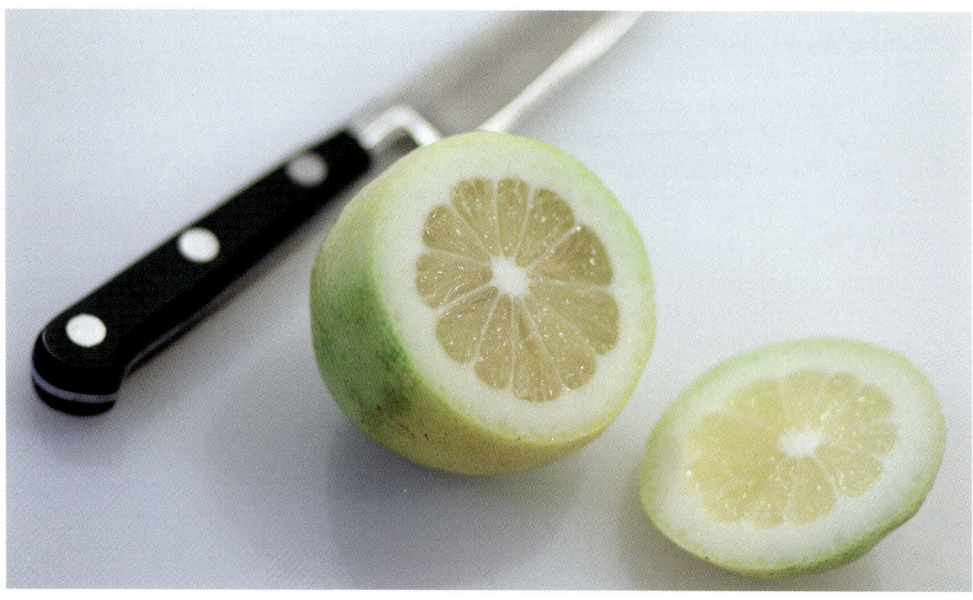

Zitrone: Hausmittel gegen Wachstumsschmerzen

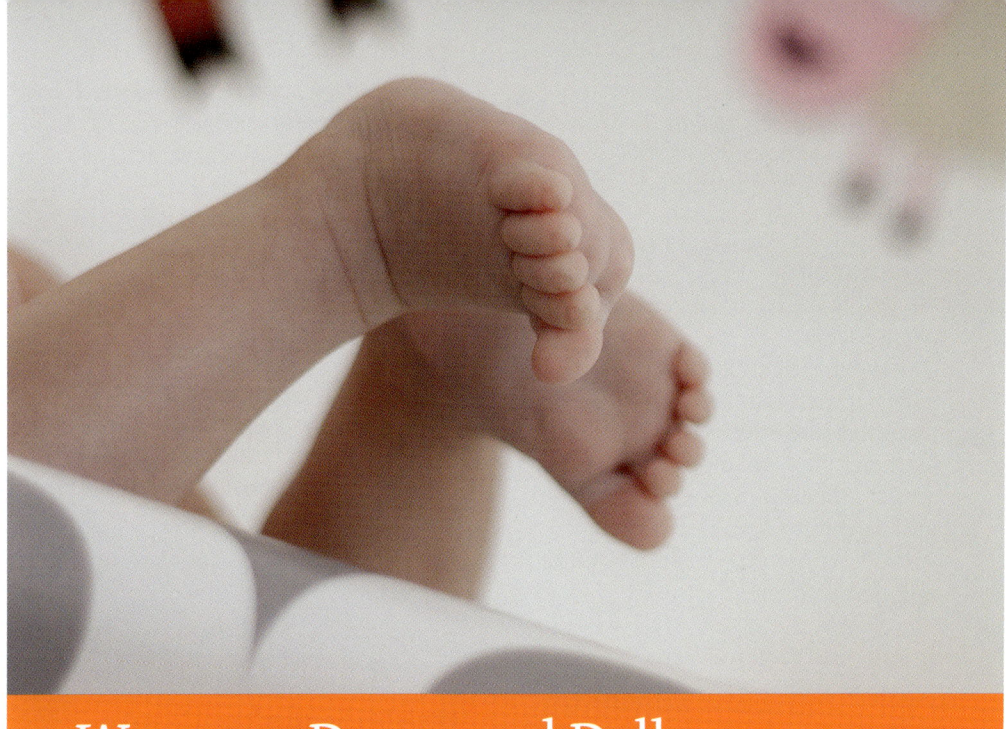

◆ Warzen – Dorn- und Dellwarzen

Leidet ein Kind öfters unter Warzen, ist sein Immunsystem geschwächt.

Warzen sind kleine Wucherungen auf der Haut, die von Viren verursacht werden. Sie treten vor allem bei Kindern auf und können über Jahre bestehen bleiben. Manchmal verschwinden sie dann genauso plötzlich, wie sie gekommen sind.

· *Stärken Sie die Abwehrkräfte Ihres Kindes, z.B. mit den Schüßler-Salzen* Silicea, Natrium chloratum *und* Magnesium phosphoricum *(siehe auch die Kapitel „Schüßler-Salze", Seite 65, und „Immunsystem stärken", Seite 18).*

Gewöhnliche Warzen sind harmlose, erhöhte Knötchen mit zerklüfteter Oberfläche, die hauptsächlich am Handrücken auftreten. Sie können sich durch Kratzen entzünden und auf andere Hautstellen übertragen.

Dornwarzen befinden sich meistens an der Fußsohle, wachsen nach innen und können sehr schmerzhaft sein. Durch Blutungen bilden sich oft schwarze Punkte im Zentrum der Warze.

· *Polstern Sie die Warze mit einem Ring aus Schaumgummi ab, damit der schmerzhafte Druck von der Warze genommen wird.*
· *Bepinseln Sie die Warze täglich mit einer Warzentinktur. Achten Sie darauf, dass die ätzende Tinktur nicht mit der gesunden Haut ringsherum in Kontakt gerät. Geben Sie eventuell eine Fettsalbe rings um die Warze.*

Dellwarzen sind stecknadelgroß und in der Mitte eingedellt. Sie treten meistens in Grüppchen auf. Im Achselbereich, Genitalbereich, im Gesicht oder am Rumpf kommen sie am häufigsten vor. Sie sind zwar harmlos, aber durch direkten Schmierkontakt ansteckend. Die Warzen heilen nach einiger Zeit von alleine ab.

So verringern Sie die Ansteckungsgefahr:
- Lassen Sie Ihr Kind nicht mit anderen Kindern baden.
- Wechseln Sie nach Gebrauch die Handtücher.
- Unter den Fingernägeln kann sich eine beträchtliche Menge an Virusmaterial anhäufen. Achten Sie darauf, dass sich Ihr Kind möglichst nicht kratzt und desinfizieren Sie die Fingernägel mit etwas Teebaumöl.
- Vermeiden Sie den direkten Kontakt mit den Warzen.

Vollmond und Regenwasser?

Es wird diskutiert, dass das Auftreten von Warzen auf der Haut auch seelisch bedingt sein kann. Manchmal hilft es, ein Pflaster auf die Warze zu kleben, damit der kleine Störenfried vergessen wird. Was am Mythos mit frühlingshaftem Regenwasser und Vollmond dran ist, bleibt also ungeklärt.

- *Leidet Ihr Kind vor allem in Stressphasen unter Warzen, können Sie ihm mithilfe des Kapitels „Bachblüten für Körper und Seele" (Seite 40) weiter vorne im Buch eine passende Mischung zubereiten.*

Thuja als Warzenmittel

Statt einer ätzenden Warzentinktur bietet sich vor allem bei kleinen Kindern die Behandlung mit *Thuja*-Urtinktur an. Mindestens 1-mal täglich sollten die Warzen damit betupft werden. Dazu können *Thuja* D6-Globuli (3 mal 5 am Tag) gelutscht werden.

- *Die Behandlung der Warzen braucht Geduld.*
- *Verursacht die Warze starke Schmerzen, ist es sinnvoll, zum Kinderarzt zu gehen.*

Elaps bei hartnäckigen Warzen

Da Warzen von einem Virus verursacht werden, kann *Elaps* als homöopathisches Mittel helfen. 3 mal 5 Globuli oder Tropfen täglich werden über einige Wochen zur Unterstützung gegeben.

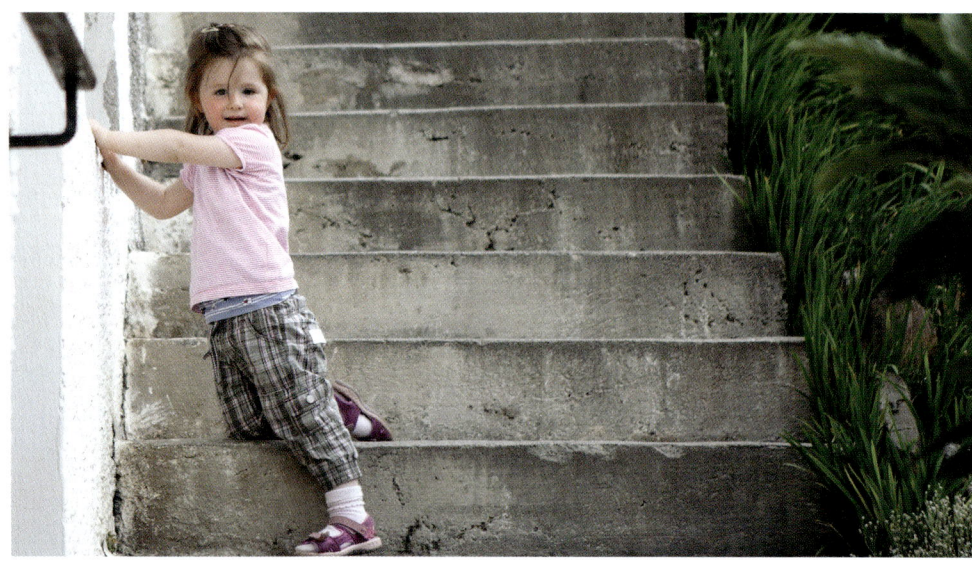

Manchmal verschwinden Warzen genauso schnell, wie sie gekommen sind.

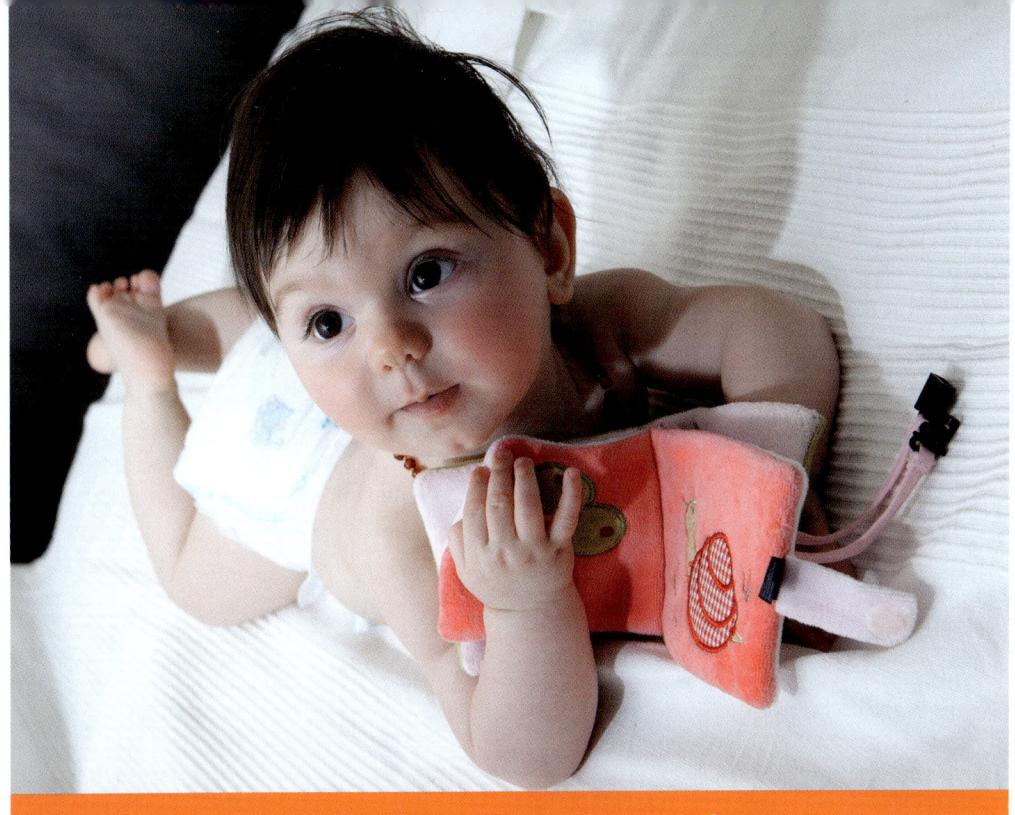

◆ Windeldermatitis – „wunder Po"

Rötungen im Windelbereich sind bei Babys keine Seltenheit, denn durch den ständigen Kontakt mit Urin und Kot kann es schnell zu Reizungen kommen.

Pilze und Bakterien finden am Po ein für sie angenehmes Milieu. Hautrötungen, Pusteln, offene Hautstellen oder Schuppen zeigen eine Windeldermatitis an.

· *Bei Windelsoor, einer Sonderform der Windeldermatitis, ist ein Pilz verantwortlich für die Entzündung. Vor allem dann sollte auch der Darm mit einem guten Präparat für die Darmflora unterstützt werden (siehe auch Kapitel „Pilzerkrankungen", Seite 149).*

Windel öfter wechseln

Ist der Po wund, sollte öfter als sonst die Windel gewechselt werden. Um die Feuchtigkeit zu nehmen, kann der Po geföhnt werden (Achtung: nicht zu warm!).

Bestimmte Lebensmittel vermeiden

Vor allem Fruchtsäuren können die Rötungen am Po verstärken. Fruchtsäfte sollten nur verdünnt gegeben werden. Manche Kinder reagieren sensibel auf Ananas, Kiwi, Erdbeeren, Zitrusfrüchte und Tomaten. Süßigkeiten fördern das Pilzwachstum und verschlechtern das Milieu im Windelbereich. Es ist wichtig, darauf zu achten, auf welches Lebensmittel das Baby mit vermehrter Rötung reagiert.

Beschwerden und Krankheiten von A bis Z

Eichenrindentee und Zinkcreme

Die Gerbstoffe des Eichenrindentees wirken desinfizierend und entzündungshemmend. Die wunden Stellen können mit einer in Eichenrindentee getränkten Gaze betupft werden (Zubereitung siehe Kapitel „Pflanzenheilkunde", Seite 53). Anschließend kann eine Zinksalbe aufgetragen werden. Zink wirkt basisch, trocknend und regt die Wundheilung an.

- *Geben Sie ein paar Tropfen Muttermilch auf den gereizten Po.*
- *Neigt Ihr Kind zu Windeldermatitis, pflegen Sie den Windelbereich vorsorglich mit einer leichten Aloecreme, um die Hautbarriere zu schützen. Fetthaltige*

Zinkcremes verstopfen die Poren und sollten nur bei schon entstandenen Rötungen verwendet werden, um eine Barriere zu schaffen.

Ferrum phosphoricum bei starker Rötung

Das Schüßler-Salz *Ferrum phosphoricum* hilft bei Rötung und Entzündung. Bei starker Rötung kann je 1 Tablette halbstündlich bis zur Besserung der Beschwerden verabreicht werden (Dosierung siehe auch Kapitel „Schüßler-Salze", Seite 65).

- *Zerdrücken Sie 1 Tablette Ferrum phosphoricum und mischen Sie diese in die Creme für den Po.*

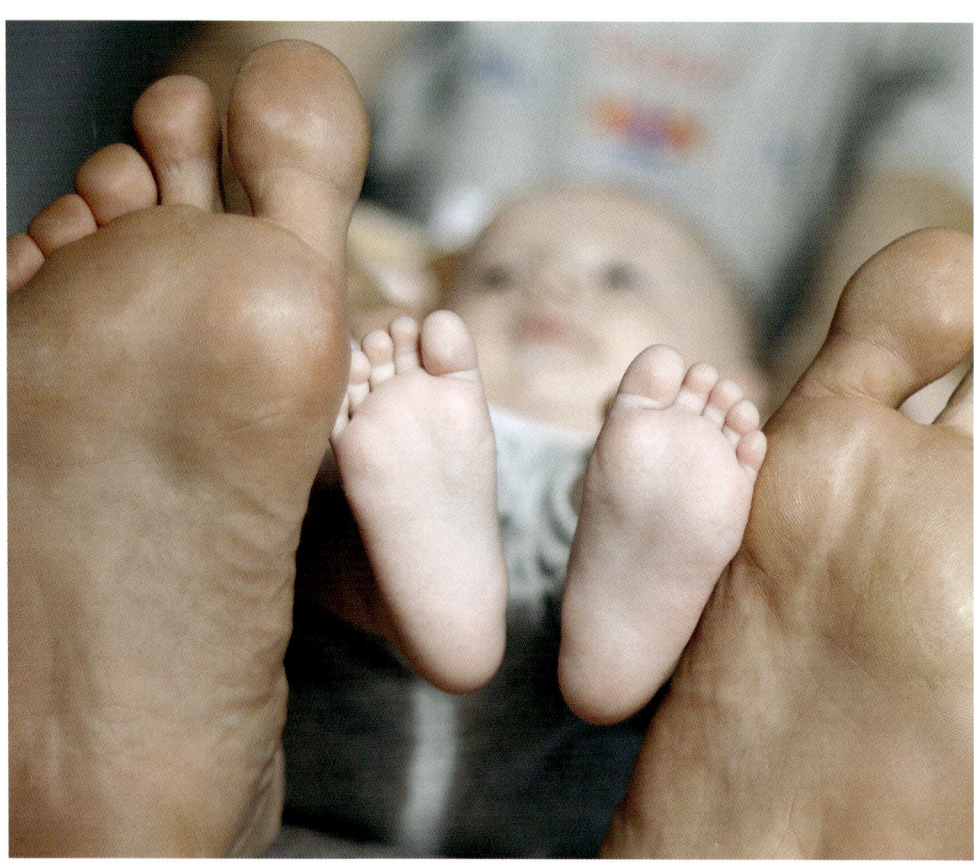

Das feuchte Milieu in der Windel kann das Pilzwachstum fördern.

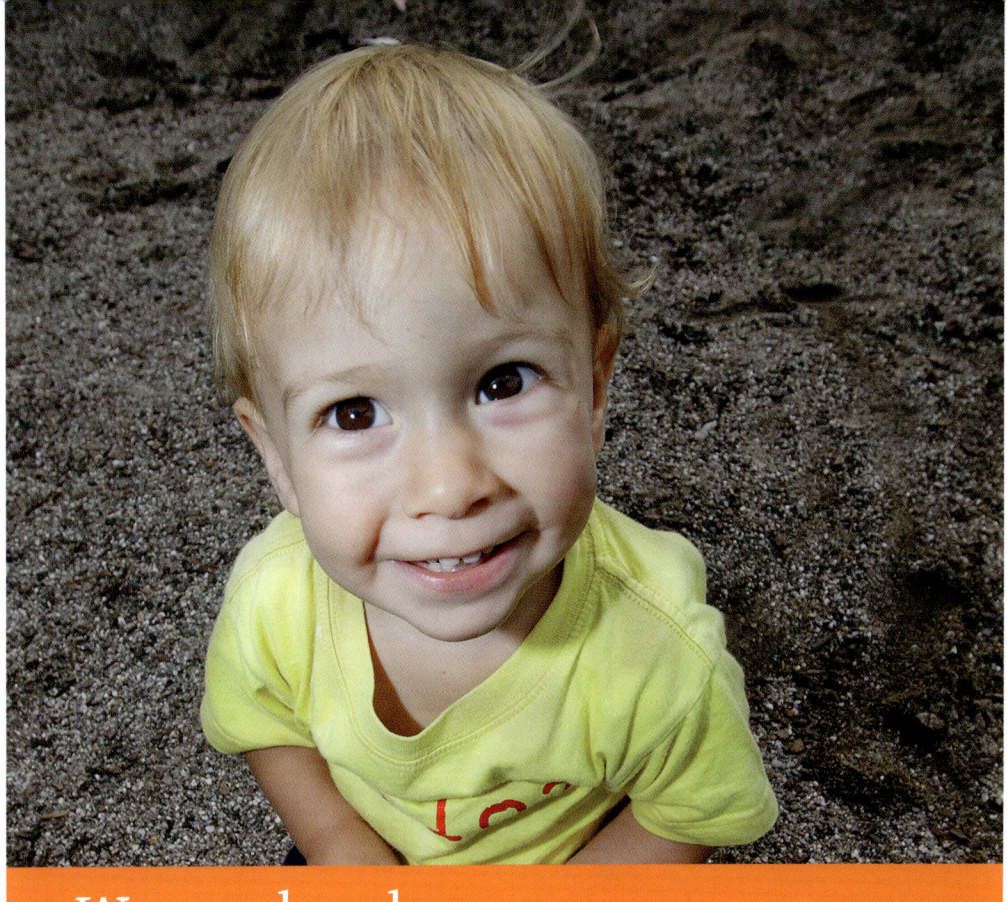

◆ Wurmerkrankungen

*Bei Kindern sind Infektionen mit
Madenwürmern sehr häufig.*

Man geht davon aus, dass ein Drittel
aller Kinder mit dieser Art Faden-
würmer infiziert ist. Leider erscheint
die Stuhlprobe trotzdem manchmal
fälschlicherweise als negativ. Diese
Parasiten wohnen im Dünndarm und
legen dort ihre Eier ab. Im Kot sind sie
mit freiem Auge zu sehen und ähneln
kurzen, weißen Textilfäden.

Eine Infektion mit Spul- oder Band-
würmern kommt glücklicherweise
seltener vor und sollte, wie jede Wurm-
erkrankung, vom Kinderarzt behandelt werden.

· *Gewöhnen Sie Ihr Kind möglichst
früh daran, sich vor jedem Essen
gründlich die Hände zu waschen,
denn die Übertragung erfolgt über
die Hände.*

Ansteckung vermeiden

Hat ein Familienmitglied eine
Wurminfektion, läuft die Ansteckung
oft relativ einfach ab, denn Wurm-
eier bleiben unter den Fingernägeln
haften.

Ungewaschenes Obst, Gemüse und
Gegenstände können mit Wurmeiern
behaftet sein. Generell werden Würmer
durch mangelndes Händewaschen
übertragen.

- *Schneiden Sie die Nägel des Kindes kurz, wechseln Sie öfter Unterhosen und Bettwäsche, wenn Ihr Kind infiziert ist.*
- *Beobachten Sie den Stuhl Ihres Kindes.*
- *Achten Sie darauf, dass sich Ihr Kind nach jedem Stuhl die Hände mit Seife und Nagelbürste reinigt, wenn es Würmer im Stuhl hatte.*

Zeichen einer möglichen Wurmerkrankung

- Häufiges Kratzen am After, vor allem im warmen Bett
- Nasenbohren (juckende Schleimhäute)
- Schwarze Ringe unter den Augen
- Appetitlosigkeit oder Heißhunger
- Gewichtsverlust
- Häufige Bauchschmerzen
- Sichtbare weiße Fäden im Kot des Kindes

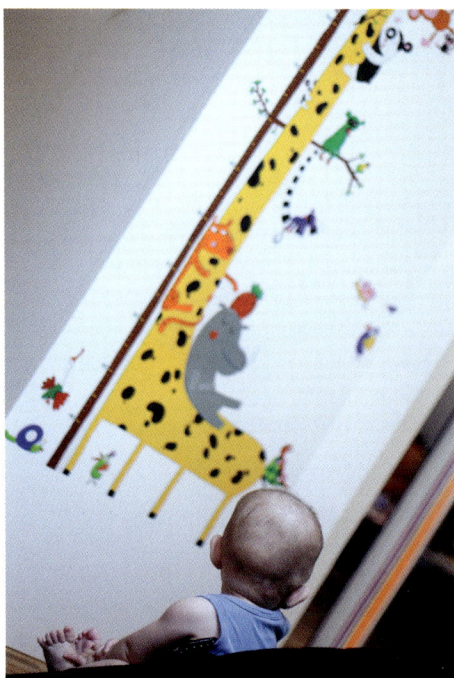

Hat ein Kind Würmer im Stuhl, ist es möglich, dass sie bereits auf andere Familienmitglieder übertragen wurden.

- Unerklärliche Aggressivität oder Unruhe
- Allgemeine Müdigkeit

Homöopathie: *Cina D4*

3 mal 5 Globuli *Cina D4* täglich unterstützen den Körper, die Würmer loszuwerden.

Teemischung mit Bitterstoffen

Pflanzen mit Bitterstoffen unterstützen die Verdauung und fördern die Nährstoffaufnahme aus dem Darm. Bitterstoffe stärken die Darmflora und helfen, Würmer zu „vertreiben".

Teemischung:

Zutaten:
Wermut 5 g
Ingwerwurzel 5 g
Süßholzwurzel 10 g
Kamille 10 g
Fenchel 10 g

Zubereitung:
Übergießen Sie 1 TL mit ca. 150 ml kochendem Wasser und lassen Sie den Aufguss ca. 5 Minuten lang ziehen.

Natrium phosphoricum und ein Darmaufbau

Um die Darmflora gegen Parasiten wie Würmer resistenter zu machen, kann das Schüßler-Salz *Natrium phosphoricum* gegeben werden (Dosierung siehe Kapitel „Schüßler-Salze", Seite 65). Auch ein Darmaufbau mit Darmflorabakterien ist sehr sinnvoll (siehe Kapitel „Der Darm im Gleichgewicht", Seite 22).

- *Geben Sie auch allen anderen Familienmitgliedern vorsorglich 2 Wochen lang Natrium phosphoricum, wenn bei einem von ihnen Würmer entdeckt wurden.*

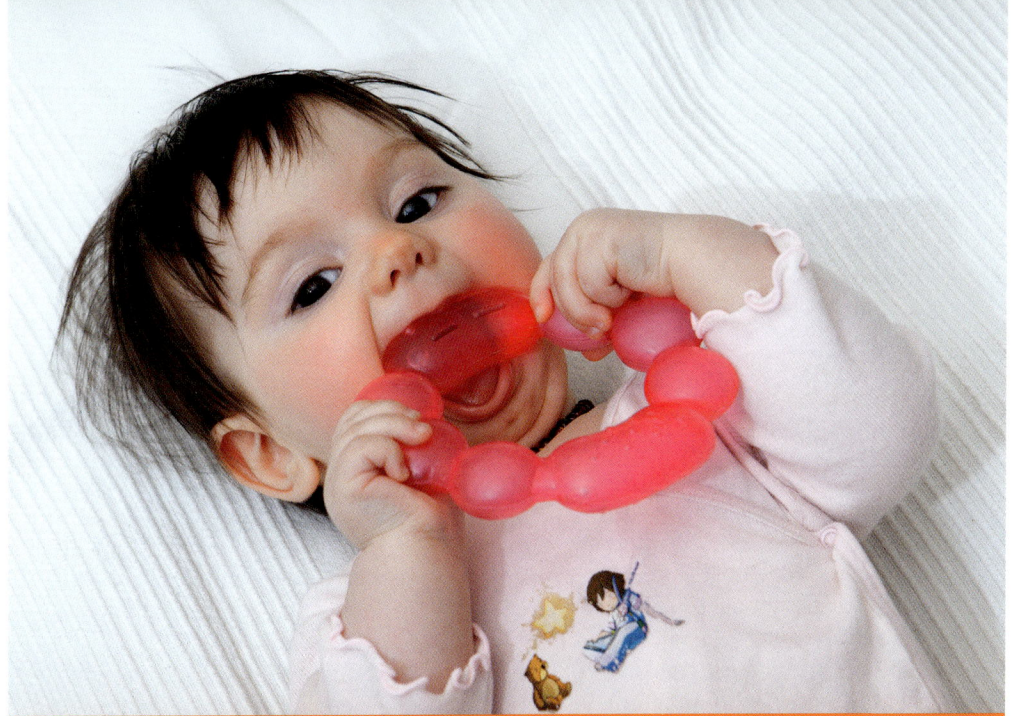

◆ Zahnungsbeschwerden lindern

Unruhe, sabbern, rote Wangen kündigen es an: Die ersten Zähne sind im Anmarsch.

Wann genau die Zahnung beginnt, ist bei jedem Kind unterschiedlich. Bei den meisten Kindern beginnen im Alter von einem halben Jahr die ersten Zähne damit, sich durchs Zahnfleisch zu schieben.

Zeichen der Zahnung

Das Kind sabbert vermehrt, steckt seine Fäustchen in den Mund und weint. Das sind erste Anzeichen dafür, dass sich ein Zahn durch das Zahnfleisch bohrt. Rote Wangen und erhöhte Reizbarkeit begleiten meistens den Zahnungsprozess. In dieser Phase sind Kinder leichter infektanfällig oder neigen zu Durchfällen oder Fieber.

Kühlende und beruhigende Maßnahmen

Erleichterung beim Zahnen verschaffen kühlende Beißringe. Wer das nicht zur Hand hat, kann eine Apfelscheibe aus dem Kühlschrank verwenden, auf welcher das Kind herumkauen kann. Auch die Veilchenwurzel als Beißgegenstand ist sehr beliebt. In der Volksmedizin hat sich eine Kette aus Bernstein bewährt, welche das Kind ab dem zweiten Lebensmonat tragen kann. Die Energie der Steine soll sich lindernd auf die Zahnungsbeschwerden auswirken.

· *Achten Sie auf die Qualität des Beißringes, denn Schadstoffe belasten den Organismus des Babys.*
· *Massieren Sie mit einer Stoffgaze um den Finger gewickelt das Zahnfleisch Ihres Kindes. Es wird das juckende, ziehende Zahnfleisch beruhigen.*

Da die Zahnungsphase eine sehr unruhige Zeit sein kann, sind beruhigende Mittel sehr wertvoll.

Ein Tropfen Lavendelöl in die Duftlampe oder eine beruhigende Teemischung (siehe Kapitel „Pflanzenheilkunde", Seite 58) hilft, die innere Harmonie des Kindes wieder herzustellen.

Schüßler-Salz
Ferrum phosphoricum

Bei akuten Beschwerden:

Ferrum phosphoricum, *Natrium chloratum* und *Kalium chloratum* können abwechselnd jede Stunde gegeben werden.

Ferrum phosphoricum kann als Akutmittel auch alle 5 Minuten bis zur Besserung der Symptome verabreicht werden.

Für starke Zähne:

Calcium fluoratum, *Calcium phosphoricum* und *Silicea* sind die wichtigsten Salze für die Zahn-Neubildung.

(Dosierung siehe Kapitel „Schüßler-Salze", Seite 65)

Homöopathie

Belladonna: hochrotes Zahnfleisch, fiebrig, unruhig, heißes, rotes Gesicht

Chamomilla: Schmerzen mit entzündeter Schleimhaut, Durchfälle, Unruhe

Pulsatilla: ziehende Zahnschmerzen bis in die Ohren, beginnend um 2 Uhr morgens. Kind weinerlich, hängt an der Mutter

Das passende Mittel kann in einer niederen Potenz (D6) bei Bedarf auch alle 5 Minuten gegeben werden.

Zahnpflege von Anfang an

· Säubern Sie schon vor den ersten Zähnchen das Zahnfleisch täglich mit einer Gaze.
· Verwenden Sie für Ihr Kind unter 1 Jahr noch keine Zahncreme.
· Lehren Sie Ihrem Kind spielerisch das Zähneputzen, eventuell mit einem Zahnputzlied.
· Vermeiden Sie Süßigkeiten, denn Kariesbakterien befallen schon kleinste „Zähnchen".
· Lesen Sie auch im Kapitel „Hautpflege und Mundhygiene" (Seite 35) weiter vorne im Buch nach.

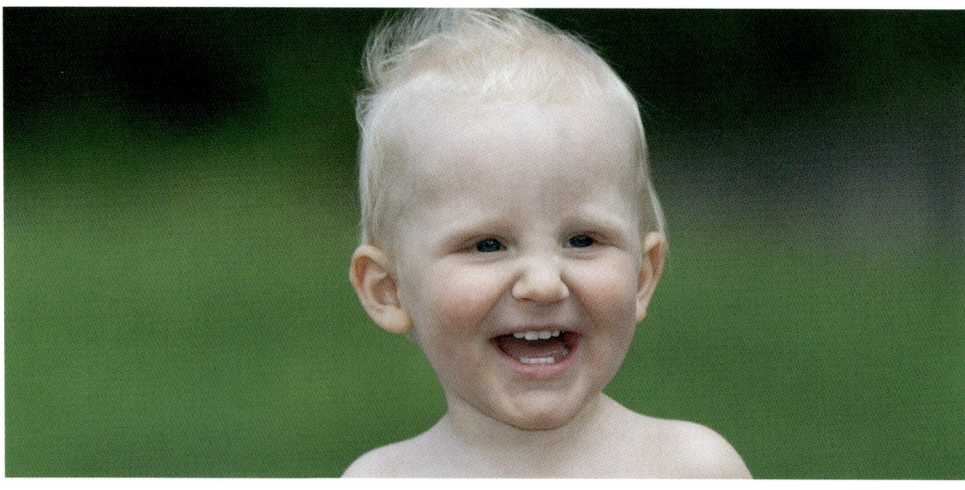

Walnut ist eine wichtige Bachblüte um das Zahnen zu unterstützen.

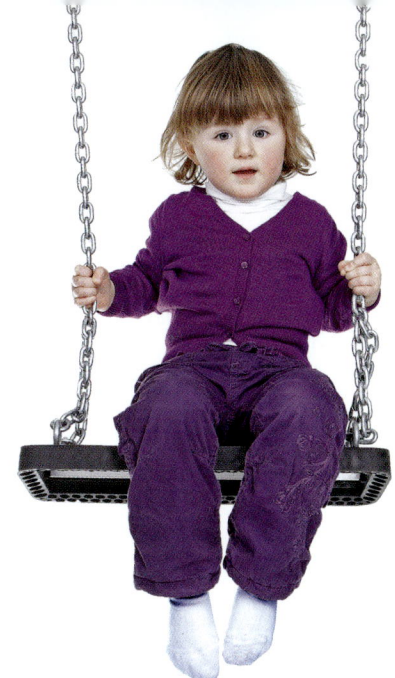

Quellen, weiterführende Literatur

- **Damit mein Kind gesund bleibt**
  Dr. med. Georg Kneißl, Kösel-Verlag, 2006

- **Doktor Schüßlers Heilmittel**
  Josef Holzer, Athesia Verlag, 2005, 2. Auflage

- **Enders Handbuch der Homöopathie**
  Dr. med. Norbert Enders, Haug-Verlag, 2007

- **Heilen mit Hausmitteln**
  Dr. med. Heike Kovàcs, BLV Buchverlag, 2008

- **Kinderkrankheiten**
  Dr. med. Ursula Keicher, Gräfe und Unzer Verlag, 2004, 7. Auflage

- **Mahlzeit! G'sund essen**
  Dr. med. Christian Thuile, Athesia Verlag, 2006

- **Mikronährstoffe**
  Uwe Gröber, WVG Stuttgart, 2011, 3. Auflage

- **Neue Therapien mit Bachblüten**
  Dietmar Krämer, Ansata-Verlag, 2006, 15. Auflage

- **Phytotherapie in der Kinderheilkunde**
  Heinz Schilcher und Walter Dorsch, WVG Stuttgart, 2006, 4. Auflage

- **Wickel & Co**
  Ursula Uhlemayer, Urs Verlag, 2009, 11. Auflage

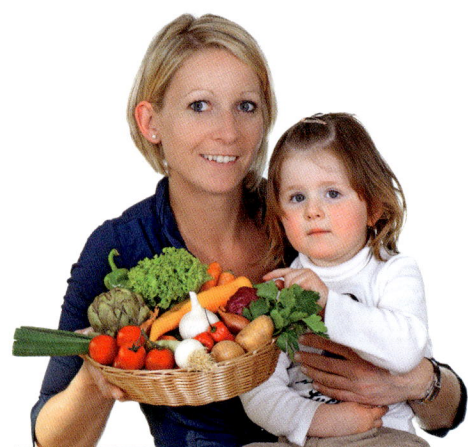

Die Autorin

Marialuise Maier wurde in Meran geboren und lebt seit ihrer Kindheit in Lana. Sie studierte Pharmazie in Innsbruck, anschließend Pflanzenheilkunde in Siena und absolvierte zahlreiche Kurse, Aus- und Weiterbildungen in Deutschland, Österreich und Italien.

Seit vielen Jahren beschäftigt sich Marialuise Maier mit Komplementärmedizin, darunter mit Pflanzenheilkunde, Homöopathie, Schüßler-Salzen und Mikronährstoffen. Marialuise Maier arbeitet als Apothekerin in der Apotheke Burgstall in Südtirol.

Register der Krankheiten und Symptome

Autositze
Stillkissen
Bettwäsche
Umstandsmode
Baby-Zubehör
GESSLEIN
teutonia
Britax
Römer
Babybekleidung
Kindermöbel,
Spielwaren,
Kombiwagen...
HOPPA POPPA
Bozen · Bindergasse 5
Tel. 0471 052 340
Lana · Tribusplatz 2/b
Tel. 0473 550 323
www.hoppapoppa.it
Sterntaler
MAM
STOKKE
Steiff Collection
PHILIPS AVENT
HABA
Hartan
Fotolia-G.Kooijman

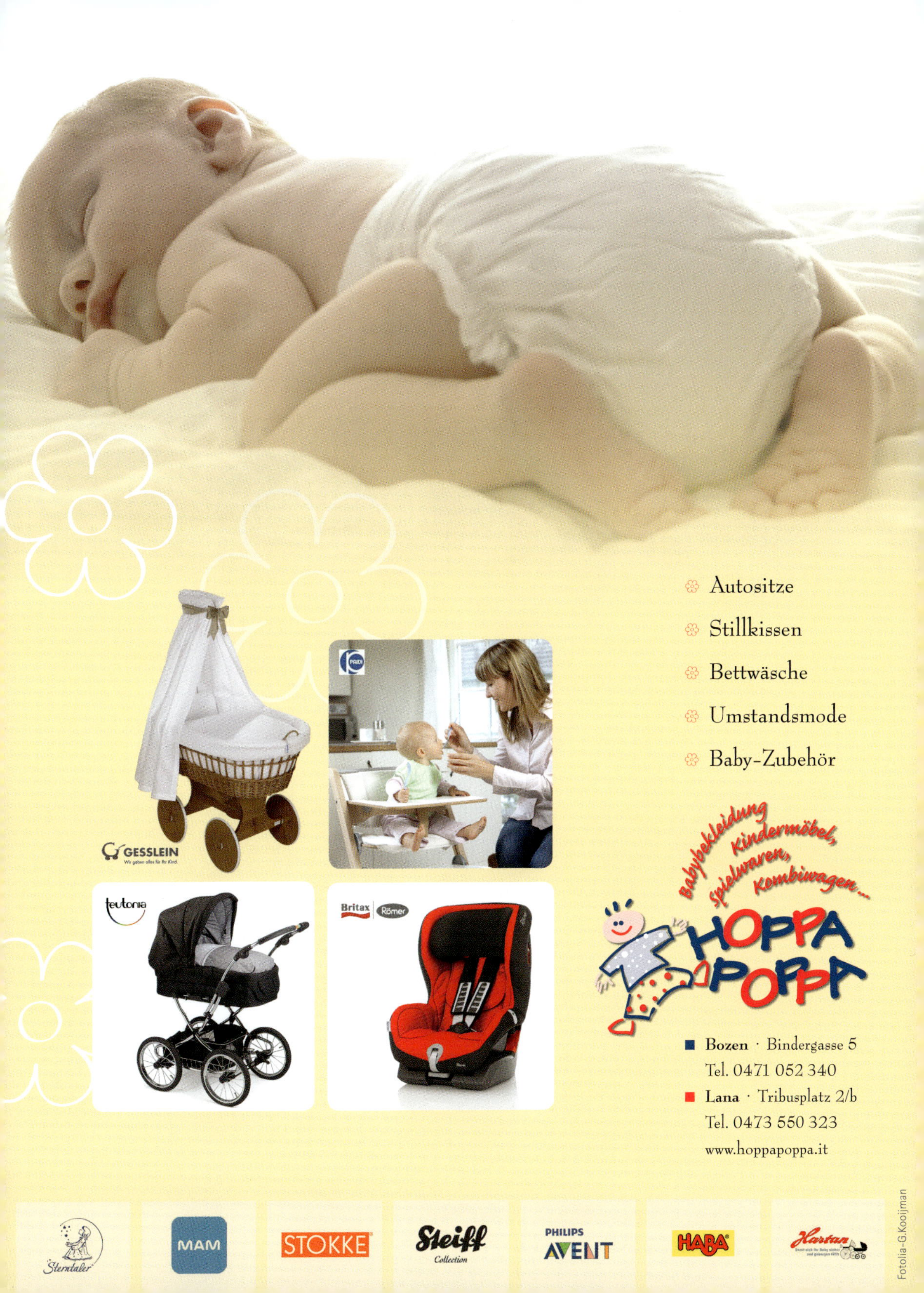

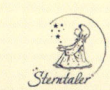

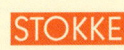

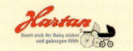

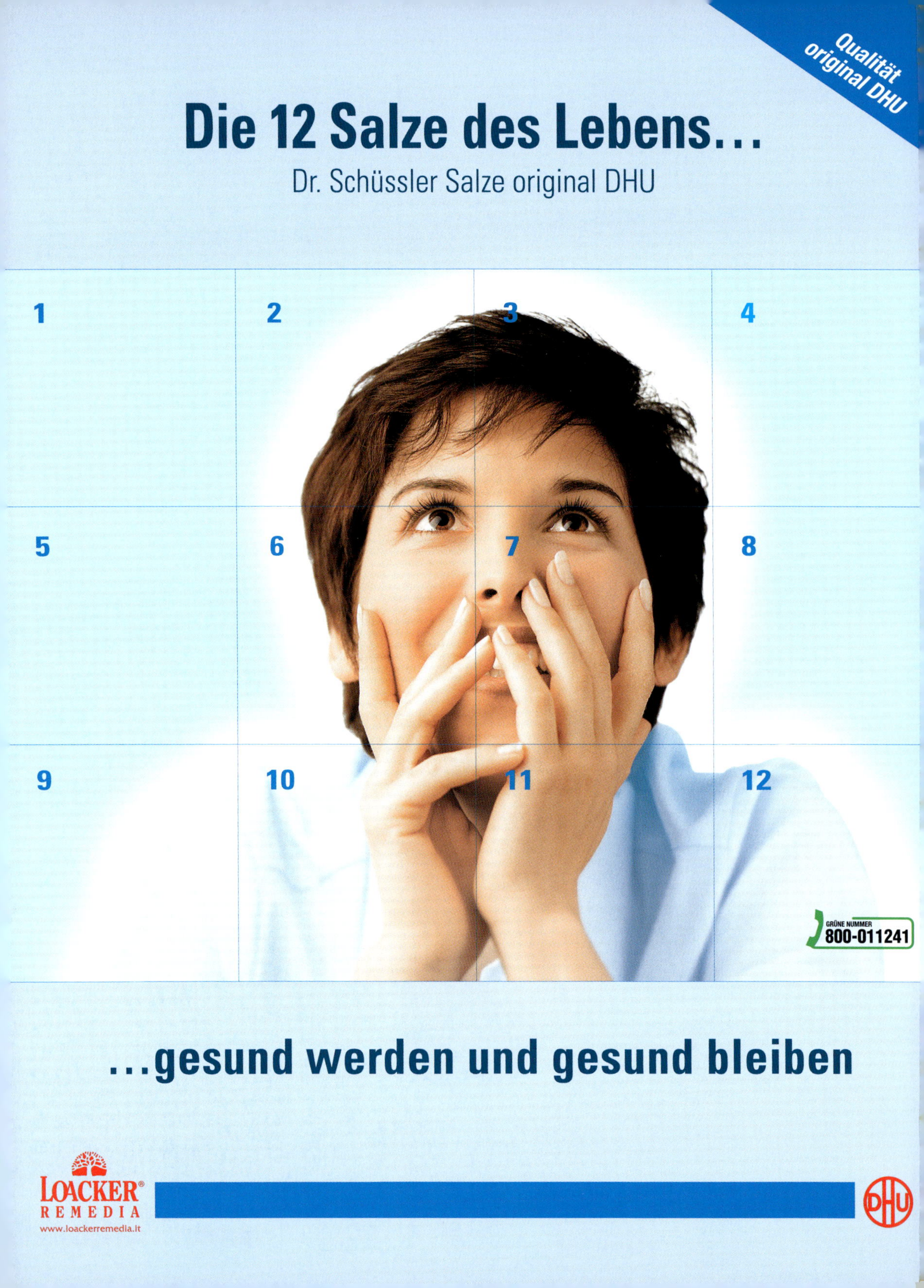

Qualität original DHU
Die 12 Salze des Lebens...
Dr. Schüssler Salze original DHU
1
2
3
4
5
6
7
8
9
10
11
12
GRÜNE NUMMER
800-011241
...gesund werden und gesund bleiben
LOACKER® REMEDIA
www.loackerremedia.it
DHU

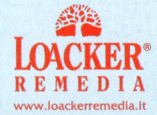